Christine Longaker
Dem Tod begegnen und
Hoffnung finden

2,-

Christine Longaker

# Dem Tod begegnen und Hoffnung finden

**Die emotionale und spirituelle Begleitung Sterbender**

Mit einem Vorwort von Sogyal Rinpoche

Übersetzung aus dem Amerikanischen von Karin Behrendt und Thomas Geist

**Piper**
**München Zürich**

Die Originalausgabe erschien 1997 unter dem Titel
»Facing Death And Finding Hope«
bei Doubleday, New York.

ISBN 3-492-03863-8

Published in arrangement with the
author, c/o Baror International, Inc.,
Bedford Hills, New York, USA
Gesamtherstellung: Clausen & Bosse, Leck
Printed in Germany

*Dieses Buch ist meinen spirituellen Meistern gewidmet,*
*Sogyal Rinpoche und Nyoshul Khen Rinpoche,*
*in Dankbarkeit.*
*Möge Guru Rinpoches Segen*
*ihr Leben schützen und sichern,*
*und mögen ihre mitfühlenden Handlungen sich strahlend*
*in alle zehn Richtungen erstrecken.*

*Dieses Buch ist auch Mutter Teresa, Dame Cicely Saunders,*
*Dr. Elisabeth Kübler-Ross und all denen gewidmet,*
*die durch ihre mutige Arbeit in der Sterbebegleitung*
*ihrer Ehrfurcht vor dem Leben Ausdruck verleihen.*

*Ihnen, liebe Leser, und Ihren Angehörigen wünsche ich:*
*Mögen in Ihrer aller Herz und Geist*
*– und damit in der ganzen Welt –*
*Mitgefühl und Weisheit anwachsen.*

# INHALT

# Vorwort

»Lernet zu sterben und ihr werdet lernen zu leben. Niemand lernet zu leben, der nicht gelernet hat zu sterben.« Diese Worte, die schon im Mittelalter in einem Buch über die Kunst des Sterbens aufgezeichnet wurden, kommen mir oft in den Sinn, wenn ich über unser Verständnis des Todes und seine Beziehung zum Leben nachdenke. Wüßten wir nur dem Tod zu begegnen, hätten wir die wichtigste Lektion des Lebens gelernt: *uns selbst* zu begegnen und so mit uns und unserer Menschlichkeit zutiefst ins reine kommen zu können.

Doch nur allzuoft scheinen wir erst dann an den Tod zu denken, wenn wir ihm nahe sind. Selbst wer das Glück hat, in einem Hospiz betreut zu werden, erhält diesen Beistand erst kurz vor seinem Tod. Viele Religionen und auch Menschen, die eine Nahtoderfahrung gemacht haben, berichten von einer Rückschau auf ihr Leben im Moment des Todes. Doch ist es dann nicht ein bißchen zu spät? Sollten uns das Wissen und die Weisheit, die wir zur Bewältigung von Tod und Leben brauchen, nicht schon früher zur Verfügung stehen? Sollte nicht unser ganzes Leben dem Erwerb dieses Wissens gewidmet sein?

In kaum einem anderen Lebensbereich verlangt unsere Haltung eine solch radikale Veränderung wie in unserem Umgang mit Sterbenden und ihrer Betreuung. In den letzten Jahrzehnten wurde im Bereich von Tod und Sterben erstaunliche Arbeit geleistet, und mehr und mehr Menschen erkennen, daß wir den emotionalen und praktischen Bedürfnissen eines sterbenden Menschen jede nur verfügbare Aufmerksamkeit widmen müssen, damit er mit Würde, ohne überflüssige Schmerzen und in liebevoller Atmosphäre sterben kann. Und doch sind wir noch immer nicht in der Lage, ausreichend auf die tieferen Bedürfnisse der Sterbenden einzugehen und ihnen *spirituelle* Hilfe und Beistand zu geben. In einer Welt wie der unseren, mit ihrer Begeisterung für kurzfristige Ziele und schnelle Lösungen, ist es nur zu einfach anzunehmen, daß mit dem Tod alles vorbei sei. Spirituelle Sterbebegleitung denkt langfristiger und umfassender; sie betrachtet den Sterbenden als Ganzes – seine Zukunft inbegriffen – und geht davon aus, daß man jemandem schon lange vor seinem Tod, im Moment des Todes selbst und sogar danach helfen kann.

Was ist das Wichtigste, wenn es darum geht, einem Sterbenden – oder besser gesagt, einem Lebenden – zu helfen? Unsere Liebe zu geben aus ganzem Herzen, ohne jegliche Bedingungen und soweit wie möglich frei von Anhaftung. Doch unsere Liebe ist häufig mit allen möglichen komplizierten Geschichten vermischt, mit unserer Vergangenheit und all ihrem Leid und Schmerz; und was wir gemeinhin für Liebe halten, entpuppt sich nicht selten als bloße Anhaftung.

Unsere Aufgabe besteht darin, diese reine Liebe zu finden, und seltsamerweise ist es der Tod – oder besser gesagt, die Vergänglichkeit –, die uns dabei helfen kann. Der Grund, warum wir so heftig an den Dingen hängen – angefangen bei unseren Emotionen, Ideen und Meinungen, bis hin zu unserem Besitz und anderen Menschen –, liegt darin, daß wir uns die Vergänglichkeit nicht zu Herzen nehmen. Akzeptieren wir jedoch, daß Vergänglichkeit ein wesentlicher Bestandteil des Lebens ist und daß jeder einschließlich unserer selbst unter Veränderung und Tod zu leiden hat, wird uns das Loslassen selbstverständlicher.

Haben wir das Wissen um die Vergänglichkeit tief in unserem Herzen verankert, verstehen wir, daß jeder, der ihre Wahrheit erkannt hat, selbst inmitten von Veränderung, Tod und Trauer kein überwältigendes Verlustgefühl erleben würde. Dann müßten wir nicht darüber weinen, daß Tod und Vergänglichkeit Tatsachen des Lebens sind, sondern aus einem viel tieferen Grund: Unsere Tränen wären Tränen des Mitgefühls in dem Wissen, daß uns all unser Schmerz, die Verletztheit und das Leid erspart bleiben könnten; sind sie doch nur vorhanden, weil es uns nicht gelingt zu erkennen, daß alles, aber auch wirklich alles, flüchtig und vergänglich ist.

Alle spirituellen Traditionen können uns lehren, daß es selbst unter tragischsten Umständen und größtem Leid Hoffnung gibt, daß wir etwas in uns tragen, das durch nichts zerstört und uns von niemandem genommen werden kann. In uns allen verbirgt sich eine grundlegende Wahrheit, eine spirituelle Essenz, und gemäß der Lehre des Buddha liegt der Schlüssel zu unserer unerschöpflichen Quelle von Weisheit und Mitgefühl im Verständnis der innersten Natur unseres Geistes.

Wir alle müssen einem Sterbenden unsere Liebe geben, doch wenn wir mit der Natur unseres Geistes in Berührung gekommen sind, sie mit Hilfe unserer Meditationspraxis stabilisiert und in unser Leben integriert haben, wird diese Liebe um so tiefer sein, da sie einer anderen Quelle entspringt: unserem innersten Wesen, dem Herzen unserer erleuchteten Natur. Sie hat eine besondere Qualität von Freiheit. Solch eine Liebe, die alle Anhaftung überwunden hat, ist mit göttlicher Liebe vergleichbar. Es ist die Liebe aller Buddhas, die Liebe Christi, die Liebe Gottes. In diesem Zustand – ohne sich künstlich darum zu bemühen oder darüber nachdenken zu müssen – können wir die Gegenwart Buddhas oder Christi spüren. Wir werden gewissermaßen zu ihren Botschaftern, ihren Repräsentanten, mit einer Liebe, die durch ihre Liebe gestärkt und von ihrem Segen durchtränkt ist. Liebe, die wahrlich der Natur des Geistes entspringt, ist so gesegnet, daß sie die Kraft besitzt, die Furcht vor dem Unbekannten zu vertreiben, Zuflucht vor Angst und Besorgnis zu bieten, Heiterkeit und Frieden zu gewähren und uns im Tod und darüber hinaus zu inspirieren.

Wir werden selbst entdecken, daß wir, je mehr wir die spirituellen Lehren *verkörpern*, Sterbende um so natürlicher und wirksamer spirituell unterstützen können. *Wie wir sind* ist wesentlich wichtiger als das, was wir sagen oder tun. Unsere bloße Gegenwart kann einen sterbenden Freund beruhigen und eine grundlegende Zuversicht und tiefes Vertrauen in ihm erwecken, ihn mit Hoffnung und Sinn erfüllen.

Ich glaube, daß die alten buddhistischen Lehren über den Tod und das Sterben sehr viel zu bieten haben – unabhängig davon, ob ein Mensch sich als gläubig bezeichnet und welcher Glaubensrichtung er angehört. Diese Lehren werden – und hier zeigt sich die buddhistische Haltung – freizügig verschenkt, ohne jemanden konvertieren oder ausschließen zu wollen. Jeder sollte sich frei fühlen, sie auszuprobieren. Es ist eine meiner größten Hoffnungen, daß Lehren wie diese den Menschen überall, auf allen Ebenen der Bildung und Erziehung zugänglich gemacht werden können. Es sollte zu unseren Grundrechten gehören, im Sterben den bestmöglichen spirituellen Beistand zu erhalten. Es ist so wichtig, was für einen Tod wir haben; der Tod ist einer der wesentlichsten Momente unseres Lebens, und wir sollten alle in Frieden und erfüllt sterben können. Ich hoffe, daß die Sterbebegleitung in den kommenden Jahren eine kontinuierliche Revolution erlebt, und wir zu Ansätzen gelangen, die tief in spirituellen Werten wurzeln und die unterschiedlichsten Umstände und Orte hervorbringen, von denen Menschen in allen Stadien ihres Lebens und Sterbens profitieren können.

Christine Longaker gehört zu meinen langjährigsten Schülerinnen. Sie hat ihr Leben der Unterstützung Sterbender und ihrer Angehörigen gewidmet und bildet andere für diese Aufgabe aus. Ich weiß, daß vieles in diesem Buch Ihnen die Inspiration und Kraft geben kann, um mit Mut, Mitgefühl und Geschick Schwerkranken oder Sterbenden zu helfen. Es wird Sie auch bei Ihrer Suche unterstützen, dem Wunsch, mit Ihrem eigenen tiefsten Selbst ins reine zu kommen – Ihrem letztlichen Geburtsrecht als menschliches Wesen.

Lassen Sie mich meine folgenden Gebete anfügen: Mögen für all jene, die sich in der edlen und oft sehr zu Herzen gehenden Arbeit der Sterbebegleitung engagieren, alle Wünsche und Bemühungen in Erfüllung gehen! Mögen alle, die sterben, einen friedvollen Tod erleben, und mögen alle, die mit Schwierigkeiten im Leben zu kämpfen haben, Glück und einen wahren spirituellen Pfad finden! Möge der Segen der Buddhas und aller erleuchteten Wesen auf uns scheinen und unser Herz und unseren Geist verwandeln!

Sogyal Rinpoche

# Einleitung

Vor mehr als zwanzig Jahren habe ich einen spirituellen Weg eingeschlagen, um mich selbst von den Schmerzen und der Trauer nach dem Tod meines Mannes zu befreien und herauszufinden, wie ich mich sinnvoll auf meinen eigenen Tod vorbereiten kann.

Während meine Trauer langsam nachließ, wurde mir bewußt, wie viele Menschen, genau wie mein Mann, im Verlauf ihrer Krankheit oder ihres Sterbens eine ganze Menge Leid erfahren, das eigentlich unnötig wäre. Ich erlebte, welch gewaltigen Anforderungen Ärzte und Schwestern, Angehörige und Freunde von Sterbenden ausgesetzt sind, genau wie jene, die sich allein auf die Reise durch die öde und unbekannte Landschaft des Trauerprozesses machen müssen. Nachdem ich selbst eine schwierige, doch letztlich heilsame Reise durch Verlust und Trauer hinter mir hatte, begann ich, denjenigen zu helfen, die sich in solch entscheidenden Lebensübergängen befanden.

Irgendwann im Laufe des Jahres, in dem mein Mann krank war, stieß ich auf einen Artikel über einen neuen Ansatz der Sterbebegleitung namens »Hospiz«. Die Prinzipien der Hospiz-Bewegung schienen genau das zu sein, was meine Familie brauchte: ein auf viele Untersuchungen gegründetes menschliches System, das die Unannehmlichkeiten und Schmerzen unheilbarer Krankheit erträglich macht, das Familien darin unterstützt, ihre Angehörigen zum Sterben nach Hause zu holen, das sterbende Patienten mit Hilfe eines interdisziplinären Teams ganzheitlich (als Menschen, nicht nur als Kranke) behandelt und das selbst die Hinterbliebenen in ihrem Trauerprozeß unterstützt. 1977 gab es jedoch nur vier Hospiz-Projekte in den gesamten Vereinigten Staaten, und keines davon in der Gegend von Los Angeles.

Nach dem Tod meines Mannes zogen mein damals vierjähriger Sohn und ich nach Nord-Kalifornien, und ich hatte das große Glück, mich einer wunderbaren Gruppe von Menschen anschließen zu können, die ein Hospiz-Projekt aufziehen wollte. Ein weiterer glücklicher Zufall brachte es mit sich, daß sich diese Hospiz-Arbeit mit meinem Sozialhilfe-Studium an der Universität von Kalifornien in Santa Cruz verbinden ließ.

Zur gleichen Zeit begann ich, die tibetisch-buddhistische Tradition zu studieren und zu praktizieren. Ich erkannte, daß ich, um anderen wirklich helfen zu können, »freier von mir selbst« werden und auf die Erleuchtung hinarbeiten mußte, die vollständige Befreiung von Leid. Obwohl es mein Ziel ist, letztlich Befreiung zu erlangen, muß ich immer noch hart an mir arbeiten und bin weit davon entfernt, wirklich frei zu sein. Daher sehe ich mich, auch wenn ich nun dieses Buch schreibe, nur als eine Mitreisende auf dem Weg der spirituellen Entwicklung.

Meine siebenjährige Mitarbeit an dem Hospiz-Projekt in Santa Cruz fand Ende 1984 ihren Abschluß, und seitdem versuche ich, das, was ich gelernt habe, überall in meinen Seminaren an Ärzte und Krankenschwestern, Hinterbliebene, chronisch Kranke oder Menschen, die ihrem Tod entgegensehen, weiterzugeben. Anderen zu ermöglichen, eine neue und hoffnungsvolle Art und Weise der Vorbereitung auf den Tod kennenzulernen – und zu sehen, mit wieviel Mut sie das, was sie gelernt haben, auf ihr Leben anwenden –, verleiht dem Leid, das mein Mann und ich erlebt haben, einen tieferen Sinn.

Darüber hinaus habe ich mehrere Jahre in den verschiedensten Funktionen für Rigpa – eine tibetisch-buddhistische Organisation unter der spirituellen Leitung von Sogyal Rinpoche und Dzogchen Rinpoche – gearbeitet und auch an der anfänglichen Entwicklung eines neuen Projektes im Rahmen dieser Gemeinschaft mitgewirkt, dem »Aus- und Weiterbildungsprogramm für spirituellen Beistand«. Je mehr ich über die Lehren und Praktiken der tibetisch-buddhistischen Tradition für das Sterben und den Tod lerne, desto mehr drängt es mich, den Reichtum und die

Weisheit dieser Lehren einem breiteren Publikum zugänglich zu machen, besonders den Menschen in medizinischen und pflegerischen Berufen und jenen, die sich mit ihrem Tod oder einem Verlust auseinandersetzen müssen. Dies ist eines der wichtigsten Ziele des Projektes für spirituellen Beistand und auch einer meiner Beweggründe für dieses Buch.

Wie viele Menschen auf der Welt, die beruflich oder ehrenamtlich in medizinischen oder pflegerischen Bereichen tätig sind, habe auch ich entdeckt, daß einige der traditionellen buddhistischen Übungen ohne weiteres von Nichtbuddhisten angewandt werden können – mit erstaunlichem Erfolg. Ich habe diese Übungen so abgewandelt, daß sie im pflegerischen Berufsfeld oder für Nichtbuddhisten in ihrem täglichen Leben und in ihrer Arbeit anwendbar sind. Wenn Sie diese Übungen wertvoll und wirksam finden, können Sie in Kursen jederzeit mehr über den Buddhismus und seine traditionellen Lehren und Meditationen erfahren.

Bitte, seien Sie sich bewußt, daß die Lehren der alten Weisheitstradition des tibetischen Buddhismus über den Tod, die Nachtodzustände und die wahre Natur des Geistes äußerst subtil und differenziert sind und es daher schwierig ist, sie in Worten auszudrücken. Ich stelle die Lehren, die ich von Sogyal Rinpoche erhalten habe, hier so dar, wie meine Fähigkeiten und mein gegenwärtiges Verständnis es mir erlauben. Da ich jedoch noch immer am Lernen bin und mir die Wahrheit all dieser Lehren noch nicht vollständig zu eigen gemacht habe, möchte ich mich an dieser Stelle bei Ihnen und meinen Lehrern für alle Mißverständnisse oder Fehler in dieser Darstellung entschuldigen.

Ob wir uns selbst als Atheisten, Juden, Christen, Moslems, Hindus oder Buddhisten betrachten, ob wir an Wiedergeburt glauben oder nicht, das Wichtigste ist, ein »gutes Herz« zu entwickeln, indem wir an der Überwindung unserer selbstsüchtigen Aspekte arbeiten und uns kontinuierlich darin üben, anderen mit Mitgefühl, Liebe und Vergebung zu begegnen. Wenn wir im Laufe des Lebens solch ein gutes Herz entwickeln, werden wir in der Lage sein, unsere Beziehungen zu anderen zu heilen, Frieden in diese unruhige und problematische Welt zu bringen und dem Tod ohne Angst zu begegnen. Natürlich können Menschen auch ohne buddhistische Lehren und Praktiken einen guten Tod sterben. Wenn ich meinen eigenen spirituellen Weg auch als sehr hoffnungsvoll und inspirierend empfinde, bin ich nicht daran interessiert, anderen diese Ideen aufzudrängen. Die spirituellen Sichtweisen und Übungen in diesem Buch sind ein Angebot für diejenigen, die lernen möchten, sich auf ihren Tod bestmöglich vorzubereiten und dadurch das Selbstvertrauen und den Mut zu entwickeln, um anderen eine echte Unterstützung sein zu können. Bitte, seien Sie behutsam, wenn Sie sich um Menschen kümmern, die einer anderen Kultur oder Glaubensrichtung angehören als Sie selbst, und unterstützen Sie diese Menschen auf eine Weise, die ihrem Verständnis entspricht. Ob Sie mit leidenden oder sterbenden Menschen über spirituelle Angelegenheiten sprechen können oder nicht, auf jeden Fall können Sie ihnen im stillen Ihre Gebete und Meditationen widmen.

Sterbende möchten, daß wir sie als *Lebende* behandeln. Sie möchten von uns in ihrer Verletzlichkeit und ihrem Leid voller Mitgefühl akzeptiert, dabei jedoch als vollwertige Menschen betrachtet werden. Dies wird uns am besten gelingen, wenn wir uns sorgfältig auf unseren eigenen Tod vorbereitet haben und uns in der Meditation darin üben, mit der innersten Essenz unseres Wesens in Kontakt zu kommen. Wenn wir dann einem sterbenden Menschen beistehen, werden wir die Gewißheit haben, daß er mehr ist als sein Leid, mehr als das, was vorübergehend in ihm vorgeht und vielleicht ungefiltert zum Vorschein kommt – Verwirrtheit, Wut, Verweigerung, Geistesgestörtheit und so weiter. Wir können das Gute in jedem Menschen erkennen und würdigen, wie verdeckt es im Moment auch zu sein scheint.

Wenn dieses Verständnis zu einem authentischen Teil unserer Persönlichkeit geworden ist, werden wir nicht den Drang verspüren, jemanden, der ängstlich und verwirrt ist, mit Bruchstücken unserer Philosophie oder mit nichtssagenden Redewendungen abzuspeisen. Was wir geben, wird aus ganzem Herzen kommen. *Spiritueller Beistand ist ein Ausdruck des uns allen innewohnenden Mitgefühls und unserer Weisheit, das heißt eine authentische Art des Seins.*

Ich habe viel von Menschen gelernt, die sich beruflich oder ehrenamtlich für die Unterstützung und Betreuung HIV-positiver Menschen einsetzen – und von Menschen, die selbst mit AIDS leben. Diese Erfahrungen habe ich an verschiedenen Stellen in mein Buch einfließen lassen; daher ist es mir ein Bedürfnis, an dieser Stelle noch eine zusätzliche Anmerkung zum verbreiteten Auftreten von AIDS zu machen.

Ich habe tragische Geschichten gehört, in denen homosexuelle Männer sich von ihrer Familie verurteilt und ausgestoßen sahen, sobald sie ihren Befund offenbart hatten. Ich kann verstehen, wie schwierig es für einige Eltern sein muß, die Trauer um den Verlust ihres Sohnes zu verarbeiten, besonders, wenn sie aus Angst vor sozialer Ächtung den Tod anderen gegenüber nicht erwähnen oder ihre Trauer nicht zeigen können. Mein Appell an alle lautet: Wir sollten uns jegliche Angst, die wir vor Menschen mit einem uns fremden Lebensstil haben, eingestehen und dann mit Mut und Energie daran arbeiten, diese Angst zu überwinden. Unsere Aufgabe im Leben lautet liebenzulernen. Liebe beruht auf Verständnis und Akzeptanz; Verständnis entsteht, wenn man in einen offenen und ehrlichen Dialog eintritt. Jeder einzelne Mensch verdient unseren tiefsten Respekt, da jeder von uns ein »Kind Gottes« ist und das Potential hat, ein Buddha oder erleuchtetes Wesen zu werden.

Der Mensch mit einer lebensbedrohlichen oder chronischen Krankheit, die Eltern, die ihr Kind verloren haben, jemand, der nach einem Schlaganfall gelähmt in einer Rehabilitationsklinik liegt – all jene, die unsere Unterstützung brauchen, haben uns auch etwas zu geben. Wenn wir eine echte Verbindung zu anderen herstellen und ihnen mit unserem Verständnis und unserer Freundschaft zur Seite stehen, erhalten wir viel mehr von ihnen, als wir ihnen je geben könnten. Was sie uns zu geben haben, befriedigt Geist und Seele mehr als alles Geld, aller Ruhm und alle Macht der Welt.

Wer sich dazu bereit erklärt, mit Kranken, Leidenden oder Sterbenden zu arbeiten – sei es beruflich oder ehrenamtlich –, lernt sich selbst besser kennen, lernt, behutsam die Wahrheit auszusprechen und langsam seine eigene Ganzheit, sein Heilsein oder seine »Heiligkeit« entdecken. Vor allem gilt es, offen zu bleiben, denn im Laufe des Lernens wird einem immer mehr bewußt, wieviel mehr es noch zu lernen gibt. Wann immer man die Welt der Leidenden betritt, hat man die einzigartige Gelegenheit, seine eigenen »unerledigten« Aspekte zu entdecken und so langsam zu wachsen und die Wunden des Lebens zu heilen.

Falls Sie angenommen haben sollten, der erste Teil des Titels, »Dem Tod begegnen«, betreffe nur diejenigen, bei denen bereits eine unheilbare Krankheit festgestellt worden ist, wird das Buch Sie immer wieder daran erinnern, daß wir alle dem Tod ins Auge sehen, in eben diesem Augenblick. Mein Buch handelt ebenso vom Leben und richtet sich an die Lebendigen. »Leben« endet, kurz nachdem wir zum letztenmal ausgeatmet haben. Da wir nicht wissen, wann wir diesen letzten Atemzug tun werden, muß die Vorbereitung auf den Tod jetzt beginnen.

Auch wenn dieses Buch von Menschen berichtet, die in traditionellen Familienstrukturen leben, lassen sich die Grundaussagen aller Beispiele auch auf jede andere Beziehungsform anwenden.

Die Namen der Orte und Personen in den Berichten habe ich geändert. Ich bin allen, die mich an ihrem Leben, ihren Schwierigkeiten, ihren Einsichten und ihrem bemerkenswerten Mut haben teilnehmen lassen, zu tiefstem Dank verpflichtet. Sie haben nicht nur mein Leben reicher gemacht, sondern tragen dazu bei, das unnötige Leid vieler Menschen zu lindern, die eine ähnliche Reise durch Leid, Verlust oder Tod angetreten haben.

TEIL 1

# DIE BEGEGNUNG MIT TOD UND STERBEN

# 1 Dem Tod begegnen

»Das Schiff schwankt so!« schrie mein Mann auf und saß plötzlich kerzengerade und schweißgebadet im Bett. »Warum habe ich mir das Rückgrat gebrochen?«

»Es ist alles in Ordnung, Lyttle«, sagte ich so ruhig wie irgend möglich. »Dir ist nichts passiert. Es war nur ein böser Traum.« Ich versuchte, zuversichtlich zu klingen, doch in Wirklichkeit war ich zutiefst erschrocken. Mein Mann litt offensichtlich große Schmerzen, und dieses Fieberdelirium war ein weiteres Zeichen dafür, daß er ernsthaft krank war.

Lyttle war fünfundzwanzig Jahre alt. Er hatte sich schon den größten Teil des Sommers nicht sonderlich wohl gefühlt; in letzter Zeit waren jedoch besorgniserregende Symptome hinzugekommen: Seine Wade war geschwollen und tat so weh, daß er nicht mehr allein gehen konnte. Außerdem war ein Hoden vergrößert. Zweimal waren wir in die Notaufnahme gefahren, aber der Notarzt hatte uns nur oberflächlich beruhigen können, und die verabreichte Medizin schien nicht zu wirken. Täglich hatte ich mich nach meiner anstrengenden Arbeit um Lyttle und unseren dreijährigen Sohn Donovan gekümmert. Seine unerwartete Krankheit und die neuen Symptome hatten mich schon die ganzen letzten Wochen in Unruhe versetzt, doch jetzt bekam ich wirklich Angst.

Lyttle ging es deutlich schlechter. Nach dem Aufwachen hatten sich sein Schmerz und seine Verwirrung sogar noch verschlimmert. Glücklicherweise war gerade Cecil, einer seiner Freunde, bei uns zu Besuch, und so fuhren wir Lyttle wieder einmal schleunigst in die Notaufnahme. Dort wurde ihm sofort Blut abgenommen; gegen seine Schmerzen allerdings, so sagte man uns, könne der Arzt erst etwas verschreiben, wenn die Ergebnisse vorlägen. So verbrachten wir geschlagene drei Stunden im grellen Licht eines ungeheizten Untersuchungszimmers, während Lyttle vor Schmerzen stöhnte. Gegen 6 Uhr früh schließlich rauschte der Arzt mit den Testergebnissen herein, warf einen kurzen Blick auf Lyttle, sagte verblüfft: »Das kann nicht stimmen, hier muß eine Verwechslung vorliegen«, und verschwand wieder. Bald darauf kam eine Krankenschwester, um noch einmal Blut abzunehmen, doch auch nach mehreren schmerzhaften Versuchen gelang es ihr nicht, eine Vene zu treffen, da Lyttles Arm im Laufe der Stunden in dem kalten Raum schon beinahe blaugefroren war.

Um 7 Uhr kam ein Arzt herein und verkündete, daß man Lyttle im Krankenhaus behalten würde. Eine gutgelaunte junge Krankenschwester brachte uns in ein warmes und sonniges Zimmer, das einer anderen Welt anzugehören schien als die grelle Notaufnahme, und türmte angewärmte Decken auf Lyttle, um ihn wieder aufzuwärmen. Die ersten Tests hatten auf eine schwere Erkrankung Lyttles hingedeutet. Doch solange die Ergebnisse der ausführlichen Untersuchungen nicht vorlägen, die in ein paar Stunden erwartet würden, so sagte man uns, brauchten wir uns keine ernsthaften Sorgen zu machen. Schließlich erhielt mein Mann auch etwas gegen seine Schmerzen, doch es half nicht viel. Die Dosis mußte innerhalb einer Stunde noch zweimal deutlich erhöht werden. Erst als er vor lauter Betäubungsmitteln schon ganz benommen war, schienen sein Schmerz und seine Anspannung nachzulassen.

Ich weiß nicht, was schlimmer ist: selbst unerträgliche Schmerzen zu erleiden oder hilflos zusehen zu müssen, wie ein geliebter Mensch sich quält. Alles, was in den langen Stunden unseres Wartens geschehen beziehungsweise *nicht* geschehen war, hatte mich wütend gemacht, und langsam bekam ich es wirklich mit der Angst zu tun.

Um 9 Uhr kam eine Assistenzärztin in Lyttles Zimmer und verkündete uns die Ergebnisse: »Die Tests bestätigen, daß Sie an akuter Leukämie leiden. Wir können das Ausmaß der Erkrankung noch nicht abschätzen, doch ...«

In diesem Moment sprang die Tür auf, und ein junger Mann versuchte, eine Roll-in-Trage ins Zimmer zu schieben. Die Assistenzärztin winkte ihn jedoch wieder auf den Flur zurück und fuhr mit ihrem düsteren Bericht fort:

»Unsere Spezialisten diskutieren gerade Ihren Fall. Aufgrund der Symptome, speziell Ihrem Fieberdelirium letzte Nacht, befürchten wir, daß die Leukämie-Zellen schon in Ihr Gehirn und Ihre Fortpflanzungsorgane eingedrungen sind. In beiden Fällen wäre eine Chemotherapie wirkungslos. Über die Einzelheiten Ihrer Behandlung wurde noch nicht endgültig entschieden, doch der Röntgenologe wartet bereits, um Ihnen die erste Bestrahlung zu geben. Weitere Details werden wir Ihnen mitteilen, wenn Sie wieder auf Ihrem Zimmer sind.«

Wir waren schockiert, doch es gab keine Zeit, die Neuigkeiten zu verdauen. Hastig wurde Lyttle auf die hereingebrachte Bahre verfrachtet, und schon befanden wir uns auf dem Weg in die Röntgenabteilung. Wie versteinert stand ich in der Enge des Fahrstuhls, umringt von Fremden, und sah zu, wie sich die schweren Stahltüren hinter uns schlossen. Plötzlich erschien mir alles ganz unwirklich; die Vergangenheit hatte abrupt und unwiederbringlich ein Ende gefunden, und eine unwillkommene, unkontrollierbare Zukunft schien unaufhaltsam auf uns zuzustürzen.

Dieses Gefühl von Unwirklichkeit wurde durch die Begegnung mit dem Röntgenologen in der winzigen Röntgenkabine noch verstärkt. Der Arzt wollte unsere Zustimmung für eine Bestrahlung mit dreihundert Rad, um die Leukämie-Zellen unschädlich zu machen, die seiner Meinung nach bereits in die Hoden vorgedrungen waren. Eine Bestrahlung in dieser Höhe würde jede Möglichkeit für ein weiteres Kind zunichte machen. Nach Meinung des Spezialisten war sie jedoch dringend notwendig, eine Frage von Leben und Tod. Er ließ uns ein paar Minuten allein, um unsere Entscheidung zu treffen.

Ironischerweise hatte mein Mann gerade eine vierjährige Ausbildung als Strahlungstechniker abgeschlossen, bevor er diesen Sommer krank wurde.

»Sind dreihundert Rad viel?« fragte ich ihn.

»Ja, sehr viel«, antwortete Lyttle. »In unserem Job gilt die Aufnahme von mehr als fünf Rad pro Jahr als gesundheitsschädlich.« Dann versank er in Schweigen, und ich sah, wie ihm die Tränen in die Augen stiegen.

»Du wolltest gern ein zweites Kind«, sagte er, »aber ich habe es hinausgezögert. Ich bin so froh, daß wir zumindest Donovan bekommen haben.«

Der Arzt tauchte wieder auf und nahm Lyttle mit in das Behandlungszimmer. Mir blieb nichts übrig, als auf den betriebsamen Flur zurückzukehren, wo Cecil noch auf mich wartete. Als ich mich an ihn lehnte, versagten meine Beine plötzlich ihren Dienst und ich hatte das Gefühl, als würde die Welt um mich herum zusammenbrechen. Obwohl ich vor Panik und Trauer schluchzte, bemerkte ich doch, wie andere in unserer Nähe weiter ihren Beschäftigungen nachgingen, als sei nichts geschehen. Das mangelnde Einfühlungsvermögen des Krankenhauspersonals und die Gleichgültigkeit meiner Umgebung schockierten mich und machten mich wütend. Es gab keinen Ort, an den ich mich hätte zurückziehen und mit mir und meiner Trauer allein sein können, und Lyttle und ich waren brutal getrennt worden, kurz nachdem wir die verheerendste Nachricht unseres Lebens zu hören bekommen hatten. Dies waren die Umstände, unter denen wir zum erstenmal von Lyttles lebensbedrohlichem Zustand erfuhren.

## *Der Spiegel des Todes*

Nach seiner Strahlenbehandlung am Ende jenes langen und höllischen ersten Tages nach seinem Befund konnten Lyttle und ich endlich allein miteinander sprechen. Wir wußten zwar nicht genau, was vor uns lag, doch uns war sehr wohl bewußt, daß er möglicherweise sterben würde. Mir wurde plötzlich klar, daß ich bis zu diesem Zeitpunkt den Tod ausschließlich als etwas Tragisches, Hoffnungsloses und Trauriges kennengelernt hatte.

»Wenn der Tod tatsächlich nicht mehr bedeutet als das«, sagte ich zu Lyttle, »dann wird der Rest deines Lebens nichts anderes sein als eine tragische Geschichte, die ihrem Ende entgegengeht. Wir würden uns nur als Opfer dieser schrecklichen Krankheit verstehen. Ich möchte den Tod nicht auf diese Weise sehen. Ich weiß zwar nicht genau, was der Tod ist und ob oder was danach geschieht. Doch vielleicht können wir der ganzen Sache auch etwas Positives abgewinnen und die Tatsache, daß du sterben könntest, sogar als Bereicherung in unserem Lebens verstehen statt als Tragödie. Vielleicht können wir diese Erfahrung nutzen, um unsere Beziehung zu verändern, uns besser zu verstehen und unser Leben und unsere Familie mehr schätzenzulernen.«

Wir trafen an diesem Tag die Abmachung, daß wir alles, was die Zukunft uns bringen würde, soweit wie möglich zu unserem persönlichen Wachstum nützen würden. Und diese positivere Sichtweise des Todes stärkte und bereicherte uns in den folgenden Monaten und gab uns den Mut, den wir dringend brauchten.

Natürlich machten wir in diesem Jahr einen schwierigen Prozeß durch. Wir hatten keinerlei Anleitung oder Vorbilder, die uns hätten helfen können, uns auf einen »guten Tod« vorzubereiten, und hatten auch nicht die geringste Ahnung, wie man mit dem Spiegel des Todes vor Augen leben sollte. Wir kannten den Verlauf des Prozesses nicht, den wir durchliefen; wir hatten nicht viel Unterstützung außerhalb unserer Kleinfamilie, und wir machten viele Fehler – manchmal verletzten wir uns gegenseitig und oft verpaßten wir die Gelegenheit, zu einer innigeren Verbindung zu kommen.

Dennoch zog sich unsere Abmachung wie ein roter Faden durch unsere guten wie durch unsere schlechten Tage und gab selbst unseren schlimmsten Alpträumen noch einen Sinn. Wir waren fest entschlossen, jede Minute bis zu Lyttles Tod voll und ganz zu leben. Kleine Zeichen der Freundlichkeit, der Großzügigkeit oder ein persönliches Opfer nahmen an Bedeutung zu. An solchen Handlungen maßen wir unsere Verbundenheit mit anderen, überprüften unser Verständnis des Lebens und vertieften unser Vertrauen in das grundlegend Gute im Menschen. Eine der wichtigsten Lektionen für mich war, mein ständiges Streben nach »Selbständigkeit und Unabhängigkeit« aufzugeben, meinen Stolz hinunterzuschlucken und um das bitten zu lernen, was ich brauchte. Diejenigen, die mir Unterstützung gewährten, gaben mir viel mehr, als ihnen bewußt war.

## *Ein Blick in die Zukunft*

Wenige Wochen nach diesem Befund waren Lyttle und ich noch immer zuversichtlich. Er hatte akute Lymphozyten-Leukämie, eine Form der Leukämie, die gewöhnlich nur bei Kindern auftritt. Zu dieser Zeit waren die Heilungsaussichten bei Kindern recht gut. Außerdem stimmte es uns zuversichtlich, daß mein Mann am medizinischen Institut der Universität von Kalifornien behandelt wurde, einem der bedeutendsten Zentren der Leukämie-Forschung, deren Spezialisten natürlich über die neuesten Forschungsergebnisse und Behandlungsprotokolle verfügten.

Lyttles erste Chemotherapie erwies sich als zu schwach. Bei einem jüngeren Leukämie-Patienten hätten dieselben Medikamente normalerweise zur Besserung geführt, doch nicht bei ihm. Also wurde Lyttle wieder ins Krankenhaus eingewiesen, um sich einer stärkeren Chemotherapie zu unterziehen. Eines Nachmittags Ende September saß ich mit meiner Schwester und einer Freundin bei ihm in seinem kühlen, abgedunkelten Krankenhauszimmer, und wir erzählten uns Geschichten und machten Witze.

Irgend etwas weckte plötzlich meine Aufmerksamkeit, und ich spähte durch die geöffnete Tür auf die andere Seite des Flurs. Das Zimmer gegenüber lag nach Westen und war sonnendurchflutet. Auf dem Bett sah ich einen alten Mann im Halbprofil. Er war gebrechlich und dünn und bewegte sich unendlich langsam. Er hatte keine Haare und trug eine Brille mit Drahtgestell. Er saß aufrecht im Bett, das Gesicht von der offenen Tür abgewandt, und zog sich seine Schlafanzugjacke aus. Ich konnte seinen abgemagerten Rücken sehen und wie sich die Haut über seinen hervorstehenden Knochen spannte. Da der alte Mann im Begriff war, sich umzuziehen, schaute ich weg und wandte meine Aufmerksamkeit wieder unserem Zimmer zu.

Lyttle sah, in markantem Gegensatz zu dem Mann gegenüber,

sehr jugendlich aus, mit hohen Wangenknochen, klaren, grünen Augen und hellbraunem Haar, das ihm bis auf die Schultern fiel. Sein sonnengebräunter Körper war noch immer kräftig. Er genoß die Aufmerksamkeit der beiden jungen Frauen und lachte ganz ungezwungen mit ihnen. Obwohl Lyttle im medizinischen Institut lag, um sich einer weiteren, stärkeren Chemotherapie zu unterziehen, waren wir beide zuversichtlich, daß wir alle Schwierigkeiten überwinden würden. Als ich ihn so im warmen Nachmittagslicht sah, fühlte ich mich in meiner Zuversicht bestärkt.

Ein paar Minuten später konnte ich meine Neugier nicht mehr bezähmen und spähte noch einmal verstohlen über den Gang. Der alte Mann war inzwischen fast völlig angezogen, und ich freute mich für ihn, weil ich dachte, daß er wahrscheinlich heute nach Hause gehen könne. Er machte ein paar vorsichtige Schritte zum Fenster, mit dem Rücken zu mir. Dann drehte er sich um, und es verschlug mir fast den Atem: Er hatte das Gesicht eines jungen Mannes – er konnte höchstens fünfunddreißig sein! Er war vollständig kahl, unglaublich zerbrechlich und kraftlos und sah aus, als würde er jeden Augenblick zusammenbrechen.

Plötzlich stürzte er auf sein Bett zu, griff nach einer Metallschale und fing an, sich heftig zu übergeben. Ich schaute entsetzt weg, zu meinem Mann, und unsere Blicke trafen sich. Lyttle hatte die Szene ebenfalls beobachtet. In diesem Augenblick des Erschreckens müssen wir beide gedacht haben: Das wird Lyttle nicht passieren. *So etwas kann Lyttle einfach nicht passieren.* Er war zu jung und kräftig; er hatte zu viel seines Lebens noch vor sich, um so zu enden. Die Krankenschwestern hatten uns bereits gewarnt, daß die neue Chemotherapie mit den vorherigen nicht zu vergleichen sein würde. Jetzt würde er zum Beispiel als Nebenwirkung die Haare verlieren. Doch erst nach diesem Erlebnis konnten wir uns ausmalen, daß der zu erwartende Haarausfall nur der geringste Teil eines düsteren Gesamtbildes war.

Gegen Abend waren Lyttles Besucher gegangen, und es wurde ruhiger im Krankenhaus. Er bekam eine Infusion, und eine Krankenschwester saß an seinem Bett, um zu beobachten, ob er auf das neue Medikament vielleicht allergisch reagieren würde. Als sie sein langes und gesundes braunes Haar sah, erinnerte sie ihn sanft: »Seien Sie nicht beunruhigt, wenn Ihnen hinterher einige Haare ausfallen.«

Obwohl sie sonst nichts weiter sagte, wußte die Krankenschwester sicherlich, auf welch schwerwiegende Veränderung wir uns gefaßt machen mußten. Während ihrer Arbeit auf der Leukämie-Station hatte sie das unbeschreibliche Leid, das diese Krankheit und ihre aggressive Behandlung mit sich brachten, schon oft mit ansehen müssen. In der darauf folgenden Stille hing unser neues Wissen unausgesprochen im Raum. Wir hatten einen Blick in die Zukunft getan und waren zutiefst erschüttert.

## *Begegnung mit dem Moment des Todes*

Ich hatte noch nie jemanden sterben gesehen, wußte also nicht, was mich erwarten würde. In dem einen Jahr seiner Krankheit mit all seinen gesundheitlichen Krisen, Rückschlägen und verpaßten Gelegenheiten hatten Lyttle und ich gelernt, jede Gelegenheit beim Schopfe zu packen und uns – so schwer es auch fallen mochte – offen einzugestehen, was gerade vorging, und klar auszusprechen, was wir auf dem Herzen hatten.

Weil Blutgerinnsel einen Lungenflügel geschädigt hatten und er nur noch unter Mühen atmen konnte, hatte man Lyttle am Tag vor seinem Tod, ein Jahr nach dem ersten Befund, auf die Intensivstation verlegt. Der behandelnde Arzt gestand uns, daß Lyttles Zustand in jeder Hinsicht kritisch sei. Normalerweise weist ein Blutbild 5000 bis 10000 weiße Blutkörperchen auf – im vergangenen Jahr hatte Lyttle jedesmal kurz vor dem Grenzwert von 100000 eine Chemotherapie bekommen. Jetzt waren es 685000. Als ich dieses Ergebnis hörte, fühlte ich, wie mir die Knie weich wurden. Wir begriffen alle, daß dies der Anfang von Lyttles Ende war.

Ich zog den dünnen, gelben Vorhang um sein Bett, um uns vor den Blicken der anderen Patienten und dem Personal auf der Intensivstation abzuschirmen. Er war an alle möglichen Monitore und Schläuche angeschlossen, und es war unmöglich, nah an ihn heranzukommen. Uns war klar, daß er bald sterben würde, und so nahmen wir uns die Zeit, offen miteinander zu sprechen, in dem Bewußtsein, daß es das letzte Mal sein könnte.

»Lyttle, es tut mir leid, dich zu verlieren. Ich liebe dich so sehr. Auch wenn es ein schwieriges Jahr war, bin ich froh, daß wir diese Zeit miteinander verbringen durften. Ich habe das Gefühl, unsere Liebe ist tiefer geworden. Ich weiß immer noch nicht, was es mit dem Tod auf sich hat oder ob ein Teil von dir weiterleben wird. Doch wenn ich mir anschaue, wieviel wir gelernt haben – ehrlicher zu sein, uns zu verzeihen und uns gegenseitig zu akzeptieren –, kann ich mir einfach nicht vorstellen, daß all das umsonst gewesen sein soll. Ich weiß, daß unsere Liebe auch nach deinem Tod irgendwie weiterbestehen wird. Trotzdem werde ich dich sehr vermissen.«

Lyttle antwortete stockend: »Ich weiß nicht, wie ich diese Krankheit ohne dich durchgestanden hätte, Christy. Zu Anfang hatte ich große Angst, daß du mich verlassen würdest. Aber du hast die ganze Zeit zu mir gehalten und mir sehr geholfen. Ich danke dir für alles, was du getan hast; ich weiß, daß es nicht immer leicht war. Ich bin wirklich dankbar für dieses gemeinsame Jahr. Ich liebe dich.«

Vierundzwanzig Stunden nach diesem Gespräch färbte sich Lyttles Urin immer dunkler von Blut. Am Morgen leuchtete eine Assistenzärztin in Lyttles Pupillen und wandte sich ernsten Blikkes ab. An den Adern im Augenhintergrund konnte sie ablesen, daß Lyttle Hirnblutungen hatte. Später gestand Lyttles behandelnder Arzt, dem wir im Laufe des Jahres sehr nahegekommen waren, daß es schwierig sein würde, diese Blutungen zum Stillstand zu bringen.

»Unter Umständen hören sie aber von selbst auf«, sagte er mit etwas Optimismus.

Lyttle hatte im letzten Jahr bereits mehrere Krisen überstanden, und jedesmal hatte er – dank der medizinischen Interventionen – dem Tod gerade noch entrinnen können. Mir war also unklar, ob dies nun wirklich das Ende war oder ob es doch noch Hoffnung gab. Ich wollte wissen, ob Lyttle wirklich im Sterben lag, doch hatte nicht den Mut, direkt zu fragen. Statt dessen fragte ich: »Was ist mit der hohen Anzahl weißer Blutkörperchen? Können Sie daran etwas ändern?«

Der Arzt erwähnte mehrere Möglichkeiten, und es klang so, als gebe es für Lyttles Probleme, die zunehmend ernster wurden, durchaus noch Lösungen. Ich versuchte, mich weiter an die Wahrheit heranzutasten, und fragte schließlich: »Soll ich seine Geschwister verständigen und sie bitten zu kommen?«

»Ja«, erwiderte er leise, »lassen Sie sie kommen.«

Das war die Bestätigung der Wahrheit, die ich gebraucht hatte, auch wenn es nicht einfach war, damit umzugehen. Ich teilte dem Arzt meinen Wunsch mit, daß Lyttle einen natürlichen Tod sterben solle, ohne dramatische Wiederbelebungsversuche. Der Arzt hielt das für angemessen und willigte ein. Da er aber zum Zeitpunkt des Todes voraussichtlich nicht anwesend sein würde, bat ich ihn, das Personal der Intensivstation von unseren Wünschen in Kenntnis zu setzen.

Im Laufe des Jahres, in dem Lyttle häufig ins Krankenhaus mußte, war uns eine der Schwestern der Leukämie-Station besonders ans Herz gewachsen. Sie kam an diesem Nachmittag, um sich von Lyttle zu verabschieden. Als sie ging, hatte sie Tränen in den Augen. Ihr Mut, ihre Liebe so offen zum Ausdruck zu bringen, berührte mich tief. Gegen Abend war Lyttle nur noch zeitweise bei Bewußtsein, und er richtete ein paar letzte Worte an seine Familienangehörigen, die sich um ihn versammelt hatten.

Die mit dem Sterbeprozeß einhergehenden körperlichen Veränderungen waren bestürzend. Einmal kochte Lyttle förmlich vor Hitze, und schon im nächsten Augenblick ließen ihn fürchterliche Kälteschauer erzittern. Sein Bett war naß von Schweiß. In seinen bewußten Momenten stand ihm der Schmerz ins Gesicht geschrieben, dann driftete er wieder ab. Einige Stunden später begann ein schreckliches, gurgelndes Geräusch jeden seiner schwerfälligen Atemzüge zu begleiten, und ich flehte die Schwestern an, etwas zu tun. Im nächsten Moment bedauerte ich es jedoch schon wieder, denn ich sah, daß die Schläuche, die sie nun in Lyttles Kehle einführten, um die Flüssigkeit aus seinen Lungen abzusaugen, ihm größere

Schmerzen verursachten als das flache Atmen, und so bat ich sie inständig, wieder aufzuhören.

Kurz nach Mitternacht gab der Herz-Monitor Alarm, und das Personal jagte uns alle von Lyttle fort auf den Flur. Ich war traurig, verängstigt und frustriert – gegen meinen ausdrücklichen Wunsch versuchten sie, ihn wiederzubeleben!

Nach einigen Minuten erschien ein Arzt auf dem Flur. »Wir konnten den Herzschlag von Herrn Longaker für einige Minuten stabilisieren, dann kam es aber zu einem nochmaligen Stillstand. Jeder weitere Versuch wäre sinnlos.«

Lyttles Mutter und ich baten darum, als erste zu ihm gehen zu dürfen. Lyttle lag auf dem Bett, mit geschlossenen Augen und ohne zu atmen. War er tot? Der Herz-Monitor zeigte noch ganz vereinzelte Herzschläge in Form einer unregelmäßigen Kurve von Wellentälern und -spitzen. Lyttle sah aus, als sei er am Leben und ruhe sich nur aus. Ich begriff in diesem Moment, daß es keinen einzelnen, eindeutig festlegbaren Augenblick des Todes gibt.

Das ganze vergangene Jahr hatte ich mich um Lyttle gekümmert. Jetzt fühlte ich mich völlig hilflos und fragte mich: *»Kann ich jetzt noch etwas für ihn tun?«*

Mir fiel ein, daß ich einige Monate zuvor in einem Zeitungsartikel etwas über einen tibetischen Lama gelesen hatte, der einen Rat erteilte, wie man einem geliebten Menschen im Moment des Todes helfen kann: »Es gibt zwei wesentliche Dinge, die man im Moment des Todes für jemanden tun kann«, so hatte er gesagt, »gib deinem sterbenden Angehörigen all deine Liebe und laß ihn oder sie gehen. Laß ihn in Frieden sterben, in dem Gefühl, geliebt zu werden. Und ermutige ihn – als Vorbereitung für die außergewöhnliche spirituelle Chance, die der Moment des Todes bietet –, die spirituelle Praxis, an die er glaubt und auf die er vertraut, regelmäßig und aus ganzem Herzen auszuüben.«

Dann erzählte der tibetische Lama die Geschichte einer alten Nonne, die dem Tod sehr nahe war. Sie war noch bei Bewußtsein, konnte aber nicht mehr sprechen. Ein alter Mann, der ihr stets ein spiritueller Bruder und Freund gewesen war, kam am frühen Morgen in ihr Zimmer, um ihr liebevoll Mut zuzusprechen und sich zu verabschieden. Ihr Freund erinnerte sie daran, sich vollständig auf die spirituellen Lehren und Praktiken zu verlassen, die sie für den Moment des Todes erhalten hatte, denn dies sei ja tatsächlich der Augenblick, auf den sie sich ihr ganzes Leben vorbereitet hätte. Er ermutigte die alte Nonne, sich keine Sorgen um die anderen zu machen, sondern sich bis zum Zeitpunkt des Todes auf ihre spirituelle Praxis zu konzentrieren. Dann, so versicherte er, würde schon alles gutgehen. Zum Schluß sagte er: »Ich gehe jetzt einkaufen, und wenn ich zurückkomme, bist du vielleicht nicht mehr da. Also lebe wohl!« Die alte Nonne verstand, was er ihr sagen wollte, nickte und verabschiedete ihren Freund mit einem Lächeln.[1]

Lyttle und ich hatten damals keine spirituelle Praxis, auf die wir uns hätten stützen können, doch als ich während seines Todes an seiner Seite stand und mich an diese Geschichte erinnerte, bat ich ihn loszulassen, erklärte ihm meine Liebe, verabschiedete mich und wünschte ihm still alles Gute für seine Reise. Als ich ihn gehen ließ, war mein Herz von Frieden und Liebe erfüllt.

Als ich Lyttles Körper still auf dem Bett der Intensivstation liegen sah, hatte ich plötzlich die klare Einsicht, daß eines Tages auch ich selbst auf meinem Sterbebett liegen würde. Ich war auch in der Lage, mich dieser Wahrheit zu stellen und sie zu akzeptieren, aber nur unter einer Bedingung: Wenn für mich die Zeit des Todes gekommen ist, möchte ich genau verstehen, was der Tod ist, und bestmöglich auf diesen Moment vorbereitet sein.

Lyttles Tod war der Beginn meiner ganz persönlichen Forschungsreise im Bereich Tod und Sterben, einer Reise, die meinem Leben eine völlig neue Richtung geben sollte.

## 2 Ein wahrer Segen

»Ihr jungen Leute wißt gar nicht, wieviel Glück ihr eigentlich habt.« Der Science-fiction-Autor Ray Bradbury sprach 1977 vor einer jungen Zuhörerschaft an der UCLA (University of California, Los Angeles) darüber, wie man den weiten Erfahrungshorizont erwerben kann, den man braucht, um ein erfolgreicher Schriftsteller zu werden. »Sie müssen Ihr Augenmerk über Ihre Alltagsbelange hinaus auf die größeren Zusammenhänge richten, sonst erkennen Sie gar nicht, wie bevorzugt Ihre Situation eigentlich ist.

Zum Beispiel ist es der modernen Medizin erst seit wenigen Jahrzehnten möglich, vielen Kinderkrankheiten vorzubeugen und die Kindersterblichkeit zu senken. Vor fünfzig Jahren hätten mehr als die Hälfte von Ihnen diesen Vortrag nicht hören können, weil Sie nicht einmal ihre Kindheit überlebt hätten...

Als ich selbst noch ein Kind war, gehörte der Tod in jeder Familie zum Alltag. Hatte eine Frau acht Kinder, wurde die Hälfte von ihnen keine fünf Jahre alt. Ständig lag jemand im Sterben. Wir pflegten sie zu Hause und waren dabei, wenn sie starben. Dann wuschen wir ihre Körper, legten sie in einen Sarg und trugen sie zum Friedhof. Uns blieb nichts anderes übrig, als an Gott zu glauben, um in all diesem Sterben irgendeinen Sinn sehen zu können.«

Es stimmt, daß wir uns nicht bewußt sind, wieviel Glück wir haben. Ebensowenig wissen wir aber, was wir verloren haben. Während ich Ray Bradbury zuhörte, lag mein Mann nur einige hundert Meter entfernt im medizinischen Zentrum der UCLA, wo er stationär behandelt wurde. Bevor seine Leukämie diagnostiziert worden war, hatten Lyttle und ich kaum je über Tod,

Leiden oder andere bedeutende Einschnitte in unserem Leben nachgedacht. Mann und Kind waren der Mittelpunkt meines Lebens, und ich hielt meine Situation für selbstverständlich. Wenn man davon ausgeht, daß die geliebten Menschen immer dasein werden, weiß man sie kaum zu schätzen und schenkt ihnen nicht allzuviel Aufmerksamkeit. Schnell ist man böse auf sie und geht achtlos und gewohnheitsmäßig mit ihnen um.

Lyttle und ich hatten das Gefühl gehabt, alles zu haben, was wir brauchten, und wir hatten geglaubt, das Leben sei einfach zum Genießen da. Obwohl wir beide in der christlichen Tradition aufgewachsen waren, fühlten wir uns als Erwachsene keiner Religion zugehörig. Allerdings teilten wir die Auffassung, daß es über die materielle Dimension des Lebens hinaus eine spirituelle Wirklichkeit geben müsse.

Als mein Mann plötzlich schwer krank und mitten aus seinem glücklichen, aber spirituell nichtssagenden Leben gerissen wurde, hätten viele das wohl einen Verlust der Gnade genannt. Inzwischen aber weiß ich, daß ein Leben in »seliger Unwissenheit« durchaus keine Gnade ist, ja nicht einmal ein erstrebenswerter Zustand. Schon allein, weil er nicht dauerhaft ist: Die Wechselfälle und Schwierigkeiten des Lebens sind unvermeidlich und können wie ein Unwetter völlig unerwartet über uns hereinbrechen. Ohne den Sinn für einen »größeren Zusammenhang« werden wir die Kostbarkeit des Lebens und der Menschen, die uns lieb sind, kaum je zu schätzen wissen.

In Wirklichkeit ist die Konfrontation mit Krankheit, Leid oder Tod ein *wahrer Segen*. Als Lyttle und ich gezwungenermaßen erkennen mußten, daß er vielleicht bald sterben würde, verstanden wir endlich die Wahrheit, daß *alles vergänglich ist*. In diesem Jahr seines Sterbens ermutigte uns der ständige Blick in den Spiegel des Todes dazu, unserem Leben endlich Sinn und Richtung zu geben. Statt einfach hilflose Opfer der Umstände zu bleiben, nahmen wir uns vor, unser letztes gemeinsames Jahr nach unseren Vorstellungen zu gestalten. Diese Veränderung ergab sich aus unserer Entscheidung, wie wir dem Tod begegnen wollten, die wir an jenem ersten Tag im Krankenhaus gemeinsam getroffen hatten.

Während des Jahres, in dem ich für Lyttle in seiner Krankheit und durch alle Krisen hindurch gesorgt hatte, war ich der Meinung gewesen, daß dies die schmerzlichste und schwierigste Zeit meines Lebens sein würde. Eine Zeitlang sah es auch tatsächlich so aus, als sollte ich recht behalten.

Nach Lyttles Tod lebte ich vier Monate lang in einem anhaltenden Schockzustand wie betäubt vor mich hin. Ab und an empfand ich wohl Traurigkeit, doch das Ausmaß und die Endgültigkeit des Verlustes waren noch nicht zu mir durchgedrungen. Als es mich dann wie ein Blitz aus heiterem Himmel traf, war der emotionale Schmerz so unerträglich, daß ich zeitweise dachte, ich würde selbst sterben. Ich war völlig aufgelöst. In anderen Momenten befürchtete ich, daß ich mein Leben einfach nicht mehr in den Griff bekommen und vor Trauer und Orientierungslosigkeit wahnsinnig werden würde. Der intensive schmerzliche Trauerprozeß und die damit verbundene Angst, Körper und Seele nicht mehr zusammenhalten zu können, zog sich über viele Monate hin.

Der Verlustprozeß veränderte mein Leben noch tiefgreifender als Lyttles Krankheit und Tod. Aus lauter Verzweiflung fing ich an zu beten, obwohl ich zu diesem Zeitpunkt an nichts und niemanden glaubte. Ich war der sprichwörtliche »Atheist, der im Schützengraben das Beten lernt«. Ich betete um Hilfe, ich flehte um etwas Verläßliches, das mir helfen würde, aus diesem Leid herauszufinden. Manchmal waren meine Einsamkeit und meine Verzweiflung so überwältigend, daß mir der Tod der einzige Ausweg aus meinem Schmerz schien.

Die beiden Jahre, die auf Lyttles Tod folgten, waren die schwersten meines Lebens. Der Prozeß des Trauerns und Loslassens gipfelte in einem »inneren Todeserlebnis«, in dem ich alles, wonach ich mich in meinem Leben bisher gerichtet hatte, aufgeben mußte. Mir wurde immer klarer, wie zerbrechlich das Leben tatsächlich ist und daß ich noch viele weitere Verluste erleben würde, ganz besonders den Verlust meines Sohnes – sei es durch seinen oder meinen eigenen Tod. Also betete ich, weil ich mich verloren, allein und verzweifelt fühlte und weil ich eine derartig tiefe Verzweiflung und Hilflosigkeit nie wieder erleben wollte. Ich wußte, daß ich einen spirituellen Weg brauchte, um aus meinem Leid herauszufinden.

## *Ein tieferes Verständnis des Todes*

Das Leiden und der Tod meines Mannes gaben meinem Leben eine Richtung, die mein Verständnis vom Sinn des Lebens sehr verändern sollte. Hierbei spielten hauptsächlich zwei Erfahrungen eine Rolle: die Arbeit in einem Hospiz-Projekt und die Begegnung mit den tibetisch-buddhistischen Lehren über Leben und Tod, wie Sogyal Rinpoche sie lehrte.

Ein Jahr nach Lyttles Tod zog ich von Los Angeles nach Santa Cruz, wo ich beim Aufbau eines Hospiz-Projektes half. Sieben Jahre arbeitete ich für dieses Hospiz – ich war im Vorstand tätig, bildete ehrenamtliche Helfer und Angestellte aus und besuchte Sterbende, Angehörige und Hinterbliebene. Lyttles Leiden und Tod hatten mir ein unschätzbares Geschenk hinterlassen: Ich hatte gelernt, Menschen zu helfen, das Beste aus der Zeit ihres Sterbens zu machen und dadurch viel unnötiges Leid zu vermeiden.

Meine siebenjährige Tätigkeit am Hospiz, in der ich anderen dabei helfen durfte, sich mit dem Tod auseinanderzusetzen und Hoffnung zu finden, war auch für mich selbst ein unglaubliches Geschenk. Die Arbeit gestattete mir, mein Leben kontinuierlich im Spiegel des Todes zu betrachten und mir so über meine eigenen Prioritäten klarzuwerden. Unter diesen Umständen war jede Erfahrung viel lebendiger, als sie es sonst hätte sein können, und jeden Tag war ich für meine Arbeit und mein Leben dankbar.

Nachdem ich schon einige Jahre am Hospiz gearbeitet hatte, schlug mir eine unserer freiwilligen Mitarbeiterinnen vor, sie auf einen Vortrag eines tibetisch-buddhistischen Meisters, Sogyal Rinpoche, zum Thema Tod zu begleiten. Ich nahm die Einladung an, obwohl ich durchaus gewisse Zweifel hatte. Ich hatte mich zuvor schon mit dem *Tibetischen Totenbuch* auseinandergesetzt und war zu dem Schluß gekommen, daß die darin enthaltenen Lehren für meine Arbeit mit Sterbenden und ihren Familien im modernen Amerika irrelevant waren.

Um so angenehmer war die Überraschung: Sogyal Rinpoche hielt keinen Vortrag über komplizierte Visionen eines möglichen Nachtodzustandes, sondern sprach über den ganz realen Sterbeprozeß – die Auflösung der physischen Elemente, Sinne und Körperkräfte, wie ich sie selbst wiederholt an sterbenden Patienten hatte beobachten können. Alles, was er lehrte, war praktisch und direkt anwendbar, gleichzeitig aber von tiefem Verständnis, Mitgefühl und Offenheit geprägt. Er beschrieb die bestmögliche Vorbereitung auf den Tod aus tibetisch-buddhistischer Sicht und stellte dann verschiedene Methoden vor, mit deren Hilfe man Menschen, die keine Buddhisten sind, auf angemessene Weise spirituell unterstützen kann.

Sogyal Rinpoche betonte, wie wichtig es sei, dem Sterbenden gegenüber ehrlich zu sein, ihn ohne Bedingungen zu lieben und ihn, besonders in den letzten Monaten und Wochen, mit einer inspirierenden, von spiritueller Praxis erfüllten Atmosphäre zu umgeben.

Dann erzählte er vom Sterben seiner Großtante, Ani Rilu, einer tibetischen Nonne, die in Sikkim gelebt hatte. Ein alter Mann, der seit vielen Jahren zur Familie gehörte und dessen Aufgabe darin bestand, für den Haushalt zu kochen, erfuhr, daß Ani Rilu dem Tod sehr nahe war, und so kam er am frühen Morgen, bevor er einkaufen ging, in ihr Zimmer. Er erinnerte die sterbende Nonne daran, intensiv und ohne Unterbrechung zu praktizieren, um sich auf ihren Tod vorzubereiten, und sich keine Sorgen um die Menschen zu machen, die sie zurücklassen würde. Und dann verabschiedete er sich mit viel Liebe ein letztes Mal von ihr.

Ich lauschte wie gebannt, und Tränen der Dankbarkeit stiegen mir in die Augen. Es war dieselbe Geschichte, an die ich mich erinnert hatte, als mein Mann starb! Wenn das, was Sogyal Rinpoche lehrte, mir schon einmal geholfen und meinem Mann einen friedvollen Tod geschenkt hatte, dann verfügte er sicherlich noch über viel mehr Weisheit, die für mein Leben und meine Arbeit nützlich sein könnte. Es freute mich besonders, daß Sogyal Rinpoche versprach, wiederzukommen und auch in Zukunft in den USA zu lehren und Seminare abzuhalten. So machte ich meinen ersten Schritt auf einen authentischen Pfad und einen spirituellen Meister zu, der eine sehr wichtige Botschaft der Hoffnung für die moderne Welt bereithält.

Die Lehren des tibetischen Buddhismus haben mir gezeigt, welches ungeheure Potential im Leben steckt. Ich habe gelernt, daß es möglich ist, mit dem Leid umzugehen und es zu verwandeln, und daß ich mein Leben nutzen kann, mich spirituell auf meinen Tod vorzubereiten. Dank der Präsenz und des Segens vieler großer spiritueller Meister, denen ich begegnen durfte, sowie ihrer Lehren, habe ich auch verstanden, daß jedem Lebewesen eine innerste Essenz, ein unveränderliches, reines Gewahrsein innewohnt, das dem Prozeß von Leben und Tod zugrunde liegt, und daß dieses reine Gewahrsein unsere ursprüngliche, wahre Natur ist. Und obwohl ich auch weiterhin Verwirrung und Probleme erlebe, weiß ich doch, daß ich *nicht* mit meinen Emotionen, meiner Verwirrung, meiner Negativität oder Angst identisch bin. Der spirituelle Pfad gibt mir viele Werkzeuge an die Hand, mit deren Hilfe ich die schmerzlichen emotionalen Gewohnheitsmuster verstehen, verändern und damit langsam von ihnen frei werden kann.

Der relativ frühen Konfrontation mit Tod und Verlust in meinem Leben verdanke ich das unendlich kostbare Geschenk eines spirituellen Pfades. Jeden Menschen, der mit Sterben, Tod oder Trauer ringt, erwartet insgeheim dasselbe Geschenk. Der tägliche Blick in den Spiegel des Todes verrät uns, wie wir mehr aus unserem Leben machen können, und spornt uns an zu persönlicher Veränderung und Transformation unseres Leidens. Gerade unsere tiefsten Erfahrungen von Schmerz und Verlust können uns dazu inspirieren, den ersten Schritt auf dem Weg zur spirituellen Befreiung zu tun.

## *Die Vier Aufgaben des Lebens und Sterbens*

Aufgrund meiner eigenen Erfahrung, der jahrelangen Krankenbesuche im Rahmen meiner Hospiz-Arbeit und meiner Fort- und Ausbildungstätigkeit für Mediziner, Krankenschwestern und Pfleger, habe ich »Vier Aufgaben des Lebens und Sterbens« formuliert, die für ein gutes Leben und Sterben von entscheidender Bedeutung sind. Diese vier Aufgaben, die im zweiten Teil des Buches ausführlich beschrieben werden, lauten:

Leid verstehen und verwandeln

Eine Verbindung herstellen, Beziehungen heilen und loslassen

Sich spirituell auf den Tod vorbereiten

Sinn im Leben finden

Da der Tod jederzeit eintreten kann, wird die Auseinandersetzung mit diesen Aufgaben uns nicht nur auf den Tod vorbereiten, sondern uns auch den Schlüssel zu einem erfüllten und sinnvollen Leben inmitten aller unerwünschten Veränderungen, Verluste und schmerzlichen Umstände an die Hand geben.

Wie sehr wir im Laufe unseres Lebens leiden, hängt davon ab, inwieweit wir unsere Erfahrungen von Vergänglichkeit und Wandel dazu benutzen können, »Sterben zu üben«: das, was wir verlieren, also nicht festzuhalten. Wenn wir mit dieser Grundhaltung des Loslassens vertraut werden und uns nicht mehr festklammern, können wir mit jeder Veränderung, jedem »Verlust« etwas Größeres entdecken: die Offenheit und Freiheit unserer himmelsgleichen Natur – die unsterbliche, unveränderliche innerste Essenz unseres Seins.

Auf diese Weise werden alle Erfahrungen – besonders die vielen »Tode im Leben«, die uns sowieso nicht erspart bleiben – zu Meilensteinen auf unserem Weg, die uns lehren, gut zu leben und damit auch gut zu sterben.

## 3 Die Bedürfnisse eines Sterbenden

Nachdem ich jahrelang viele Menschen beim Sterben begleitet und gesehen habe, wie sie ihre Bedürfnisse in diesem äußerst schwierigen Lebensübergang zu formulieren versuchten, werde ich in ihrem Namen zu Ihnen, den Menschen, die sie lieben, und ihren Ärzten und Betreuern sprechen. Mit einer einzigen Stimme, die für all ihre vielen Stimmen steht, werde ich die emotionalen, praktischen und spirituellen Bedürfnisse eines Menschen kurz vor seinem Tod für Sie in Worte fassen:

*Ich muß über meine Gedanken und Ängste sprechen. Ich mache so viele Veränderungen durch. Ich habe keine Ahnung, was auf mich zukommt. Manchmal habe ich nur noch die zukünftigen Ereignisse vor Augen, die mir angst machen. Und jeden Tag löst diese Angst ein anderes Gefühl aus. Manchmal halte ich es nicht aus und rede mir ein, es wäre noch alles beim alten. Dann kann ich tage- oder wochenlang traurig oder gereizt sein. Wenn du mir zuhören und mich akzeptieren kannst, ohne den Versuch zu machen, mich umzustimmen oder in gute Laune zu versetzen, werde ich irgendwann darüber hinwegkommen, mich entspannen und vielleicht sogar wieder mit dir lachen können.*

*Bis jetzt hast du vielleicht immer von mir erwartet, daß ich stark bin und mich und meine Emotionen im Griff habe. Ich habe Angst, daß du schlecht von mir denken könntest, wenn ich meine Gefühle offen zeige. Wegen des enormen Stresses, den ich durchmache, kann es passieren, daß die schlimmsten und abscheulichsten Seiten meiner Persönlichkeit zum Vorschein kommen. Wenn das geschieht, brauche ich die Erlaubnis, mich eine Weile »völlig danebenbenehmen« zu dürfen. Keine Sorge, ich finde schon zurück.*

*Weißt du, daß ich mich fürchte, meine wahren Gedanken und Gefühle auszudrücken? Was, wenn alle Menschen, die mir wichtig sind, davonlaufen und mich im Stich lassen? Schließlich könnte es sein, daß du mir nicht abnimmst, wie schwer das alles für mich ist. Darum mußt du mir versichern, daß du mein Leid verstehst und bereit bist, den ganzen Sterbeprozeß über bei mir zu bleiben. Ich muß wissen, daß du mir zuhören, mich respektieren und akzeptieren wirst, egal, was für eine Laune ich gerade habe.*

*Und nun das Wichtigste: Ich möchte, daß du mich als vollwertigen Menschen betrachtest und mich nicht auf eine Krankheit oder eine Tragödie reduzierst. Man muß mich nicht mit Vorsicht behandeln, als wäre ich aus Glas. Betrachte mich nicht mit Bedauern, sondern mit all deiner Liebe und deinem Mitgefühl. Auch wenn ich den Tod vor Augen haben mag – noch bin ich lebendig. Ich möchte, daß man mich wie einen normalen Menschen behandelt und mich am Leben teilhaben läßt. Denke nicht, daß du nicht völlig offen zu mir sein kannst. Sag mir ruhig, wenn ich dir das Leben schwermache oder wenn du Angst hast oder traurig bist.*

*Deine Aufrichtigkeit brauche ich jetzt mehr als alles andere. Wir haben keine Zeit mehr zum Versteckspielen. Ich würde so gern hören, daß ich nicht die einzige bin, die sich verletzlich fühlt und Angst hat. Wenn du mit gespielter guter Laune und Energie zur Tür hereinkommst, habe ich manchmal das Gefühl, daß ich mein wahres Selbst vor dir verbergen muß. Wenn wir immer nur über Oberflächliches sprechen, fühle ich mich nur um so einsamer. Bitte erlaube mir, bei deinen Besuchen zu sein, wie ich bin, und versuche, dich auf mich einzustellen und herauszufinden, wie es mir an diesem Tag geht. Wie gut würde es mir tun, wenn ich meine Tränen mit jemandem teilen könnte! Vergiß nicht: Bald müssen wir uns voneinander verabschieden.*

*Und wenn zwischen uns nicht alles ganz reibungslos gelaufen ist, meinst du nicht, es wäre einfacher, wenn wir uns das langsam eingestehen würden? Das heißt nicht, daß ich unsere alten Meinungsverschiedenheiten wieder aufwärmen möchte. Ich wünschte, wir könnten uns unsere alten Schwierigkeiten einfach eingestehen, einander vergeben und loslassen. Wenn wir nicht of-*

*fen miteinander reden, sondern uns weiter voreinander verstekken, wird bei jedem deiner Besuche die Spannung unausgesprochen in der Luft hängen. Glaube mir, ich bin mir meiner vergangenen Fehler inzwischen viel mehr bewußt, und es tut mir leid, daß ich dich verletzt habe. Bitte laß mich meine Fehler eingestehen und mich entschuldigen. Dann können wir noch einmal von vorn anfangen und die Zeit genießen, die uns noch bleibt.*

*Mehr als je zuvor muß ich mich jetzt auf dich verlassen können. Du kannst dir gar nicht vorstellen, wie sehr es mich enttäuscht, wenn wir eine Verabredung treffen und du dann zu spät oder überhaupt nicht kommst. Allein das Wissen, daß ich an einem bestimmten Tag Besuch bekomme, kann die Schmerzen oder den inneren Aufruhr schon erträglicher werden lassen. Jeder Moment, den ich mit Freunden verbringe, die mich wirklich lieben und akzeptieren, ist wie ein warmes Licht in einer sehr schwierigen, einsamen und dunklen Existenz.*

*Kannst du mir in die Augen schauen, wenn du mein Zimmer betrittst? Ich wünschte, du würdest dir die Zeit nehmen, mir wirklich in die Augen zu schauen und zu sehen, was ich wirklich fühle. Ich sehne mich nach Freunden, die mich umarmen oder wenigstens meine Schulter berühren, meine Hand halten oder mir sanft das Gesicht streicheln. Bitte halte deine Zuneigung und deine Liebe nicht zurück. Hier im Krankenhaus fühle ich mich manchmal mehr wie ein Objekt oder eine Krankheit und nicht als Mensch. Bitte, lindere mit deiner Menschlichkeit und Güte mein Leid. Denn egal, wie ich von außen wirke – mürrisch, verschlossen, fröhlich, verbittert oder verwirrt –, innerlich leide ich und bin sehr einsam und verängstigt.*

*Obwohl diese Zeit vor allem für mich selbst schwierig ist, ist meine größte Sorge oft, wie meine Freunde und Verwandten mit meinem Zustand klarkommen. Sie scheinen so verloren, so bedrückt, so allein mit all den Veränderungen, die sie erleben, und all der Verantwortung auf ihren Schultern. Und was ist mit* ihrer *Zukunft? Wie werden sie zurechtkommen, wenn ich gegangen sein werde? Ich habe Angst, sie einfach einsam und allein ihrem Schicksal überlassen zu müssen. Manchmal, wenn jeder mit seinen eigenen Emotionen und Bedürfnissen zur Tür hereinkommt, bin ich einfach zu schwach, um damit umzugehen. Ich kann mir unmöglich aller Leute Schwierigkeiten anhören. Ich wäre so erleichtert, wenn irgend jemand meinen engsten Familienangehörigen dabei helfen würde, Kontakt zu einer Beratungsstelle oder einem Hospiz aufzunehmen, die sie unterstützen, ihre Bedürfnisse und ihre Trauer ernst nehmen und vielleicht auch ganz praktische Hilfe anbieten könnten.*

*Es fällt uns beiden unglaublich schwer, Abschied voneinander zu nehmen. Doch wenn wir es nicht tun und du dich weiter gegen meinen Tod wehrst, auch wenn der Sterbeprozeß schon begonnen hat, wird es mir noch schwerer fallen loszulassen. Ich würde gern länger leben, doch ich bin des Kämpfens müde. Bitte, mach mir das nicht zum Vorwurf und verlange nicht von mir weiterzukämpfen, wenn ich keine Kraft mehr habe. Ich brauche jetzt deinen Segen und daß du mich und alles, was mit mir geschieht, akzeptierst. Sage mir, daß ich sterben darf, selbst wenn ich anscheinend bewußtlos bin oder große Schmerzen habe, und sage mir, daß du mich gehen läßt, mit deinen besten Wünschen und allem Mut, den du in diesem Moment aufbringen kannst.*

*Eine meiner tiefsten Ängste ist es, hilflos wie ein Kind zu sein, unfähig, mich zu verständigen. Ich habe Angst, daß du vergißt, wer ich bin, und mich respektlos behandelst. Schon der bloße Gedanke daran, daß andere sich um meine intimsten Bedürfnisse kümmern müssen, beschämt mich. Und mit jedem Schritt, den ich dem Tode näher komme, erkenne ich, daß ich bald völlig auf andere angewiesen sein werde. Bitte, versuche mich zu verstehen, wenn ich mich gegen eine weitere Veränderung, einen weiteren Verlust wehre. Unterstütze mich bei meinen Versuchen, mich um mich selbst zu kümmern, zumindest ein wenig, so daß ich die kommenden größeren Veränderungen leichter ertragen kann. Sprich direkt mit mir, statt über meinen Kopf hinweg oder als wäre ich nicht im Raum. Finde – solange ich noch sprechen kann – heraus, wie ich während des Sterbens medizinisch versorgt werden möchte. Und bitte würdige und respektiere meine Wünsche und stelle sicher, daß sie schriftlich festgehalten und weitergeleitet werden.*

*Wenn jeder mich so behandelt, als wüßte er, was das beste für mich ist, macht mich das unglaublich wütend. Bin nicht ich diejenige, die krank ist? Geht es hier nicht um mein Leben und um meinen Körper? Habe ich nicht das Recht zu erfahren, was los ist, ob ich leben oder sterben werde? Ich muß wissen, wie es um mich steht. Ich muß wissen, wieviel Zeit mir nach Meinung der Ärzte noch bleibt. Wenn du den Mut hast, mir zu sagen, wie es um mich steht, kann ich entscheiden, wie ich behandelt werden möchte, kann Entscheidungen über mein Leben fällen. Wenn wir aufhören, uns über die Tatsache meines bevorstehenden Todes etwas vorzumachen, kann ich mein Leben Punkt für Punkt in Ordnung bringen und meine Familie auf das Weiterleben nach meinem Weggang vorbereiten.*

*Weißt du, manchmal kann der Schmerz unerträglich sein. An anderen Tagen ist er einfach da, wie ein schlimmer Zahnschmerz, und ich bin angespannt und reizbar. Bitte verzeih mir, wenn ich schlechter Laune bin; du kannst dir vielleicht nicht vorstellen, wie es ist, wenn man ständig Schmerzen und Beschwerden hat. Am schlimmsten ist es, wenn mir niemand glaubt, wie stark die Schmerzen sind – das kann mich verrückt machen. Man muß mir glauben und meine Schmerzen entsprechend behandeln. Aber bitte betäubt mich nicht gleich bis zur Bewußtlosigkeit. Ich würde es vorziehen, ein paar Schmerzen auszuhalten und dafür bei Bewußtsein zu bleiben – um mich in den letzten Wochen meines Lebens an meinem Leben und meiner Familie zu freuen und meine spirituelle Praxis auszuführen.*

*Ganz praktisch kannst du mir am besten helfen, wenn du dich für meine Bedürfnisse einsetzt. Wenn ich krank und schwach bin, kann ich vielleicht nicht mehr sagen, was ich möchte und brauche. Vielleicht können einige der Krankenhausregeln gelockert werden, um meinem Lebensstil, meiner Familie und meinen persönlichen Bedürfnissen entgegenzukommen. Die Menschen, die mir nahe sind, brauchen vielleicht Unterstützung oder die Ermutigung, sich einmal von ihren pflegerischen Pflichten zu erholen, wenn sie von ihren Gefühlen überwältigt oder gestreßt sind. Und hilf mir bitte, alle rechtlichen und praktischen Vorkehrungen frühzeitig zu erledigen, so daß zum Zeitpunkt meines Todes für eine friedliche Atmosphäre gesorgt ist.*

*Und was geschieht, wenn sich mein geistiger Zustand verschlechtert? Wie lange wirst du mich dann besuchen? Ich hoffe, du wirst nicht aufhören, mit mir zu kommunizieren, auch wenn meine Worte wirr erscheinen oder ich überhaupt nicht mehr sprechen kann. Vergiß nicht, daß ich hinter all der scheinbaren Verwirrung – oder Bewußtlosigkeit – immer noch da bin. Ich kann dich immer noch hören. Ich spüre auch, wie du dich mir gegenüber verhältst. Ich fühle mich allerdings vielleicht einsam und ängstlich. Ich brauche deine Liebe und deine Bestätigung zu allen Zeiten. Ich hoffe, daß du mir zuliebe lernen kannst, innerlich sehr friedlich und einfühlsam zu sein, so daß du spürst, was ich fühle und brauche, und erkennst, wie du angemessen darauf eingehen kannst.*

*Wenn meine körperlichen und geistigen Kräfte nachlassen, vergiß nicht, daß ich im Innern immer noch diejenige bin, die ich auf der Höhe meines Lebens war – und somit immer noch Freundlichkeit und Respekt verdiene. Egal, wie wenig ich bei Sinnen zu sein scheine, vertraue darauf, daß deine Liebe und deine von Herzen kommenden Gebete zu mir durchdringen und mich zutiefst beruhigen können. Bitte, gib mich nicht auf, wenn es mühselig wird. Dies ist unsere letzte Chance, unsere Beziehung zu heilen und uns ein letztes Mal unsere Liebe, Vergebung und Weisheit zu schenken.*

*Im Krankenhaus fühle ich mich so eingeschränkt. Es fällt mir schwer, meine normale Lebensweise aufgeben zu müssen: die Gesellschaft meiner Freunde, meine Lieblingsbeschäftigungen und selbst meinen gewohnten Wach- und Schlafrhythmus. Es ist schwer, keine Privatsphäre zu haben. Im Krankenhaus fühle ich mich so ausgeliefert und verletzlich. Ich vermisse das selbstgekochte Essen, die Familienfeiern und meine Lieblingsmusik. Es ist so hart, in dieser kontrollierten und öffentlichen Umgebung den Raum zu finden, um uns nahe zu sein oder unsere Trauer zu teilen, ohne Angst haben zu müssen, daß wir unterbrochen werden. Wenn ich im Krankenhaus liege, sehne ich mich danach, mit der Außenwelt verbunden zu sein, mit der Natur und all ihrer Schönheit: dem wechselnden Wetter, den Jahreszeiten und dem Wind. Muß ich von all dem, was ich liebe und schätze, ausgeschlossen sein, obwohl ich noch am Leben bin?*

*Vielleicht würde ich es vorziehen, zu Hause zu sterben. Wenn du*

*Kontakt zu einem Hospiz-Projekt aufnimmst, können sie dir dort sagen, was du tun kannst, um mich, solange es dir möglich ist, zu Hause zu versorgen. Zu Hause zu sein würde den Sterbeprozeß erträglicher machen. Ich verstehe, daß du mich vielleicht ins Krankenhaus bringen mußt, wenn du selbst arbeiten und dich um deine Familie kümmern mußt. Aber bitte, laß mich dort nicht allein! Hilf mir, die Krankenhausumgebung so zu gestalten, daß ich mich mehr zu Hause fühle. Versuche, die Nacht über dazubleiben, wenn du es einrichten kannst. Und selbst wenn ich die meiste Zeit meines Sterbens im Krankenhaus verbringen muß, wäre ich dankbar, wenn du mit den Hospiz-Schwestern vereinbaren könntest, mich wenigstens für die letzten Tage meines Lebens nach Hause zu holen. Welche Erleichterung wäre es, wenn ich in meiner gewohnten Umgebung betreut werden könnte, im Kreis meiner Familie und meiner Freunde, die bei mir wachen und meditieren, beten oder einfach mit mir reden, um mir meine Angst und meine Einsamkeit zu nehmen.*

*Ich brauche Hilfe, um über mein Leben nachzudenken und mir einen Reim darauf zu machen. Welchen Sinn hatte mein Leben? Was habe ich erreicht? Wie habe ich mich verändert und mich weiterentwickelt? Ich muß sichergehen können, daß du mich nicht verurteilst, so daß ich mich mit meinem Leben ehrlich auseinandersetzen und es vor dir offenlegen kann. Ermutige mich, mir meine Fehler einzugestehen, so daß ich einiges wiedergutmachen und diejenigen, die ich vernachlässigt oder verletzt habe, um Verzeihung bitten kann. Rückblickend scheint mir mein Leben manchmal eine einzige Anhäufung von Fehlern, eine Erblast aus Selbstsucht und Mißachtung meiner Mitmenschen. Bitte erinnere mich an das, was ich erreicht habe, an alles Gute, das ich getan habe; laß mich wissen, daß ich auf irgendeine Weise zu deinem Leben beigetragen habe.*

*Bitte, glaube nicht, du müßtest auf alles eine Antwort haben oder immer die richtigen Worte finden, um meine Angst zu beschwichtigen. Vielleicht hast du selber Angst, wenn du zu mir kommst und nicht weißt, was du sagen sollst. Du brauchst mir nichts vorzumachen oder vorzuspielen. Wenn du mir wirklich spirituelle Unterstützung geben willst, mußt du in erster Linie*

*Mensch sein. Sei mutig genug, mir deine Unsicherheit zu zeigen, deine Angst und aufrichtige Traurigkeit über den gewaltigen Verlust, der auf uns zukommt. Wenn wir diese schwierigen Gefühle gemeinsam durchstehen, werden eine tiefe Verbundenheit und Vertrauen entstehen, und ich werde mich sicher genug fühlen, langsam loslassen und dem Tod mit mehr Gleichmut und offenem Herzen entgegensehen zu können.*

*Wenn du dir meine Leidensgeschichte oder meine Beschwerden angehört hast, erinnere mich daran, daß ich mehr bin als meine Angst oder meine Traurigkeit, mein Schmerz oder meine Wut. Hilf mir zu erkennen, daß alles Leid, das ich durchmache, etwas ganz Normales ist und einfach zum menschlichen Leben gehört. Erinnere mich daran, daß meine emotionalen oder körperlichen Schmerzen, wie dauerhaft und real sie auch scheinen mögen, vorübergehen werden.*

*Wenn ich in meinem eigenen Leiden zu versinken drohe, hilf mir, mich daran zu erinnern, daß ich immer noch etwas Positives tun kann, nämlich anderen meine Liebe und mein Mitgefühl zu geben. Erzähle mir, welche Anstöße mein Leben dir gegeben hat. Versuche, mich irgendwie zu erreichen, und hilf mir, mit dem Guten in mir in Kontakt zu kommen, dem grundlegendsten Teil meines Wesens.*

*Wie kann mein Sterbeprozeß sinnvoll werden? Wenn ich hier schwach und hilflos liege, bin ich versucht zu denken, daß mein Leben keinen Sinn mehr hat. Andere müssen alles für mich tun, und es ist so traurig, das Gefühl zu haben, selbst nichts mehr beitragen zu können. Wenn du nachfragst, wirst du vielleicht feststellen, daß es doch etwas gibt, das ich dir schenken kann: die Einsichten über das Leben und den Tod, die ich in letzter Zeit gewonnen habe. Darf ich dir dieses letzte Geschenk überreichen?*

*Manchmal erschreckt mich der Gedanke an den Tod. Gleichzeitig fühle ich mich seltsam friedvoll und bin sogar ein wenig neugierig auf das vor mir liegende Abenteuer. Und doch handelt es sich um eine Reise, auf die ich vielleicht nicht richtig vorbereitet bin. Es hilft mir nicht, wenn du versuchst, mir deine eigenen Glaubensvorstellungen und Antworten über den Tod aufzudrängen. Lieber solltest du mir helfen, meine eigenen Antworten, meine eigene innere Zuflucht und Zuversicht zu finden. Doch wenn du selbst in einer spirituellen Tradition verankert bist, die dir Kraft gibt und dir hilft, mit deinem eigenen Leid umzugehen, findest du vielleicht einen Weg, um auch in mir die Fenster und Türen der Hoffnung zu öffnen. Vielleicht mußt du mir nur deine eigene Geschichte erzählen, ohne Erwartungen daran zu knüpfen. Wenn du mir deine Liebe und dein Vertrauen schenkst, werde ich tief in mir eine Lösung finden.*

*Was wird aus mir werden, wenn ich gestorben bin? Worauf wird es ankommen? Hilf mir, Bilder vom Tod zu finden, die mich inspirieren, statt mir Angst zu machen, so daß ich darauf vertrauen kann, daß mich etwas Gutes erwarten wird. Ich mag nicht das Gefühl haben, ich müßte einfach nur »aufgeben« und sterben. Vielleicht kannst du mit mir einen Weg finden, dem Tod auf positivere Weise zu begegnen, indem du meine besten Seiten, etwa Weisheit und echtes Mitgefühl, in mir ansprichst. Vielleicht bin ich, gleich dem verlorenen Sohn, lange Zeit fern meiner Heimat und meiner Wahrheit umhergeirrt. Der Prozeß des Sterbens kann mir vielleicht helfen, meinen Weg nach Hause wiederzufinden, so daß ich mit Gott oder meiner inneren Wahrheit Frieden schließen kann.*

*Vielleicht kannst du herausfinden, welche spirituellen Praktiken – Gebete oder Meditationen, Lesungen heiliger Schriften oder Musik – mich inspirieren, und an meiner Seite mit mir praktizieren, wenn du mich besuchst. Mit einer spirituellen Praxis, die mein Herz mit Zuversicht, Hingabe und Mitgefühl erfüllt, werde ich mich besser auf den Tod vorbereitet fühlen. Ich wäre dankbar, wenn du mit dem Krankenhauspersonal und meiner Familie die notwendigen Vorkehrungen triffst, so daß die Atmosphäre um mich herum liebevoll und friedlich und für spirituelle Praxis förderlich ist, wenn ich sterbe.*

*Und bitte mache dir keine Sorgen und habe kein schlechtes Gewissen, wenn du nicht an meiner Seite bist, wenn ich sterbe. Manchmal beruhigt mich deine Anwesenheit, doch manchmal hindert sie mich daran zu gehen. Bitte sage und tue alles Nötige so früh wie möglich, dann wirst du nichts zu bedauern haben, falls ich früher sterbe, als erwartet. Und wenn du erfährst, daß ich ge-*

*storben bin, mach dir keinerlei Vorwürfe! Denk daran, daß ich dir für alles, was du getan hast, dankbar bin – und was ich am meisten brauche, ist deine Freundschaft, deine aufrichtigen und von Herzen kommenden Gebete, daß du mir alles Gute wünschst und mich in Frieden gehen läßt.*

## 4 Hoffnung im Tod entdecken

Als Kind hatte ich ein sehr warmherziges und enges Verhältnis zu meiner Großmutter. Sie war eine gläubige Katholikin und brachte ihre persönliche Hingabe zur Jungfrau Maria häufig zum Ausdruck. Jeden Tag betete sie vor einem kleinen Altar in ihrem Zimmer den Rosenkranz, und wenn ich zu Besuch war, ging ich mit und sah zu. Wenn Großmutter ihre spirituelle Praxis machte, war es im Zimmer immer sehr friedlich; man spürte Liebe und Vertrauen.

Jahre später lag sie, dem Tode nah, ohne Bewußtsein in einem Pflegeheim. Meine Mutter erzählte mir, daß – kurz bevor Großmutter starb – ein ihr unbekannter Priester in ihr Zimmer gekommen sei, um ihr die Sakramente zu geben, eine Reihe von Gebeten und Ritualen, die einen schwerkranken oder sterbenden Katholiken auf den Moment des Todes vorbereiten. Als der Priester alles Erforderliche getan hatte und gehen wollte, hatte er plötzlich eine Eingebung, daß noch etwas fehlte. Er kehrte um, setzte sich an Großmutters Seite und betete den Rosenkranz. Dies war der letzte Eindruck in ihrem Geist und Herzen, bevor sie starb.

Als ich von ihrem Tod erfuhr, erwartete ich, daß ich mich traurig und ein bißchen schuldig fühlen würde, weil ich sie gegen Ende ihres Lebens nicht allzu häufig besucht hatte. Doch wann immer ich in den folgenden Tagen an sie dachte, schien sie mir jedesmal von Licht umgeben zu sein, strahlend vor Glück und Freude. Und auch ich selbst fühlte eine unerklärliche Freude und allumfassende Liebe.

Erst Jahre später, als ich Sogyal Rinpoche über die spirituelle Dimension des Sterbeprozesses lehren hörte, begann ich, meine

Erfahrungen im Zusammenhang mit dem Tod meiner Großmutter zu verstehen. Die tibetisch-buddhistischen Lehren sagen, daß alles, was im Moment des Todes geschieht, einen starken Eindruck im Geist und Herzen des Sterbenden hinterläßt. Die letzten Gedanken oder Emotionen unseres Lebens werden bestimmen, in welchem Zustand wir in der Nachtoderfahrung wieder aufwachen. Erinnert man einen Sterbenden an seine Zuflucht, an die Quelle seiner Hingabe und seines Vertrauens – wie es der junge Priester getan hatte, als er für meine Großmutter den Rosenkranz betete –, kann es ihm helfen, die Schrecken des Todes zu überwinden, und ihn auf den Pfad zur Befreiung führen.

Vielleicht mehr als jede andere Religion der Welt hat die alte Weisheitstradition des tibetischen Buddhismus das Territorium des Todes sorgfältig erfaßt und aufgezeichnet. Sie zeigt uns, was wir während des Sterbens, im Tod und nach unserem Tod erleben. Ob Sie sich nun mit dem Rest der tibetisch-buddhistischen Philosophie eingehender befassen wollen oder nicht – wenn Sie mit Hilfe der Lehren über den Tod verstehen, was es ist, das den Tod überlebt, und wie man das Sterben als ein einzigartiges »Sprungbrett der Möglichkeiten« nutzen kann, werden Sie auch die diesbezüglichen Lehren und Praktiken Ihrer eigenen Religion noch besser zu schätzen wissen. Alle großen religiösen Traditionen der Welt sind gültige und wertvolle spirituelle Wege, die uns zeigen, wie wir gut leben und dem Tod mit Hoffnung begegnen können, wenn wir mit unserem Mitgefühl, unserer Hingabe und Weisheit in Kontakt sind, die stets in uns zu finden sind.

## *Bilder vom Tod*

Der Tod ist nicht unser Feind. Mittelalterliche Holzschnitte stellen den Tod als Skelett dar, das mit einem lebendigen Menschen tanzt. Der Tod ist Teil der Lebenswirklichkeit – unser ständiger Begleiter. Ob es uns bewußt ist oder nicht: wir tanzen in inniger Umarmung mit dem Tod durchs Leben. Der wirkliche »Feind«

ist unser hartnäckiges Nicht-Wissen-Wollen, denn je mehr wir es vermeiden, an den Tod zu denken oder uns gar auf ihn vorzubereiten, desto unvermeidlicher werden wir leiden, wenn wir – oder unsere Angehörigen – dem Tode gegenüberstehen.

Wir können uns jedoch *einbilden*, der Tod sei unser Feind. Holzschnitte aus dem neunzehnten Jahrhundert stellen den Tod als Sensenmann dar, bereit, einen lebendigen Menschen mit einem Streich seiner Sense niederzumähen. Bilder, die zu Beginn des zwanzigsten Jahrhunderts entstanden, zeigen einen mutigen Arzt in heroischer Pose, der einen Menschen auf dem Krankenlager vor der bedrohlichen Figur des Todes schützt.

Viele Menschen empfinden die Konfrontation mit dem Tod tatsächlich als Kampf gegen eine gnadenlose Kraft, die ihnen das Leben und alles, was ihnen lieb und teuer ist, rauben will. In dieser Schlacht werden Heilung und eine Verlängerung des Lebens als Sieg, das Akzeptieren des Todes hingegen als »Kapitulation« und Eingeständnis der Niederlage betrachtet, als Ende jeder Hoffnung. Natürlich ist es nur vernünftig, alles in unserer Macht Stehende zu tun, um gesund zu werden, aber wenn wir dem Tod ständig aus dem Weg gehen oder ihn als unseren »Feind« betrachten, werden wir an der Schwelle des Todes entsprechend großen Streß und tiefe Angst empfinden, weil wir versäumt haben, uns auf das Unvermeidliche vorzubereiten.

Diejenigen, die der Religion ihrer Kindheit den Rücken gekehrt haben, mögen zwar behaupten, daß sie an keinerlei Spiritualität mehr glauben – an keinen Gott, keine Seele, kein Leben nach dem Tod in irgendeiner Form. Doch wenn es tatsächlich ans Sterben geht, fangen sie vielleicht an zu zweifeln: »Was, wenn es Himmel und Hölle *doch* gibt? Und wie groß wäre dann wohl meine Chance, in den Himmel zu kommen?« Wenn sie dann argwöhnen, daß sie es nicht verdienen, in den Himmel zu kommen, wird ihnen die Aussicht auf die andere Alternative – eine Existenz im ewigen Leiden der Hölle, ohne Hoffnung auf Begnadigung – schreckliche Angst einjagen. Einige Menschen glauben, daß ihre Existenz mit dem Tod einfach zu Ende sei, doch nicht alle finden diese Vorstellung unbedingt beängstigend. Sie verspüren wahrscheinlich nur dann Angst und Hoffnungslosigkeit, wenn sie den Sterbeprozeß ohne angemessene Betreuung, ohne jegliche Würde oder die Liebe anderer Menschen durchstehen müssen.

Die bahnbrechende Arbeit von Dame Cicely Saunders (der Gründerin des St. Christopher's-Hospiz in London), Elisabeth Kübler-Ross und anderen führenden Persönlichkeiten der modernen Hospiz-Bewegung ist verantwortlich dafür, daß die alte Vorstellung vom Tod als etwas Natürlichem, als Teil der Ganzheit des Lebens, in unserer Kultur allmählich wieder an Boden gewinnt. Der Tod ist weder ein Beweis persönlichen Versagens noch ein Problem, das einer krankhaften seelischen Verfassung entspringt. Vor dem Tod sind wir alle gleich: niemand kann ihm entkommen. Und er kann uns zu jeder Zeit ereilen; er bedroht nicht nur die Alten oder die Menschen mit einer tödlichen Krankheit.

Die mittlerweile populären Berichte von Nahtoderfahrungen verleiten viele Menschen zu dem Glauben, der Tod sei einfach ein »Ins-Licht-Gehen«. Viele lassen sich zu der selbstgefälligen Annahme hinreißen, sie würden im Moment des Todes mühelos Glück erlangen. Aber durchaus nicht alle Nahtoderfahrungen sind positiv. Auch nach dem Tod können Menschen Leid erleben. Und unglücklicherweise währt die gesamte Todeserfahrung ein bißchen länger als nur ein paar Minuten. Die Qualität unserer Existenz nach dem Tod hängt davon ab, wie wir gelebt haben, und vor allem, wie wir uns spirituell auf unseren Tod vorbereitet haben.

## *Hoffnung im Tod*

Die meisten von uns haben das Gefühl, das Leben sei hoffnungsvoll, der Tod hingegen bedeute das Ende jeglicher Hoffnung. Doch Hoffnung kann man auf vielen Ebenen erfahren, und genau das, was uns im Leben hoffen läßt, können wir kultivieren, wenn wir sterben. Um dem Tod mit Hoffnung entgegensehen zu können, müssen wir also unser Leben ernst nehmen und sein reichhaltiges Potential für persönliches Wachstum und Veränderung ausschöpfen.

Ob wir leben oder sterben, wir können hoffen, unser Leben heilen und unsere vergangenen Handlungen bereinigen und wiedergutmachen zu können. Selbst wenn wir erkennen müssen, daß wir rücksichtslos und selbstsüchtig gelebt haben, können wir uns immer noch ändern. Es ist nie zu spät, anderen unser Mitgefühl, unsere Anerkennung und Liebe entgegenzubringen. Wir können um Vergebung bitten und unser Herz heilen, indem wir anderen verzeihen.

Wir alle hoffen darauf, geliebt und anerkannt zu werden, und sehnen uns danach, anderen die Liebe zu zeigen, die wir im Herzen tragen. Wir hoffen, einem anderen Menschen *etwas zu bedeuten*. Wir hoffen, daß wir etwas zum Leben der anderen beigetragen haben und daß unser Leben einen Sinn hat. Und wenn wir all unseren Anstand und Mut zusammennehmen, um den Sterbeprozeß mit Würde zu durchschreiten, können wir sogar hoffen, daß selbst unser Leid uns adelt.

Wir hoffen, daß wir auch dann noch respektiert werden, wenn unsere körperlichen oder geistigen Kräfte nachlassen. Wir hoffen vielleicht, daß es in unserer Gemeinde ein Hospiz-Projekt gibt, bei dem unsere Angehörigen Hilfe finden und dessen Mitarbeiter die körperlichen und emotionalen Schmerzen sowie die sozialen Probleme unseres Sterbens mit Geschick und Menschlichkeit zu lindern verstehen.

Wir hoffen darauf, persönlich und spirituell soweit zu wachsen, daß wir, wenn die Zeit zum Sterben gekommen ist, zuversichtlich sind, daß wir in unserer zukünftigen Existenz sicherlich Glück erfahren und die Möglichkeit finden werden, unsere spirituelle Entwicklung fortsetzen zu können.

Menschen, die keiner Religion anhängen, können mit Hoffnung auf das schauen, was sie im Leben erreicht haben, inwieweit es ihnen gelungen ist, Liebe zu geben und zu empfangen, und wie groß das Ausmaß ihres geistigen Friedens ist.

Dies alles sind verschiedene Ebenen von Hoffnung, die wir im Sterben finden können. Wir können unsere Hoffnung, noch länger zu leben, gegen die Hoffnung tauschen, ein sinnerfülltes Leben zu leben, und wenn wir dann sterben, Sinn in unserem Leid und geistigen Frieden zu finden. Für jeden von uns ist es möglich, einen guten Tod zu sterben. Mit der Liebe und Ermutigung anderer Menschen und der Unterstützung und Begleitung durch Hospiz-Projekte kann es uns gelingen, unser Leben in Würde und Frieden zu beschließen.

Die Lehren des tibetischen Buddhismus – die ich von Sogyal Rinpoche erhalten habe und hier, so gut ich es vermag, vorstelle – basieren auf einer jahrhundertealten Weisheitstradition, die um eine tiefere, spirituelle Dimension von Leben und Tod weiß und von der besonderen Hoffnung spricht, die uns der Tod geben kann. Für einen Menschen, der sich diese Lehren zu Herzen nimmt, seine Meditationspraxis zunehmend vertieft und kontinuierlich danach strebt, sein höchstes spirituelles Potential zu verwirklichen, kann der Tod eine unglaubliche Chance sein – eine kostbare Gelegenheit, Erleuchtung oder vollständige Befreiung zu erlangen, einen von Leid, Angst oder Verblendung vollkommen freien Zustand.

## *Die Chance im Tod*

Der Buddhismus sieht Leben und Tod nicht als zwei voneinander getrennte Dinge, sondern als unterschiedliche Aspekte eines Ganzen. Der Tod setzt diesem Leben ein Ende – insofern ist er sehr real. Doch öffnet er uns gleichzeitig die Tür zu einer anderen Form der Existenz, in der unsere Entwicklung weitergeht.

Unser gegenwärtiges Leben und Sterben und selbst die Zustände nach dem Tod werden in den Lehren als *Bardos* bezeichnet, Zeiten des Übergangs, in denen wir uns im Schwebezustand zwischen zwei Existenzformen – unserer vergangenen und unserer zukünftigen Realität – befinden. Von den insgesamt sechs Haupt-Bardos stehen vier mit dem Leben in Verbindung, nämlich die Bardos von Leben, Schlaf bzw. Traum, Meditation sowie Sterben, und zwei sind Nachtodzustände – der Bardo der *Dharmata* (immanente Strahlkraft) und der Bardo des Werdens oder der Wiedergeburt. Allgemein wird mit dem Begriff *Bardo* meist der Bardo des Werdens bezeichnet – eine vorübergehende Existenz, in der wir uns nach unserem Tod bis zu unserer nächsten Wiedergeburt befinden.

Ein Bardo ist eine Erfahrung tiefgreifender Veränderung und Ungewißheit, da die Vergangenheit – unsere vertraute Welt – sich auflöst, die Zukunft aber – unsere nächste Existenz – noch nicht Form angenommen hat. Nirgends wird diese Erfahrung deutlicher als dann, wenn wir sterben und allmählich sämtliche Bezugspunkte und Sicherheiten unseres Lebens verlieren, während gleichzeitig unsere Zukunft ungewiß und unklar bleibt.

Doch da die Bewegung des Leben fortwährend aus Wandel und Ungewißheit besteht, erleben wir auch zu allen anderen Zeitpunkten ständig Bardos – Tode und Wiedergeburten: wenn wir zum erstenmal unsere Familie verlassen, um allein zu leben, wenn wir unser erstes neugeborenes Kind nach Hause bringen, wenn wir mitten im Leben unsere Arbeit verlieren, wenn wir nach einer gescheiterten Ehe wieder ins Arbeitsleben zurückkehren müssen, wenn man uns aufgrund eines Krankheitsverdachts zu einer Untersuchung in den Operationssaal schiebt. Selbst auf ganz subtilen Ebenen erleben wir ständig Übergänge, denn von Augenblick zu Augenblick wandelt sich alles – Wahrnehmungen, Gedanken und Emotionen entstehen und lösen sich wieder auf.

Bardos bieten aber auch Chancen. Da es Zeiten des Übergangs sind, gleicht jeder Bardo einer Öffnung oder Lücke in unserer scheinbar so »soliden« Wirklichkeit und eröffnet uns die Möglichkeit zu einer Veränderung: Wir können unsere Einstellungen korrigieren, eine neue Richtung einschlagen oder durch Meditation unser Festhalten an der materiellen Welt lösen und, indem wir uns nach innen wenden, unsere stets unveränderliche und unsterbliche innerste Essenz entdecken – die wahre Natur unseres Geistes.

Einige Bardos sind stärker aufgeladen als andere, und was immer wir im Verlauf dieser Übergänge tun oder empfinden, hat weitreichende Auswirkungen. Einer der machtvollsten Bardos ist der Augenblick des Todes.

Obwohl unser Körper und unser gewöhnlicher Geist sterben,

gibt es doch einen anderen Aspekt unserer selbst – unsere himmelsgleiche innerste Essenz – die sich nach dem Tod fortsetzt. Wie schwere, dunkle Gewitterwolken, die gegen Ende der Nacht von einem starken Wind beiseite geblasen werden, werden im Moment des Todes unsere Emotionen, unser Leid und unser »Festhalten an einem Selbst« davongefegt, und es enthüllt sich ein leuchtend reines Gewahrsein, das dem weiten, klaren und kraftvoll strahlenden Himmel gleicht. Dies ist ein Schimmer unserer erleuchteten Essenz, und hier liegt die subtile Chance, die sich im Moment des Todes entfaltet. Doch ob diese Erleuchtung andauert, hängt völlig davon ab, ob wir in der Lage sind, unsere verwirrte und bedingte Identität aufzugeben und stattdessen in diesem Zustand unsere wahre Natur *zu erkennen* und in ihr *aufzugehen*. Sogyal Rinpoche schreibt:

> Die Natur des Geistes – wir könnten sie auch unsere innerste Essenz nennen – ist die Wahrheit, nach der wir alle suchen. Ihre Verwirklichung ist der Schlüssel zum Verständnis von Leben und Tod. Denn im Moment des Todes stirbt der gewöhnliche Geist mitsamt seinen Verblendungen, und in dieser Lücke enthüllt sich die grenzenlose, himmelsgleiche Natur des Geistes. Diese essentielle Natur ist der Hintergrund für die Gesamtheit von Leben und Tod – sie ist wie der Himmel, der das ganze Universum umfaßt. [...]
>
> Wenn wir nur den Aspekt des Geistes kennen, der sich im Tod auflöst, bleiben wir ohne eine Vorstellung dessen, was weitergeht, ohne Wissen um die Dimension der tieferen Wirklichkeit der Natur des Geistes. Es ist daher wesentlich, uns mit dieser Natur vertraut zu machen, solange wir noch leben. Nur dann werden wir vorbereitet sein, wenn sie sich spontan und machtvoll im Moment des Todes enthüllt und in der Lage sein, sie wiederzuerkennen, »so natürlich, wie ein Kind in die Arme seiner Mutter läuft« – und in diesem Zustand verbleibend, endlich befreit zu sein.[1]

Wenn es auch möglich ist, im Moment des Todes Befreiung zu erlangen, ist es doch durchaus nicht einfach. Da es unsere innerste Natur ist, die hier freigesetzt wird, werden wir alle zwar einen flüchtigen Schimmer von dieser klaren Lichtheit haben, doch ob es uns gelingt, sie tatsächlich zu erkennen und in diesem Zustand zu *verbleiben*, hängt davon ab, wie wir gelebt und wie sorgfältig wir uns vorbereitet haben, sowie vom Zustand unseres Herzens und Geistes im Moment des Todes.

Um im Augenblick des Todes tatsächlich in unserer wahren Natur aufgehen zu können, so sagen die tibetisch-buddhistischen Lehren, müssen wir uns mit ihr vertraut gemacht und Zuversicht in sie gewonnen haben – das heißt, wir müssen uns bereits im Leben, noch *bevor* wir sterben, so gewissenhaft wie möglich der Meditationspraxis widmen, und lernen, den Fluß unserer wahren Natur zu stabilisieren.

**Der »gewöhnliche«, sterbliche Geist**

Stellen Sie sich vor, jemand würde Sie fragen: »Wer sind Sie?« Die meisten von uns würden daraufhin die äußerlichen Merkmale unserer gegenwärtigen »Identität« aufzählen: unser Geschlecht, unseren Beruf, den Familienstand, welcher Familie, Völkergruppe oder Kultur wir angehören, unsere finanzielle Situation, unsere Religionszugehörigkeit und Nationalität. Wenn nun all diese äußerlichen Referenzen wegfielen, würden wir dann überhaupt noch existieren? Als nächstes würden wir dann vielleicht die inneren Bezugspunkte aufzählen, die uns zu einer scheinbar selbständig existierenden, einzigartigen Persönlichkeit machen: unsere Geschichte, Gedanken und Erinnerungen, unsere Hoffnungen für die Zukunft, unsere Gefühle und Emotionen, unsere Sehnsüchte und Wünsche, unsere Wertvorstellungen und Urteile, vielleicht sogar einen bestimmten »Persönlichkeitstyp«.

Die meisten Menschen glauben, daß es ein selbständiges »Ich« gibt und daß dieses Ich, das wir mit unseren Gedanken, Gefühlen, Glaubensvorstellungen, unserer Geschichte, Persönlichkeit und unserem Körper verbinden, unsere wahre Identität ausmacht. Doch diese Identität oder dieses Ich entspricht nicht unserer wahren Natur, sondern nur dem nach einem Selbst greifenden Aspekt unseres Geistes.

Sogyal Rinpoche schlägt vor, wir sollten uns einmal vorstellen, wir seien jemand, der nach einem Unfall einen völligen Gedächtnisverlust erlitten hat. Da wir vergessen haben, wer wir sind, erzählen uns die anderen nach und nach, wie wir heißen, was unsere Geschichte ist und welche kulturbedingten Vorstellungen wir haben, bis wir allmählich daran glauben, daß wir wirklich so sind. Unsere ursprüngliche Identität, unsere wahre Natur, ist immer noch vorhanden, doch unsere Amnesie hindert uns daran, uns ihrer bewußt zu werden.

Unser gewöhnlicher, sprunghafter Geist, der diese Art trügerischer Identität aufrechterhält, ist der Teil von uns, der sich von allem getrennt fühlt und mit äußeren Bezugspunkten auf dualistische Weise umgeht. Unser nach einem Selbst greifendes Ich fühlt sich stets unsicher und unvollständig und ist niemals zufrieden. Unser Geist rennt ununterbrochen allem hinterher, von dem wir annehmen, daß es uns Glück und Erfüllung bringen wird, und vor allem davon, das wir mit Schmerz oder Enttäuschung verbinden. Dieser Anflug von Hoffnung und Furcht liegt auf subtile Weise all unseren Gedanken und widersprüchlichen Emotionen zugrunde.

Wie ein gewiefter Taschenspieler versucht uns unser intriganter Geist einzureden, daß wir uns *nur noch* eine einzige wundervolle Sache zulegen müßten (vielleicht ein rasantes, rotes Sportauto, oder eine aufregende, neue Beziehung), um endlich glücklich und zufrieden zu sein. So investieren wir eine Menge Hoffnung und Energie, um das zu bekommen, was wir wollen, nur um – am Ziele angelangt – feststellen zu müssen, daß wir uns noch genauso leer und unzufrieden fühlen wie zuvor. Das Auto hat irgendwann einen Maschinenschaden, der Mensch, mit dem wir unbedingt zusammensein wollten, sehnt sich plötzlich nach jemandem anderen.

Unser lästiges Ich ist eine falsche Identität, eine provisorische Maske, die wir das ganze Leben über geformt und verstärkt haben. Diese Persönlichkeit hat vor unserer Geburt nicht existiert, und mit unserem Tod wird sie aufhören zu existieren. Dank dem Zusammentreffen bestimmter Ursachen und Bedingungen *scheint* unsere gegenwärtige Identität zu existieren wie ein Blitz am Himmel. Doch wenn sich diese Ursachen und Bedingungen langsam auflösen – wie es im Sterbeprozeß der Fall ist –, verschwindet unsere scheinbar so reale und dauerhafte Identität einfach mit ihnen. Wenn wir dieses, sich an ein scheinbares Selbst festklammernde Ich für unsere wahre Identität halten, dann ist es natürlich kein Wunder, wenn der Gedanke an den Tod uns in Angst und Schrecken versetzt!

Doch hinter den Wolken der Projektionen und Emotionen unseres gewöhnlichen Geistes liegt ein viel tieferer Aspekt von uns – unsere unsterbliche, unveränderliche, innerste Essenz.

**Unsere unsterbliche Essenz**

Der Kern unseres Wesens, unsere innerste Essenz, unsere ursprüngliche, unsterbliche Natur, gleicht dem Himmel, denn sie ist offen, frei, grenzenlos und allumfassend. Und wie der Himmel ist unsere wahre Natur unveränderlich und unzerstörbar, ungeboren und unsterblich. Unsere wahre Natur gleicht aber auch der Sonne, denn sie ist klares, lichtvolles Gewahrsein, wach, reich, selbständig und vollkommen. Der strahlenden Klarheit der Sonne entspricht die Weisheit unserer Natur, und das aus unserer Natur hervorstrahlende grenzen- und bedingungslose Mitgefühl und die Liebe für alle Wesen sind mit der Wärme der Sonne vergleichbar.

Unsere innerste Essenz besitzt keine »Dinglichkeit«, ist keine persönliche Seele, die den Tod überlebt. Selbst wenn wir versuchen, unsere Natur mit Worten und Beispielen zu beschreiben, ist sie in Wirklichkeit doch völlig frei von jeglichen Konzepten, eine nicht zusammengesetzte, nackte Einfachheit, jenseits aller Worte. Unsere wahre Natur ist die reine Präsenz des Gewahrseins, existent in jedem Augenblick, bevor die Maschinerie des Ich ein Gefühl von Trennung entstehen läßt und anfängt, mit Gedanken und Gefühlen zu reagieren.

Unsere wahre Natur ist nichts anderes als die wahre Natur aller Existenz. Sie ist mit dem Raum in einer Vase vergleichbar: Es gibt keinen Unterschied zwischen dem Raum innerhalb und außerhalb der Vase – sie sind ein und dasselbe. Die Vase – wie unser gewöhnlicher Geist – begrenzt und umfaßt den in ihr vorhandenen Raum. Doch wenn die Vase zerbricht – wenn der gewöhnliche Geist stirbt –, wird unsere wahre Natur freigesetzt und befreit und läßt sich vom äußeren Raum nicht mehr unterscheiden.

Diese Essenz ist die Quelle oder der Keim der Erleuchtung in uns selbst, der erst dann zu voller Blüte gelangen kann, wenn wir aufhören, an unserer falschen Identität festzuhalten und durch Meditation gelernt haben, die Lichtheit (»Lichtheit« erschien als Übersetzung des engl. Wortes *luminosity* am besten geeignet, weil darin nicht nur *Licht* im Sinne von *Leuchten*, sondern auch noch die Bedeutung *licht*, wie in *Lichtung* anklingt. Dadurch wird der hier gemeinte subtile Zustand sehr umfassend beschrieben. Anm. d. Übers.) und den allesdurchdringenden Raum unserer wahren Natur zu erkennen und diese Erkenntnis aufrechtzuerhalten.

Die tibetisch-buddhistischen Lehren sagen, daß alles Lebendige diese innerste Essenz in sich trägt und wir im Moment des Todes daher alle einen Einblick in diese unsere wahre Natur, unsere Essenz, erhalten werden. Die Berichte von Nahtoderfahrungen scheinen dies zu bestätigen. Viele, die nach einem klinischen Tod wieder ins Leben zurückkehrten, beschreiben ein anfängliches Gefühl von völliger Dunkelheit, einen Zustand völligen Friedens, frei von jeglichem körperlichem Schmerz oder Leid. Doch diese völlige Dunkelheit ist keine Leere, denn es gibt immer noch ein Gewahrsein, das diesen Zustand erlebt. Der betroffene Mensch erlebt dieses Gewahrsein oft außerhalb seines Körpers, in seiner Nähe oder direkt über ihm.

Ein Mann, der einen Herzanfall erlitten hatte, sagte: »Es schien, als schwebte ich da oben im Raum, und nur mein Geist war aktiv. Ich hatte kein Körpergefühl; es war so, als schwebte nur mein Gehirn da oben im Raum. Ich hatte nichts als meinen Geist.«[2]

Wenn die Erfahrung des »klinischen Todes« ein wenig länger anhält, hat der Tote das Gefühl, sein Bewußtsein würde sich durch einen schwarzen Tunnel bewegen, auf ein strahlendes Licht zu, das beim Näherkommen immer heller wird. Schließlich hat er das Gefühl, mit diesem strahlenden Licht zu verschmelzen. Eine Person sagte: »Man kommt diesem äußerst strahlenden Licht immer näher, hat aber nicht das Gefühl, daß der Tunnel irgendwann abrupt zu Ende ist, sondern eher, daß man mit [...] diesem herrlichen, wunderschönen, blauweißen Licht verschmilzt.«[3]

Eine weitere Person beschrieb das Licht auf andere Weise: »Es war eigentlich kein Licht, sondern eher die Abwesenheit von Dunkelheit, voll und ganz [...] man schaute nicht ins Licht, sondern *befand sich im Licht*.«[4]

Menschen, die in dieses strahlende Licht eintraten, beschreiben ein überwältigendes Gefühl von Freude und Glück, das alles übertraf, was sie je erfahren hatten. Sie sagen, wenn man sämtliche glücklichen und liebevollen Erlebnisse unseres Lebens zusammentragen und sie mit Tausend multiplizieren würde, käme es diesem Zustand von Glückseligkeit und unendlichem Frieden nicht einmal nahe. Ein Mann zum Beipiel sagte: »Ich ging vorwärts, auf das Licht zu, und hatte dabei ein solches Gefühl von Freiheit und Freude, daß ich es einfach nicht in Worte fassen kann. Ich empfand eine grenzenlose Weite.«[5] Ein anderer Mann erzählte: »Es war das schönste Gefühl, das ich je gehabt hatte. Es war absolute, reine Liebe. Jedes Gefühl, jede Emotion war einfach vollkommen. [...] Alles dort war unglaublich lebendig und klar.«[6]

Diese Einblicke in unsere wahre Natur zeigen uns, welche Hoffnung im Tode liegen kann. Doch *ein Einblick ist noch keine Erleuchtung*, und auch diejenigen, die das strahlende Licht in ihrem Nahtoderlebnis gesehen haben, stimmen dem zu. Denn viele von ihnen beschreiben auch schmerzliche Aspekte ihrer Erfahrung – Gefühle tiefen Bedauerns über ihre selbstsüchtige oder negative Lebensweise oder die Qualen der Trennung von den geliebten Menschen. Viele, die ein Nahtoderlebnis hatten, stellen nach ihrer Rückkehr ins Leben fest, daß sie ihre Rolle im Leben ganz neu verstehen und ausfüllen können, und sie sind davon überzeugt, daß der Tod nicht das endgültige Ende von allem ist.

Wenn diese innerste Essenz uns allen innewohnt und unsere wahre Natur ist, warum erfahren wir sie dann nicht auch im täglichen Leben?

Unsere himmelsgleiche, wahre Natur ist völlig offen und frei, unzerstörbar und unveränderlich. Sie ist immer da. Doch es gelingt uns nicht, sie zu erkennen, weil unser dualistischer Geist ständig Wolken von Emotionen, Gedanken, Konzepten, Phantasien und Erinnerungen erzeugt, die die reine Präsenz und Klarheit unserer Natur verhüllen.

Manchmal, wenn der Himmel wochenlang von dicken Wolkenschichten verhangen ist, fangen wir fast an zu glauben, daß es nichts als Wolken gibt. Doch wenn wir die Möglichkeit hätten, über die Wolken hinaus zu fliegen, würden wir die Weite des Himmels und die strahlende Sonne sehen. Die allumfassende, strahlende Weite unserer wahren Natur ist ebenso immer vorhanden und bildet den Hintergrund unserer Existenz, gleichgültig wie dicht die Wolkendecke unserer emotionalen Verwirrung auch sein mag.

**Worauf es im Moment des Todes ankommt**

Die Tatsache, daß der Tod eine außergewöhnliche Gelegenheit zur Befreiung darstellt, fordert uns auf zu lernen, wie wir uns am besten darauf vorbereiten können, solange wir noch am Leben sind. Die Lehren betonen, daß es *im Moment des Todes auf zwei Dinge ankommt: wie wir unser Leben gelebt haben und wie der Zustand unseres Geistes in diesem Moment ist.*

»Wie wir gelebt haben« hat zweierlei Bedeutung. Die Auswirkungen unserer positiven und negativen Handlungen – und unsere Gewohnheiten – folgen uns, wenn wir sterben, wie ein Schatten. Die buddhistischen Lehren sprechen hier vom Prinzip des Karma: all unsere Handlungen haben Konsequenzen, die auf uns selbst zurückwirken. Auch wenn wir die Folgen unseres Handelns nicht sofort spüren, sind sie doch vorhanden. Alle Handlungen unseres Lebens – einschließlich unserer geringsten Worte und Gedanken – sind wie Samen, die wir einpflanzen und die im späteren Leben oder nach unserem Tod heranreifen und Früchte tragen. Im Tode ernten wir die Folgen unserer Handlungen – zu unserem Vor- oder Nachteil. Sie werden sich auch auf unsere Erfahrungen in den Nachtodzuständen auswirken und über die Qualität unserer nächsten Existenz entscheiden.

Diejenigen, die nach einem klinischen Tod ein längeres Nahtoderlebnis hatten, beschreiben, wie alles, was sie in ihrem Leben getan hatten, vor ihnen Revue passierte, selbst Szenen, an die sie sich nicht mehr bewußt erinnern konnten. Dabei waren sie keine passiven Beobachter: sie erlebten und spürten an der Schwelle des Todes die Folgen dessen, was sie anderen angetan hatten, am eigenen Leibe, *als wären sie die Empfänger.*

»Mein gesamtes Leben zog in einem Rückblick an mir vorbei. Viele dieser Erfahrungen empfand ich als beschämend, da ich jetzt ein erweitertes Wissen besaß... Mir war nicht nur klar, was ich getan hatte, sondern auch, was es in anderen bewirkte... Ich erkannte, daß nicht einmal unsere Gedanken verlorengehen.«[7]

»Es war ein totales Wiedererleben jedes einzelnen Gedankens, den ich je gedacht hatte, jedes Wortes, das ich je gesagt hatte, und jeder Handlung, die ich je getan hatte, zusammen mit der Wirkung, die jeder Gedanke, jedes Wort und jede Handlung auf alle Menschen gehabt hatte, die je in meinen Einflußbereich gekommen waren, ob ich sie nun kannte oder nicht...«[8]

Eine Frau, die zwei Nahtoderlebnisse in ihrem Leben hatte, erzählte mir: »Wenn du nach dem Tod die Auswirkungen deiner Handlungen und sogar deiner Gedanken auf alles und jeden siehst – *das ist die Hölle.* Du siehst, wie du in allen scheinbar unbedeutenden Begegnungen deines Lebens – und sei es nur deine Reaktion auf einen Fremden, der einen Laden betritt – ständig deine Urteile, deine selbstsüchtigen oder negativen Emotionen auf andere projizierst, und nun erlebst du selbst die Folgen.«

Natürlich haben Menschen, die ein Nahtoderlebnis überstanden haben, Glück. Sie haben eine zweite Chance bekommen und können das, was sie getan haben, wiedergutmachen, ihren Geist und ihr Herz auf positive Weise benutzen und anderen gegenüber freundlich sein und gute Umstände für sie schaffen. Doch wir, die wir ihre Botschaft hören, haben diese Möglichkeit auch. Wir können einen ehrlichen Blick auf unser Leben werfen, unsere vergangenen Handlungen heilen, anderen vergeben und selbst um Vergebung bitten, und wir können uns dazu entschließen, von jetzt an anders zu leben.

Ein weiterer Samen, den wir säen, sind unsere Gewohnheiten. Unser Geistesstrom ist ein unaufhörlicher Fluß ungezähmter und negativer emotionaler Gewohnheiten. Sie sind die Quelle für so manchen Schmerz in unserem Leben und unsägliches Leid nach unserem Tode.

Vor vielen Jahren bat ich einen jungen tibetischen Meister, Dzongsar Khyentse Rinpoche, eine Frau zu besuchen, die im Sterben lag. Als er in ihr Zimmer gekommen war und sich vorgestellt hatte, dankte sie ihm für seinen Besuch. Sie sagte: »Bevor Sie gekommen sind, habe ich mich gegen meinen Tod gewehrt, doch jetzt habe ich ihn, glaube ich, akzeptiert.«

Er schaute sie schmunzelnd an und sagte: »Das glaube ich nicht!« Sie lachte und gab zu: »Ja, Sie haben recht.« Nachdem er einen Stuhl an ihr Bett gezogen hatte, drehte er sich zu mir um und fragte mich in gespieltem Flüsterton: *»Was soll ich ihr erzählen?«* Ich schlug vor, ihr von den Bardos zu erzählen, den Zeiten des Übergangs, in denen wir für eine Weile zwischen zwei scheinbar realen Existenzen schweben. Ich erwartete, daß er über den ersten Bardo des Todes sprechen würde, in dem die Natur des Geistes sich vollständig enthüllt, doch statt dessen sprach er über den dritten Bardo des Todes: den Bardo des Werdens, den Zustand zwischen zwei Leben. Er beginnt, wenn das Bewußtsein den Körper verläßt und anfängt umherzuschweifen, und endet mit der nächsten Wiedergeburt.

Khyentse Rinpoche sagte: »Wenn du gestorben bist, wird alles so weitergehen wie jetzt. Du wirst dasselbe Bewußtsein haben wie jetzt, du wirst alles genauso erleben wie jetzt.« Als er diese Worte sprach, dachte ich mir, daß er die Frau sicherlich darin bestärken wollte, den Tod nicht als das Ende zu sehen, sondern einfach als ein Weiterbestehen des Gewahrseins, unabhängig vom Körper. Doch als nächstes sagte er zu meiner großen Überraschung:

»Nicht nur dein Bewußtsein besteht nach dem Tod weiter, sondern auch deine *Gewohnheiten*.« Ihrem Gesichtsausdruck nach zu schließen, hatten wir beide die gleiche Reaktion: *»O nein, nicht meine Gewohnheiten!«*

Der Tod ist wahrhaftig die Frucht aller Samen, die wir in diesem Leben ausgesät haben, und eine Fortsetzung dessen, was wir von Augenblick zu Augenblick in unserem Geist und Herzen tragen. *Der Tod ist eine Fortsetzung dessen, was wir jetzt im Leben sind.*

**Das Sprungbrett der Möglichkeiten**

Das Zweite, was im Moment des Todes zählt, »der Zustand unseres Geistes« nämlich, unterstreicht die Wichtigkeit unseres inneren Zustands, wenn wir sterben. Im Tode begegnet uns nichts Neues. Statt dessen erleben wir uns selbst in aller Nacktheit – sowohl unsere absolute Natur als auch unsere relative, gewöhnliche Befindlichkeit. Doch wie gut kennen wir unser *wahres Selbst* eigentlich? Wie konsequent haben wir an der Veränderung unserer Gewohnheiten gearbeitet und gelernt, Mitgefühl und Weisheit in unserem Herzen und Geist zu wecken? Hier ist unsere gesamte geistige Haltung und Herzenseinstellung gefragt. Unser wahrer Geist beschränkt sich nämlich nicht auf unsere intellektuellen und kognitiven Fähigkeiten, sondern ist eine grundlegende Gutherzigkeit, die den Kern eines jeden Lebewesens ausmacht.

Sterben ist ein schrittweiser Auflösungsprozeß – das Schwinden unserer Körperkräfte, unserer Sinne, der groben und subtilen Elemente, aus denen unser Körper besteht, sowie unserer kognitiven Fähigkeiten. Der äußere Aspekt dieser Auflösung endet mit unserem letzten Ausatmen. Ein innerer Auflösungsprozeß läuft aber noch weiter, bei dem unsere inneren Energien in sich zusammenfallen und mit ihnen die gedanklichen Zustände von Wut, Verlangen und Unwissenheit, die unser Ichgefühl tragen. Das Ende dieser inneren Auflösung ist der endgültige Moment des Todes, den die meisten von uns als ein »in Ohnmacht fallen« in eine dunkle Leere erleben – einen Raum voller Frieden und Freiheit von Schmerz.

Wie bereits erklärt, erhebt sich, wenn unser Bewußtsein aus dieser völligen Dunkelheit des Todes wieder erwacht, die Grundlichtheit – die wahre Natur unseres Geistes – wie ein makelloser, klarer und leuchtender Himmel. Der Schlüssel für diesen Moment lautet *Wiedererkennen*: Können wir die Grundlichtheit als unsere wahre Natur erkennen, wenn sie sich erhebt, können wir in ihr aufgehen und Befreiung erlangen. Daher ist »der Zustand des Geistes im Moment des Todes« für diejenigen, die im Laufe ihres Lebens gelernt haben, stabil in der Natur des Geistes zu ruhen, gleichbedeutend mit dem Verbleiben in diesem reinen Gewahrsein und dem selbstverständlichen Verschmelzen mit der Grundlichtheit.

Da jedoch die meisten von uns dem Tod – und damit diesem Moment – unvorbereitet begegnen und wir entweder nicht ausreichend damit vertraut sind, in unserer wahren Natur zu ruhen, oder uns in einem Zustand emotionaler Verwirrung befinden, wird es uns kaum gelingen, die Grundlichtheit zu erkennen. Durch die reine Macht der Gewohnheit werden wir wieder anfangen, emotional zu reagieren und uns von der Erfahrung zu trennen. Auf diese Weise werden wir das nach einem Selbst greifende Ich, seine Angst und Negativität und all unsere Leidensmuster von neuem erschaffen. Obwohl wir einen Moment vollständiger Freiheit erleben, greifen wir die gewohnte Anhaftung und Abneigung des Geistes wieder auf, stürzen damit hilflos in die Verwirrung und das Leid der Nachtod-Bardos und taumeln in unsere nächste Existenz.

Da unsere innere Haltung – unsere letzten Gedanken oder Emotionen in unserem Geist und Herzen – bestimmt, unter welchem Eindruck wir kurz nach dem Augenblick des Todes wieder erwachen, haben wir selbst im Sterben noch die Möglichkeit, unsere gewohnte, klammernde Haltung zu ändern, unsere Anhaftung zu lockern, unsere Vorurteile und Abneigungen aufzugeben und ein gütiges Herz zu entwickeln. Tatsächlich bieten uns alles Leid, alle Veränderungen und Verluste in unserem Leben unzählige Male die Möglichkeit, »Sterben zu üben«, unser gewohntes Festhalten aufzugeben und uns gelassen in unsere wahre Natur hinein zu entspannen. Und ebenso oft bietet sich die Gelegenheit, unsere Beziehungen zu klären, unser verletztes Herz zu heilen und unsere Reaktion auf Leid zu verändern. Tatsächlich gibt es im Leben keinen Moment, in dem wir uns nicht auf den Tod vorbereiten könnten.

Durch spirituelle Schulung können wir Meditationspraktiken

erlernen, die uns mit unserer inneren Weisheit und unserem Mitgefühl in Kontakt bringen. Wenn unser Geist in der Meditation zu tiefster Ruhe findet, können sich der konzeptuelle Geist und das gewöhnliche Selbstgefühl vorübergehend auflösen. Dann erleben wir eine Lücke oder einen Raum zwischen unseren Gedanken: ein waches, klares, strahlendes Gewahrsein, unbefleckt von Hoffnung, Furcht oder gewohnten Projektionen. Wenn wir der spirituellen Praxis zutiefst und aufrichtig nachgehen, kann sie uns helfen, unsere emotionalen Konditionierungen und das nach einem Selbst greifende Ich, die uns von der Wirklichkeit trennen, zu durchschauen und schließlich aufzugeben. Unsere spirituelle Praxis bringt uns mit der Zeit immer zuverlässiger und tiefgreifender mit einem natürlichen, mühelosen Gewahrsein in Verbindung, das tiefe Gelassenheit und offene Weite, uneingeschränkte Dankbarkeit und allumfassendes, freudiges Mitgefühl mit sich bringt. Sogyal Rinpoche schreibt:

> Die grundlegende Botschaft der buddhistischen Lehren lautet: Wenn wir vorbereitet sind, liegt überwältigende Hoffnung sowohl im Leben als auch im Tod. Die Lehren enthüllen uns die Möglichkeit einer gewaltigen und letztlich grenzenlosen Freiheit. Es liegt an uns, hier und jetzt – in unserem Leben – nach dieser Freiheit zu streben. Sie wird es uns ermöglichen, Selbstbestimmung in unserem Tod und weiterhin auch in unserer Geburt zu verwirklichen. Für jemanden, der praktiziert und sich vorbereitet hat, kommt der Tod nicht als Niederlage, sondern als Triumph – als glorreichster Augenblick und Krönung des Lebens.[9]

TEIL 2

# DIE VIER AUFGABEN DES LEBENS UND STERBENS

# Einleitung

Was kann ich tun, wenn mein sterbender Freund seinen Tod nicht wahrhaben will und mir nicht gestattet, über dieses Thema zu sprechen? Wie kann ich einem Patienten helfen, der im Koma liegt, sehr verwirrt oder geistig unzurechnungsfähig ist? Was kann ich für jemanden tun, der sehr depressiv und ohne Hoffnung ist und sich weigert, über die spirituelle Dimension des Todes zu sprechen? Wie gehe ich mit der herzzerreißenden Situation um, wenn eine junge Mutter ihre kleinen Kinder zurücklassen muß? Was sage ich jemandem, dessen Angst vor dem körperlichen Verfall und den Schmerzen im Sterbeprozeß so groß ist, daß er sich das Leben nehmen möchte?

Was können wir tun, wenn einer unserer Freunde, Angehörigen oder Patienten furchtbar leidet und gegen einen der unvermeidlichen Aspekte des Sterbens ankämpft – seien es die körperlichen oder emotionalen Schmerzen oder die Unfähigkeit, sich verständlich machen zu können? Zuerst einmal müssen wir verstehen, daß Sterben keine passive Angelegenheit ist, die man einfach über sich ergehen läßt. Den Tod zu akzeptieren, bedeutet nicht, aufzugeben und sich als hilfloses Opfer der Umstände fühlen zu müssen. In Wirklichkeit ist Sterben die letzte Etappe unseres Lebens, eine große Chance für persönliches Wachstum – solange uns klar ist, worin unsere jeweilige Aufgabe liegt. Auf dieser Stufe unserer persönlichen Entwicklung geht es um nicht mehr und nicht weniger, als unser Leben zu einem guten Abschluß zu bringen und uns darauf vorzubereiten, dem Tod mit friedvollem Geist zu begegnen.

Die in diesem Teil des Buches beschriebenen Vier Aufgaben des Lebens und Sterbens werden erst dann zu spezifischen Aufgaben des *Sterbens*, wenn wir uns nicht bereits im Leben mit ihnen befaßt haben. Sie repräsentieren die grundlegenden Herausforderungen, die alle unvermeidlichen Veränderungen und Probleme in unserem Leben mit sich bringen, wenn wir zum Beispiel mit Krankheit, Verlust oder Trauer fertig werden müssen. Wenn wir die Vier Aufgaben des Lebens und Sterbens begreifen und sie tatsächlich in Angriff nehmen, werden wir mit uns selbst ins reine kommen und wissen, wie und warum wir uns – selbst inmitten tiefsten Schmerzes – stets für das Leben entscheiden. Die Vier Aufgaben geben uns die Gelegenheit, unsere alten Gewohnheiten aufzugeben, unserem Leben eine positive Richtung zu geben und uns zu aufrichtigeren und mitfühlenderen Menschen zu entwickeln.

Das Leben ist ohnehin ein Weg, eine Reise zur Endstation Tod. Wir können uns entscheiden, diese Reise zu einer spirituellen zu machen, gleichgültig, welche Begriffe wir dafür verwenden: ein gutes Herz entwickeln, ein besserer Mensch werden oder unsere Weisheitsnatur erkennen und Befreiung erlangen. Wir besitzen das Potential, eine spielerisch humorvolle Offenheit und Großzügigkeit in uns zu finden, mit der wir in der Lage sind, die Herzen anderer Menschen liebevoll zu berühren und so mehr Freude in diese Welt zu bringen. Und wenn wir dann schließlich unseren eigenen Tod erleben, werden wir nicht daran zweifeln, unser Leben sinnvoll verbracht zu haben.

# *Die erste Aufgabe: Leid verstehen und verwandeln*

## 5 Leid verstehen und mit ihm umgehen

Es ist ein später Herbstnachmittag, und draußen dunkelt es schon. Gerade haben Sie das letzte Ergebnis einer langen Reihe von Untersuchungen erfahren. Sie setzen sich für einen Augenblick in das jetzt menschenleere Wartezimmer des Arztes, um ihre Gedanken zu sammeln, bevor Sie nach Hause gehen. Sie brauchen etwas Zeit, um zu verdauen, was der Arzt Ihnen soeben mitgeteilt hat: Ihr Leiden ist unheilbar, und man gibt Ihnen ungefähr noch sechs Monate zu leben. Nehmen Sie sich einen Moment Zeit, um zu überlegen: »Wie fühle ich mich jetzt? Was sind meine größten Sorgen? Was brauche ich?«

Denken Sie darüber nach, wie Ihr Alltag normalerweise aussieht und was sie sich für die nächsten sechs Monate vorgenommen hatten. In welche Vorhaben wollten Sie Zeit und Energie investieren? Würden Sie jetzt etwas anders machen? Würden Sie etwas *nicht* mehr tun wollen, oder gibt es etwas, das Sie noch zu Ende bringen müßten?

Nun stellen Sie sich vor, wie Ihre Freunde und ihre Familienangehörigen auf die Nachricht reagieren würden. Wem würden Sie es zuerst sagen? Stellen Sie sich vor, wie Sie es ihm oder ihr mitteilen. Wem würden Sie es im Laufe der nächsten Monate noch erzählen? Stellen Sie sich vor, wie es wohl sein würde, wenn Sie allen Menschen, die Ihnen lieb sind, von ihrem drohenden Tod erzählten.

Die Monate verstreichen. Stellen Sie sich vor, wie Sie sich verschiedenen Behandlungen unterziehen und welche Nebenwirkungen, welche neuen und wechselnden Symptome, welche körperlichen Beschwerden und Schmerzen Sie erleben. Jeden Monat verbringen Sie einige Zeit im Krankenhaus. Mit Ihren schwindenden Kräfte können Sie viele Dinge, die Ihnen früher selbstverständlich waren, nicht mehr tun, und Sie verbringen immer mehr Zeit im Rollstuhl. Fremde – Ärzte und Krankenschwestern – kümmern sich um die praktischen Angelegenheiten Ihres täglichen Lebens und übernehmen schließlich auch die intimsten Aspekte Ihrer Körperpflege. Ihr Körper, Ihre Haut und Ihr Haar altern zusehends, und Sie wirken zerbrechlich. Während Sie diesen Krankheits- und Verfallsprozeß vor Ihrem inneren Auge ablaufen sehen, halten Sie einen Moment inne und fragen Sie sich: Was brauche ich am meisten? Was würde mir helfen? Wovor habe ich am meisten Angst in diesem Prozeß von Krankheit und bevorstehendem Tod?

Vielleicht wird das, wovor Sie sich am meisten fürchten – die schlimmste Situation oder das schrecklichste Leid, das Sie sich vorstellen können –, tatsächlich eintreffen. Fragen Sie sich: »Was würde mir in diesem Fall helfen? Auf welche äußeren oder inneren Stützen könnte ich zurückgreifen, um den schwierigsten Teil des Sterbens durchzustehen?« Stellen Sie sich vor, wie Sie tatsächlich diese unschätzbaren Hilfen zu ihrer Unterstützung heranziehen.

Viele Monate sind vergangen. Sie liegen jetzt im Krankenhaus und wissen, daß Sie nur noch etwa eine Woche zu leben haben. Sie fangen an, Ihr Hab und Gut zu verteilen, das heißt, Sie überlegen und schreiben auf, wer was erhalten soll. Auch wie Sie zuletzt medizinisch betreut werden möchten und was mit Ihrem Leichnam geschehen soll, schreiben Sie nieder, und bringen alle praktischen Angelegenheiten Ihres Lebens zum Abschluß. Malen Sie sich aus, wie Sie sich von jedem einzelnen Menschen, der Ihnen nahesteht – Ihren Freunden und Familienangehörigen –, ein letztes Mal verabschieden. Gibt es jemanden, dem Sie noch eine letzte Nachricht hinterlassen möchten?

Dann stellen Sie sich vor – und zwar so, als ob Sie die Szene von oben betrachten würden –, daß der Zeitpunkt Ihres Todes nun gekommen ist, und sehen Sie Ihren Körper unter sich auf dem Krankenhausbett liegen. Ihre letzten Atemzüge sind sehr schwach und flach. Wen möchten Sie jetzt bei sich im Zimmer haben? Was sollen diese Menschen im Moment Ihres Todes tun?

Während Sie sich selbst dabei zusehen, wie Sie ein letztes Mal ausatmen, fragen Sie sich: Was würde in den letzten Momenten meines Lebens in mir vorgehen?

Diese Imaginationsübung kann Ihnen vielleicht besser verständlich machen, welche Erfahrungen und Bedürfnisse ein Mensch angesichts des Todes hat, und Ihnen helfen, das Leben aus seiner Perspektive zu sehen. Ich hoffe, diese Übung hat Ihnen auch gezeigt, wie Ihr eigenes Sterben eventuell vor sich gehen würde, wenn Sie so sterben müßten, wie Sie jetzt sind, nämlich verhältnismäßig unbewußt und wahrscheinlich relativ unvorbereitet.

Wenn wir Sterbende bestmöglich und mit echtem Mitgefühl betreuen wollen, ihre Erfahrungen, Schwierigkeiten und Bedürfnisse wirklich verstehen und ihnen helfen möchten, sich in sinnvoller Weise auf den Tod vorzubereiten, müssen wir unsere Unentschlossenheit überwinden und mit der eigenen Vorbereitung anfangen, und zwar jetzt. Die wertvollste Hilfe, die wir anderen in ihrer Auseinandersetzung mit Tod, Verlust oder Trauer geben können, ist unsere eigene Zuversicht. Diese Zuversicht strahlen wir ganz natürlich aus, wenn wir einen Sinn in unserem Leben gefunden und gelernt haben unsere Beziehungen mit anderen und uns selbst zu heilen und Leid zu begreifen und zu verwandeln, und wenn wir uns spirituell auf den Tod vorbereitet haben.

## *Das unvermeidliche Leid des Sterbens*

Für die meisten von uns wird das Sterben mit einem gewissen Maß an Leid verbunden sein, das unvermeidlich ist. Doch nur allzu oft erlebt ein Sterbender *unnötiges* Leid, das sein ohnehin schon vorhandenes Gefühl von Hilflosigkeit noch steigern und sogar die körperlichen Schmerzen verstärken kann.

Was ist das unvermeidliche Leid des Sterbens? Wenn im Verlauf einer Krankheit oder mit zunehmendem Alter unsere Körperkräfte allmählich nachlassen und schließlich ihre Funktion einstellen, erleben wir körperliche Beschwerden und Schmerzen. Zwar sind durchaus nicht alle Krankheiten in den letzten Lebensmonaten oder -wochen mit unerträglichen Schmerzen verbunden, doch da Krankheit generell häufig Schmerzen mit sich bringt, befürchtet der Sterbende meist, daß seine Schmerzen um so unerträglicher werden, je näher er dem Tod kommt. Diese Befürchtung ist häufig unnötig.

Mit der Verschlechterung unseres körperlichen Zustands schwinden unsere Kraft und unsere Fähigkeit, uns selbst zu versorgen. Wir sind immer mehr auf die Hilfe anderer angewiesen, bis in die intimsten Aspekte unserer körperlichen Existenz. Diese Abhängigkeit und der damit verbundene Verlust von Kontrolle über das eigene Leben sind es, was viele am meisten fürchten, wenn es ums Sterben geht.

Wenn wir der unausweichlichen Tatsache ins Auge sehen, daß wir sterben werden, werden wir vielleicht zum erstenmal mit dem emotionalen Prozeß konfrontiert, der daraus resultiert, daß wir unsere Anhaftung an das Leben aufgeben müssen. Diesen emotionalen Schmerz verstehen und verarbeiten zu können wird – wie alle anderen Aufgaben im Sterben – um so schwieriger, je weniger wir aus allen Verlusten unseres Lebens gelernt haben, mit Würde loszulassen.

Um zu verstehen, welchem enormen emotionalen Schmerz ein Sterbender ausgesetzt ist, versuchen Sie einmal, sich an eine Zeit in ihrem Leben zu erinnern, in der Sie etwas Ihnen sehr Wertvolles verloren haben: vielleicht Ihr Zuhause, an dem Sie hingen, die Chance auf eine berufliche Verbesserung oder Ihren Liebes- oder Ehepartner. Erinnern Sie sich, wie Sie reagierten, als Sie von diesem Verlust erfuhren: »Das ist doch nicht möglich. Das kann *mir* doch nicht passieren.« Sie standen unter Schock; Sie hofften inständig, daß alles nur ein böser Traum sein möge.

Als der Schock dann nachließ und die Sache sich nicht als »böser Traum« entpuppte, fingen Sie wahrscheinlich an, sich gegen die Veränderung zu wehren. Vielleicht kam Ihre Abwehr in Form von Wut hoch, als Groll oder Frustration, und jeder, der versuchte, Ihnen nahe zu kommen, bekam sein Fett ab. Oder Sie reagierten mit einer tiefen Angst vor Verletzung und Trauer und verschlossen daher sich und Ihr Herz vor den Menschen, die Sie liebten. Vielleicht reagierten Sie aber auch mit starken Vorurteilen und gaben anderen die Schuld an Ihrem Leid oder machten sich selbst Vorwürfe, weil Sie nicht mehr alles unter Kontrolle hatten. Unter Umständen verfielen Sie aber auch in Resignation oder Hoffnungslosigkeit oder haben einfach alles geleugnet und versucht, Ihren Schmerz zu unterdrücken oder ihm auszuweichen.

Als sich Ihr Widerstand dann schließlich erschöpfte, konnten Sie die Veränderung endlich anerkennen und anfangen zu trauern und loszulassen. Je nachdem, wie sehr Sie an dem hingen, was Sie verloren hatten, dauerte dieser Prozeß des Trauerns und Loslassens, der anhaltenden Traurigkeit und des Schmerzes vielleicht ein Jahr oder länger. Vielleicht müssen Sie sich bei näherer Betrachtung sogar eingestehen, daß es Ihnen nie ganz gelungen ist, loszulassen und diesen bedeutenden Verlust zu verwinden.

Wenn wir uns bewußtmachen, wie schmerzlich und schwierig es ist, nur einen einzigen Verlust in unserem Leben zu verkraften, verstehen wir sicher besser, wie extrem die Situation für jemanden ist, der den Tod vor Augen hat. Dieser Mensch verliert nicht nur einen wertvollen Gegenstand oder eine Beziehung, die ihm wichtig ist, er steht im Begriff, auf einen Schlag *alles* zu verlieren!

Der Sterbende erlebt also Trauer, Angst oder Widerstand häufig in einer Tiefe, die wir nur sehr schwer nachvollziehen können. Menschen, die dem Tod ins Auge sehen, spüren wohl auch, daß sich im Laufe ihres Lebens eine ganze Menge unerledigter Trauer in ihnen angesammelt hat. Sich den tiefgreifenden Verlusten des Sterbens zu öffnen, kann für sie bedeuten, mit all dem angehäuften Schmerz konfrontiert zu werden, den sie in ihrem Leben niemals zulassen und verarbeiten konnten.

Obwohl viele moderne Schriftsteller sich über die Angst vor dem Tod auslassen, habe ich das Gefühl, daß unsere Angst vor der Trauer eigentlich die größere ist. Trauern ist für uns gleichbedeutend mit Sterben, Hoffnungslosigkeit und Schwäche. Wir haben in unserer Kultur keine Vorbilder, die uns zeigen, wie man trauert und über Verlust und Kummer hinwegkommt. Wir glauben nicht einmal daran, daß es tatsächlich *möglich ist*, darüber hinwegzukommen, und so sträuben wir uns zu trauern, als sei es das Schlimmste, was uns passieren kann. Wir meinen, wir brauchten höchstens einmal in unserem Leben zu trauern, ganz am Ende unserer Krankheit, und könnten dann friedlich unseren Tod akzeptieren. Doch in Wirklichkeit *sterben wir tausend Tode vor unserem Tod*, und jede neue Veränderung erfordert Trauern und Loslassen auf einer anderen Ebene.

Sobald unser Krankheitszustand anfängt, chronisch oder lebensbedrohlich zu werden, fühlen wir uns »aus der Welt der Gesunden verbannt«. Später, wenn wir erfahren, daß unsere Krankheit unheilbar ist, treten wir in den Bardo des Sterbens ein, der mit dem tatsächlichen Todesmoment seinen Abschluß findet. Diese Bardos oder Übergänge können extreme Angst und Furcht auslösen, weil wir spüren, daß sich unsere gesamte vertraute Welt auflöst, und weil die Zukunft – die Existenzform, die wir nach dem Tod annehmen werden – im Ungewissen liegt. Wenn wir sterben, bietet nichts aus unserem vergangenen Leben uns Sicherheit, nichts bleibt, woran wir uns festhalten könnten. Wenn unsere geistigen und körperlichen Kräfte im Verlauf des Sterbens allmählich schwinden, erleben wir schließlich den völligen »Verlust unserer Kontrolle«. Die Erfahrung des Bardo des Sterbens – mit all seiner Ungewißheit, den Auflösungserscheinungen und der Angst – kann unsere tiefste Verletzlichkeit zum Vorschein bringen. Angesichts des emotionalen Schmerzes, des Widerstands, der Angst und der extremen Verletzlichkeit, die den Sterbeprozeß unvermeidlich begleiten, ist daher jede mögliche Reaktion oder Emotion eines Sterbenden völlig verständlich.

## *Das unnötige Leid des Sterbens*

Rose, eine Frau mittleren Alters, lag in einem großen städtischen Krankenhaus im Sterben. Sie erhielt eine palliative (schmerzlindernde) Behandlung für ihren Krebs und war die meiste Zeit allein. In den letzten Wochen ihres Lebens verschlechterte sich ihr Zustand zusehends, und sie klingelte ständig nach der Schwester und klagte über Schmerzen. Obwohl der behandelnde Arzt ihre Schmerzmittel-Dosierung mehrmals neu eingestellt hatte, um sie schmerzfrei, aber bei Bewußtsein zu halten, hörte Rose nicht auf, nach der Schwester zu klingeln und wieder und wieder über starke Schmerzen zu klagen. Schließlich wurde ein Psychiater hinzugezogen. Bevor er die Patientin besuchte, erfuhr er von einer der Schwestern, daß man Rose nie über die Diagnose oder Prognose ihrer Krankheit informiert hatte.

Nachdem er die sterbende Frau begrüßt hatte, gestand der Arzt ihr den Grund seines Besuches. »Man hat mich zu Ihnen gebeten, weil Sie ständig die Schwestern rufen und sich über Schmerzen beklagen, obwohl die Schwestern und Ihr Arzt schon alles getan haben, was in ihrer Macht steht. Ich habe mir also ein bißchen Zeit genommen, um zu sehen, ob und wie ich Ihnen helfen kann. Sagen Sie mir, was Ihnen fehlt.«

»Alles, was ich will, ist eine Tasse Tee, aber sie bringen mir immer nur diese kleinen Tabletten.«

»Eine Tasse Tee ist alles, was Sie wollen?«

»Nein, ich habe auch Angst und will mit jemandem reden, aber niemand hat Zeit für mich.«

»Worüber möchten Sie reden?«

»Nun, ich habe Krebs, nicht wahr?« fragte Rose.

Der Arzt fragte die sterbende Frau, was sie denn über Krebs wisse. Sie hatte von einem anderen Krebspatienten gehört, der an fürchterlichen Schmerzen litt, und hatte nun Angst, daß es ihr ebenso ergehen würde. Der Arzt tat sein Bestes, ihr zu versichern, daß man ihren Schmerz bis zu ihrem Tod ziemlich gut in den Griff bekommen könnte.

»Haben Sie jetzt Schmerzen?« fragte der Arzt.

»Nein«, gab sie überraschenderweise zur Antwort.

»Haben Sie Angst vor dem Tod, Rose?« fragte er.

Rose hatte keine Angst vor dem Tod, da sie vollstes Vertrauen zu Gott und zum Jenseits hatte. Sie fürchtete sich in erster Linie vor dem Sterben. Nach diesem langen, beruhigenden Gespräch war Rose insgesamt viel entspannter und klagte auch nicht mehr über Schmerzen. Die Schwestern hielten weiterhin den Kontakt zu ihr aufrecht und unterstützten sie. Und als ihren Familienangehörigen bewußt wurde, daß sie nicht mehr lange leben würde, kamen sie öfter zu Besuch und saßen an ihrer Seite, bis Rose ein paar Wochen später friedlich starb.

Wie wir an Roses Beispiel sehen können, entsteht ein großer Teil des unnötigen Leids dadurch, daß wir uns nicht sicher genug fühlen, um unsere natürliche Angst oder Traurigkeit einzugestehen oder zum Ausdruck zu bringen, und daß sich niemand die Zeit nimmt, uns die Wahrheit zu sagen und uns als »lebendigen Menschen« zu behandeln.

Im allgemeinen wissen weder der Sterbende noch seine Angehörigen genau über den körperlichen und emotionalen Prozeß Bescheid, den sie in der Konfrontation mit dem Tod durchmachen. Wenn sie erleben, wie ein geliebter Mensch stirbt, haben die Familienangehörigen oft das Gefühl, selbst zu sterben. Dabei ist ihnen nicht bewußt, daß ihre widersprüchlichen Emotionen, ihre Trauer, Hilflosigkeit, Angst, Frustration und auch ihre Schuldgefühle völlig normal sind. Es fehlt ihnen die in dieser schweren Zeit so dringend benötigte Bestätigung und Unterstützung. »Sterben« ist für die Angehörigen manchmal schwieriger als für den Sterbenden selbst.

Große Schwierigkeiten können dem Sterbenden auch die Anhaftung und das Klammern seiner Familie bereiten, ihre unterdrückten Emotionen und ihre Unfähigkeit, den Tod zu akzeptieren und loszulassen. Wenn sie die notwendige persönliche Unterstützung nicht irgendwo anders erhalten, wenden sich die Angehörigen oft an den Sterbenden, der aber diese zusätzliche Last nicht tragen kann. Aus Angst vor einem aufrichtigen Gespräch und weil sie nicht in der Lage sind, ihre Gefühle und ihre Trauer offen zu zeigen, wird die Kommunikation zwischen den Familienmitgliedern immer angespannter, je näher der Tod rückt, was das Leid aller Beteiligten natürlich noch weiter vergrößert.

Weiteres unnötiges Leid kann dadurch entstehen, daß der Sterbende und seine Familie nicht wissen, welche Hilfen sie von der Gemeinde beziehen könnten. Manchmal wissen sie weder genau, was sie brauchen, noch, wie sie darum bitten könnten.

Daher sehen sie sich oft gezwungen, es »allein durchzustehen«, und müssen auf diese Weise mit mehr Mißverständnissen und Leid zurechtkommen.

Wenn der Arzt nicht ausreichend über wirksame Schmerzbehandlung für die Endphase einer Krankheit informiert ist, schenkt er den Beschreibungen des Sterbenden bezüglich seiner Schmerzen vielleicht nicht genug Glauben. Das kann zur Folge haben, daß der Patient eine zu geringe Dosis an Schmerzmitteln bekommt und alle paar Stunden, sobald die Wirkung der letzten Gabe nachläßt, unnötigerweise verstärkte Schmerzen und Angst erleben muß. Andererseits kann es passieren, daß die Mediziner und Schwestern mit ihrer eigenen Angst auf die Schmerzen des Sterbenden reagieren und ihm zuviel Schmerzmittel verabreichen, so daß er die letzten Wochen seines Lebens in verwirrtem Zustand oder gar bewußtlos verbringen muß. Dem Pflegepersonal ist oft nicht bewußt, daß der körperliche Aspekt des Schmerzes nur einen Teil dessen ausmacht, was den Sterbenden in Wirklichkeit quält. Ein Gutteil seiner Schmerzen kann ebenso emotionale, soziale, finanzielle oder spirituelle Gründe haben.

Ein weiteres unnötiges Leiden schließlich resultiert aus der fehlenden Kontrolle über die äußeren Umstände und Bedingungen, etwa wenn unsere ausdrücklichen Wünsche hinsichtlich der medizinischen Betreuung oder etwaiger lebensverlängernder Maßnahmen mißachtet werden oder wenn wir nicht mehr in der Lage sind, die praktischen Vorkehrungen für einen friedlichen und würdevollen Tod zu treffen. Wenn ein Sterbender seine letzten Wochen im Krankenhaus oder auf der Intensivstation verbringen muß, wird er oft durch strenge Regeln daran gehindert, das zu bekommen, was er am meisten braucht, nämlich den regelmäßigen Kontakt mit den Menschen, die er liebt und um sich haben möchte, in einer Atmosphäre, in der es möglich ist, sich gegenseitig seine Zuneigung zu zeigen. Jede Privatsphäre und die Zeit, miteinander zu trauern und sich ein letztes Mal zu verabschieden, ist ihm genommen. Es fehlt ihm an Klarheit und Unterstützung, alle praktischen Angelegenheiten in Ordnung zu bringen, an der Freiheit, schlafen, essen oder wach sein zu können, wann er will, die Möglichkeit, die Natur zu sehen oder zu Hause in der gewohnten Umgebung sterben zu können. Und besonders, wenn die Zeit des Todes näher rückt, möchte der Sterbende von Freunden und Menschen umgeben sein, die er gern hat und gemeinsam mit ihnen meditieren oder beten – auf der Intensivstation ein schwer zu verwirklichender Wunsch.

Mit einem besseren Verständnis, besserer Ausbildung und umfassenderer Unterstützung, wie sie zum Beispiel von Hospiz-Projekten angeboten werden, kann man einen großen Teil der unnötigen Probleme beseitigen. Ein gewisses Maß an Leiden im Sterbeprozeß aber läßt sich nicht vermeiden und wird auf uns alle zukommen. Um uns also wirklich auf den Tod vorzubereiten, müssen wir das Verständnis und den nötigen Mut entwikkeln, die unvermeidlichen Verluste und Leiden unseres Lebens akzeptieren, durchstehen und sogar verwandeln zu können.

## *Leiden im Leben*

Im Kern allen Leidens steckt ein Stückchen Tod. Wir alle haben irgendwann tiefes Leid und großen Verlust erlebt. Erschrekkende Veränderungen wie etwa ein Überfall, die Kündigung unserer Wohnung, der Vertrauensbruch eines Mitarbeiters, längere Krankheit oder die Trauer nach dem Verlust eines Partners haben ihre Schatten auf unser Leben geworfen. Das Leben ist ein ständiger Tanz mit Wandel, Vergänglichkeit und Verlust. Wenn wir unsere schmerzlichsten Erfahrungen im Leben einmal einer näheren Betrachtung unterziehen, werden wir feststellen, daß uns der Tod durchaus nicht fremd ist. Selbst wenn es den Anschein hat, als sei er ein fernes Ereignis und mit nichts zu vergleichen, was wir bisher erlebt haben, erleiden wir doch mitten im Leben schon harte Verluste, die dem Tode selbst an Kompromißlosigkeit in nichts nachzustehen scheinen.

Tiefgreifende Verluste, anhaltende emotionale oder körperliche Schmerzen, ernsthafte Krankheit oder ein Trauerfall sind die »großen Tode«, die uns im Leben immer wieder begegnen.

Meist nennt man sie nur die »kleinen Tode«, doch wer schwer krank ist oder wem ein Todesfall einen geliebten Menschen entrissen hat, kann bezeugen, daß der emotionale Schmerz und die Verzweiflung denen eines Sterbenden gleichen. Um uns auf das tiefgreifende »Loslassen« im Tode selbst vorzubereiten, können wir all diese widrigen Umstände dazu nutzen, »Sterben zu üben«, bis wir langsam lernen, unsere Verluste mit Mut und Würde zu akzeptieren und mit Feingefühl loszulassen.

Doch wie sieht unsere Reaktion auf die schmerzlichen Umstände des Lebens gewöhnlicherweise aus? Wir stecken den Kopf in den Sand und flüchten in eine stattliche Reihe von Ablenkungen: Wir schalten den Fernseher ein, machen Überstunden, führen lange Telefongespräche, gehen einkaufen, schlukken noch ein Bier, noch eine Pille oder noch eine Droge, veranstalten unseren persönlichen Kreuzzug oder verkriechen uns in stiller Verzweiflung in die Isolation unseres Schneckenhauses.

*Schmerz ist unvermeidlich, Leiden jedoch ist selbst gewählt.* Leiden entsteht aus unserer Abneigung und unserem Widerstand gegen schmerzliche Umstände, nicht durch den Schmerz selbst. Wir leiden, weil uns die Enttäuschung unserer Hoffnungen und Erwartungen quält, weil wir gezwungen sind, die Kontrolle aufzugeben, und weil wir uns verletzt und gegenüber der unerwünschten Veränderung machtlos fühlen. Bis jetzt haben wir uns stets darin geübt, gegen unseren Schmerz anzukämpfen, ihn schlicht zu leugnen oder ihm auszuweichen. Doch was hilft uns dieses Versteckspiel, wenn wir schließlich dem Tod selbst gegenüberstehen?

Ob wir tatsächlich sterben oder einen der »großen Tode« innerhalb des Lebens erfahren, wir leiden immer dann besonders, wenn:

> niemand uns glaubt, wie groß unsere Schmerzen sind, und man sie abstreitet oder herunterspielt oder wir uns ihrer schämen müssen,
>
> wir selbst oder andere uns nicht die Erlaubnis geben zu trauern,

wir selbst oder die Menschen, die uns wichtig sind, unsere Reaktionen verurteilen und von uns erwarten, daß wir immer die Beherrschung behalten,

wir uns isolieren und in unser Schneckenhaus verkriechen und niemanden mehr an uns heranlassen,

wir uns mit unserem Leid identifizieren und uns für hilflose Opfer halten,

wir ständig abstreiten oder unterdrücken, daß wir Schmerz empfinden, und es aufgeben, nach einem Ausweg zu suchen.

Wenn wir auf ungewolltes Leiden mit Ablehnung, Vorwürfen oder Hoffnungslosigkeit reagieren oder in ihm versinken, komplizieren und verlängern wir nur unseren Schmerz. Diese Reaktionsmuster bereiten uns nicht nur zum jetzigen Zeitpunkt schon vielerlei Probleme, darüber hinaus werden sie letztlich dazu führen, daß wir am Ende unseres Lebens der außerordentlich vielschichtigen Problematik des Sterbens völlig hilflos gegenüberstehen.

## *Negative Interpretationen des Sterbens*

Im Laufe meiner zahllosen Besuche bei sterbenden Menschen und ihren Angehörigen konnte ich erleben, wie bestimmte Vorstellungen von Ursache oder Sinn des Leidens ihre Situation noch verschlimmern können. Es kommt vor, daß ein Sterbender oder seine Angehörigen auf die Frage: *Warum, glauben Sie, geschieht Ihnen das?* mit einer der folgenden negativen Interpretationen antworten:

»Den ganzen Tag lang liege ich hier und frage mich: Warum gerade ich? Warum muß es gerade mir passieren? Das einzige, was mir dazu einfällt, ist, daß Gott mich bestraft, weil ich in meinem Leben wohl etwas falsch gemacht haben muß...« Diese Auslegung hat zur Folge, daß ein Mensch in dieser kritischen

Zeit seines Lebens, in der er eine Zuflucht am nötigsten brauchen würde, sich einbilden kann, Gott habe ihn verlassen und verdammt, was seine Verzweiflung nur weiter verstärkt.

Wenn wir uns der spirituellen Dimension in uns selbst nicht bewußt sind, können wir leicht zu dem Schluß kommen, ein Mensch sei nichts weiter als eine Maschine, die ausgeschaltet werden sollte, wenn sie sich nicht mehr reparieren läßt: »Dieses Leiden ist völlig sinnlos. Ich weiß, daß meine Schmerzen immer schlimmer werden, je mehr ich mich dem Tod nähere, und daß ich nicht in der Lage bin, mit ihnen umzugehen. Jetzt, wo ich schwach bin und mich nicht mehr um mich selbst kümmern kann, ist mein Leben sinnlos geworden. Ich falle meinen Lieben nur noch zur Last; bitte erlöst mich doch von meinem Elend.« Wenn er seine Situation auf diese Weise sieht, wird es dem Sterbenden unmöglich, die Chancen, die sein Leben auch im Sterben immer noch bietet, wahrzunehmen oder ein Gefühl von Erhabenheit, nicht nur Entwürdigung, in seinem Leid zu finden.

Es kommt auch vor, daß ein Kranker, der erfährt, daß er sterben wird, sich als Versager fühlt oder von Schuldgefühlen geplagt wird: »Ich muß emotional sehr blockiert sein oder die falsche Persönlichkeit haben, sonst hätte ich diese Krankheit nicht bekommen. Und da es mir nicht gelungen ist, mich zu heilen, habe ich die ›Lektion‹, die diese Krankheit mir erteilen wollte, wohl nicht gelernt. Es ist meine eigene Schuld, daß ich nun sterbe, vielleicht habe ich insgeheim sogar eine Sehnsucht nach dem Tod.« Wenn die Familienangehörigen des Sterbenden der gleichen Überzeugung sind, können sie das Gefühl haben, daß der Kranke »die Wahl trifft« zu sterben, sie also sozusagen im Stich läßt, oder sie setzen ihn unter Druck, »den Kampf nicht aufzugeben«, selbst wenn die Zeichen des Verfalls im Sterbeprozeß bereits nur zu deutlich sind.

Jede dieser Auslegungen beruht auf der Vorstellung, daß Leiden ein Fehler und Sterben unnatürlich und entwürdigend ist oder das Resultat einer Charakterschwäche oder falschen geistigen Einstellung. Diese negativen Interpretationen verschärfen unser Leid und stürzen uns in Hoffnungslosigkeit und Verzweiflung. Wenn wir unser Leid auf positivere Weise auslegen, werden unsere schmerzlichen Umstände zwar nicht verschwinden, doch wir werden uns selbst anders sehen und so die Möglichkeit haben, zu wachsen oder uns zu ändern, wenn wir Schmerz erleben.

Rabbi Pesach Krauss arbeitet als Seelsorger in einem großen Krebs-Krankenhaus in New York und begegnet dort Hunderten von Menschen an wichtigen Wendepunkten ihres Lebens. Er schreibt:

Bestimmte Aspekte im Leben eines jeden Menschen berühren auch andere Menschen. Wir brauchen das Gefühl, daß wir einen Wert haben, daß es auf uns ankommt, daß wir Würde besitzen und ein Gefühl von Verantwortung. Wir alle sind Ereignissen und Umständen unterworfen, die wir nicht selbst geschaffen haben. Und alles hängt davon ab, wie wir auf sie reagieren, wie wir sie interpretieren und ob wir uns unterkriegen lassen oder sie überwinden. Wenn wir über sie hinauswachsen, werden die schwierigsten Umstände zu Sprossen einer Leiter, die uns – in gewisser Hinsicht – in den Himmel trägt.[1]

Wir können sehen, wie wichtig es ist, einen Rahmen zu finden, in dem wir das Leben *als Ganzes* akzeptieren können, mit all seinen Freuden und Sorgen, Erfolgen und Enttäuschungen. Die buddhistischen Lehren machen deutlich, daß Leiden allgegenwärtig und ein unvermeidlicher und natürlicher Bestandteil des Lebens ist. Sie zeigen, wie unsere tiefsten Erfahrungen des Schmerzes oder Verlustes – wenn wir sie auf weise Art benutzen – einen wesentlichen »nächsten Schritt« auf unserem spirituellen Pfad einleiten können.

## *Das buddhistische Verständnis des Leids*

Nachdem der Buddha seine wahre Natur vollständig erkannt und Erleuchtung erlangt hatte – den Zustand völliger Freiheit von Leid –, begann er zu lehren und den Pfad zu zeigen, den Weg, durch den alle Wesen dieselbe Freiheit erlangen können wie er. Mit seiner ersten Belehrung wollte der Buddha uns die Augen für die Wirklichkeit öffnen und uns helfen, die Quelle der

Weisheit und des Mitgefühls in uns selbst zu entdecken. Diese Belehrung nennt man die Vier Edlen Wahrheiten, und sie lehrt uns:

> zu wissen, daß Leid unsere Existenz durchzieht
>
> die Ursache des Leids zu entdecken
>
> zu verstehen, wie wir das Leiden beenden können
>
> den Pfad zu betreten, der uns vom Leiden befreit[2]

**Leid durchzieht unsere Existenz**

Es wird uns kaum interessieren, nach Freiheit zu streben, solange uns noch nicht einmal bewußt ist, daß wir in der Falle sitzen, gefangen in der rauhen Wirklichkeit eines Lebens, über das wir nur wenig Kontrolle haben. Statt zu hoffen, daß unser Leid einfach von selbst verschwindet oder davor wegzulaufen oder uns zu betäuben, um es nicht fühlen zu müssen, sollten wir zu verstehen versuchen, daß wir bei weitem nicht die einzigen sind, die leiden. Das ist unser erster Schritt zu wahrer Freiheit.

Unsere gegenwärtige Existenz besteht, von der gröbsten bis hin zur feinsten Ebene, aus ständigem Leid. Obwohl wir uns nach dauerhaftem Glück und Frieden sehnen, scheinen sie sich unserem Zugriff zu entziehen, und wir sind nie zufrieden. Wie sehr wir auch auf Situationen hinarbeiten, die uns Vergnügen oder Bequemlichkeit bereiten sollen, alles in dieser Welt – seien es die Umstände oder die Menschen, ja selbst unser gegenwärtiger Komfort – ist seinem Wesen nach unvollkommen, unzuverlässig, unbefriedigend und unbeständig. Da nichts vollkommen befriedigend oder unveränderlich ist, fühlen wir uns ständig im Stich gelassen, frustriert und enttäuscht. Selbst unser gewöhnlicher Geist ist unbeständig und unzuverlässig; seine Begierden und Verblendungen führen immer wieder zu Schwierigkeiten und Herzeleid. So sind Leid und Unzufriedenheit ein fester Bestandteil unseres gesamten Lebens.

Diese Beschreibung könnte deprimierend klingen, zumindest wenn Sie weiter daran glauben wollen, daß »die anderen« glücklich sind und es Ihnen auch irgendwann gelingen wird, die Befriedigung zu bekommen, die Sie bei den anderen vermuten. Doch selbst der *äußere Anschein* von Glück in der materiellen Welt ist nichts als leere Fassade. Selbst diejenigen, die sich scheinbar so guter Umstände erfreuen, erleben die Frustration ihrer ständigen Begierde und Unsicherheit, Erwartungen und Enttäuschungen genau wie Sie. *Leid durchzieht unsere gesamte Existenz.* Wenn Sie daher leiden, heißt das nicht, daß mit Ihnen etwas nicht stimmt – es zeigt nur, daß Sie sich auf dem richtigen Planeten befinden! Und Sie haben eine Menge Gesellschaft.

Ein weiteres grundlegendes Merkmal des Lebens auf der Erde ist, daß alles, an dem wir uns festhalten – Menschen eingeschlossen –, der Vergänglichkeit, der Auflösung oder dem Tod anheimfällt. Wenn wir tatsächlich eine angenehme oder erstrebenswerte Situation erreicht haben – einen wunderbaren Job, unser Traumhaus, den perfekten Partner –, werden wir irgendwann das Leid der Veränderung erleben. Obwohl wir solche Veränderungen bereits kennen, tappen wir jedesmal, wenn wir etwas erreichen, das uns glücklich macht, in dieselbe Falle: Wir glauben, daß unsere Situation *diesmal* dauerhaft und verläßlich sein und uns nicht enttäuschen wird. Und dann verändert sich natürlich doch wieder alles oder löst sich auf, und wir stehen verletzt, verbittert oder wütend da. Und wer hat schuld an alledem? Unsere Erwartungen, denn sie sind vorprogrammierte Enttäuschungen.

Als wäre all dies nicht schon genug, gibt es schließlich noch das Leiden am Leiden selbst. Im Laufe unseres Lebens kommen wir nicht darum herum, körperliche Schmerzen, Krankheit, Alter und Tod zu erfahren. Wir sind oft unerwünschten oder beängstigenden Situationen ausgesetzt und erreichen selten das, wonach wir uns am meisten sehnen.

Die Kontemplation darüber, daß Leid allgegenwärtig und unvermeidlich ist, soll uns aufwecken und dazu motivieren, unsere Lebenseinstellung zu ändern. Ein traditionelles Beispiel für unsere gefährliche Unwissenheit in *Samsara* – dem endlosen Kreislauf von Leid – ist die Metapher von Kindern, die in einem brennenden Haus spielen. Davon abgesehen, daß unsere zeitaufwendigen und energieraubenden Spiele auf der Jagd nach Glück und Befriedigung uns ständig frustrieren, irgendwann wird sogar das Haus selbst – unser menschlicher Körper – zusammenbrechen. Und was können wir mit uns nehmen, wenn wir sterben?

**Die Ursache unseres Leids entdecken**

Wenn wir tatsächlich frei werden wollen, ist der nächste Schritt, die wahre Ursache unseres Leids zu ermitteln. Wir sind vielleicht versucht, äußere Umstände oder andere Menschen als die Ursachen für unsere Frustration und unseren Schmerz anzusehen. Doch wenn das wirklich zutreffen würde, müßten dieselben schwierigen Umstände in jedem Menschen auch das gleiche Maß an Leid auslösen. Diejenigen, die für Kranke oder Sterbende sorgen, wissen jedoch anderes zu berichten: Zwei Menschen können auf derselben Krankenhausstation mit der gleichen Krankheit und ganz ähnlichen Symptomen liegen, und doch werden sie in sehr unterschiedlichem Maß daran leiden. Wir alle erleben schmerzliche Umstände, doch ob wir unter ihnen leiden oder nicht, hängt von unseren eigenen Reaktionen ab.

Wenn Sie das nächste Mal in emotionale oder körperliche Bedrängnis geraten, versuchen Sie, nach innen zu schauen, auf den Zustand ihres Geistes. Wenn heftige Gedanken der Angst oder Abneigung in Ihnen entstehen, wenn Klammern, Eifersucht, Stolz oder Vorwürfe Ihr Denken beherrschen, wird dann der Schmerz, den sie ohnehin schon erleben, nicht noch stärker? Wenn Sie Ihren Zustand ehrlich untersuchen, werden Sie zu dem unausweichlichen Schluß kommen, daß Ihre eigenen Haltungen von Begierde, Klammern oder Abneigung die eigentlichen Ursachen für ihr Leid sind.

Und die Quelle all dieser negativen oder problematischen Emotionen ist die Ignoranz oder Unbewußtheit. Wir sind uns nicht bewußt, daß unser eigenes begehrliches Greifen und unsere selbstsüchtigen Gewohnheiten die Ursachen für unser Leid sind. Und weil wir unsere eigene, wahre Natur nicht kennen, identifizieren wir uns immer und immer wieder mit unserem nach einem Selbst greifenden Ich und unseren Verletzungen.

Wir wenden uns nicht positiven Handlungen und einer mitfühlenden Geisteshaltung zu, die uns Glück bringen würden, sondern geben uns kontinuierlich unseren selbstsüchtigen und negativen Haltungen und Handlungen hin, die uns nur weiteres Unglück bescheren. So bleiben wir im Teufelskreis von Erwartung, Angst, Greifen, Enttäuschung und Schmerz gefangen, der sich Augenblick für Augenblick, Jahr für Jahr, Leben für Leben endlos wiederholt.

Wie ein bettelarmer Mensch, der auf seiner Suche nach Wohlstand große Entbehrungen erduldet und nicht weiß, daß in seinem eigenen Zuhause ein großer Schatz versteckt liegt, so wissen auch wir nicht, wer wir wirklich sind, und suchen an der falschen Stelle nach der Quelle wahren Glücks. *Unwissenheit ist der Kerkermeister, der uns im Leid gefangenhält.*

**Dem Leid ein Ende bereiten**

Wenn wir endlich akzeptieren, daß Leid, Vergänglichkeit und Tod Tatsachen des Lebens sind, sind wir von unseren unrealistischen Erwartungen, unserem Greifen und der anschließenden Enttäuschung und Trauer befreit. Es mag auf den ersten Blick unlogisch erscheinen, doch die Kontemplation über Vergänglichkeit und Tod ist aus genau diesem Grund letztlich lebensbejahend.

Wenn uns wirklich klar ist, daß nichts bleibt, wie es ist, werden wir die Dinge, die uns das Leben bereits gegeben hat, besser zu schätzen wissen. Wir werden es weniger eilig haben und anfangen, das Leben mit all seinen kostbaren, doch flüchtigen Erlebnissen voller Schönheit, Freundschaft und Liebe zu genießen. Wenn wir begreifen, daß wir jederzeit sterben können, erkennen wir auch, wie weise es ist, uns für Dinge zu entscheiden, die unseren Werten und Prioritäten entsprechen. Und erst dann werden wir motiviert sein, einen Ausweg aus dem endlosen Kreislauf des Leidens zu suchen.

Es ist möglich, diesen Kreislauf zu beenden und dem Leid ein Ende zu setzen, nämlich indem wir seine Ursache beseitigen – unsere Identifikation mit dem nach einem Selbst greifenden Ich – und unsere wahre Natur des Geistes erkennen. Wenn wir diese

Erkenntnis soweit festigen, daß sie zu einer ununterbrochenen Erfahrung wird, erlangen wir Befreiung – endgültige Freiheit von Leid.

**Den Pfad betreten, der uns von Leid befreit**

Wir können uns aus dem Gefängnis unseres Leidens befreien, indem wir einen spirituellen Weg einschlagen, das heißt, daß wir täglich die Realität der Vergänglichkeit und des Todes kontemplieren, positive Handlungen ansammeln, unseren Hang zum Negativen reinigen und bezähmen und durch die Praxis der Meditation allmählich unsere Weisheitsnatur erkennen.

Statt uns ausschließlich an der äußeren Welt zu orientieren, richten wir unsere Aufmerksamkeit in der Meditation nach innen, um mit unserer innersten Essenz – einem reinen, grenzenlosen Gewahrsein in natürlicher Einfachheit – in Berührung zu kommen. In der Meditation können wir Lücken in unserem endlosen geistigen Leid erleben – Momente von Freiheit, Weite und tiefem Frieden. Wenn wir uns ernsthaft darauf einlassen zu studieren, zu kontemplieren und zu meditieren, können wir lernen, die Offenheit, die Klarheit und das grenzenlose Mitgefühl unserer wahren Natur in unsere gesamte Lebensweise einfließen zu lassen, bis wir das Leiden vollständig überwunden haben.

Was aber, wenn wir diese Zuversicht in unsere Weisheitsnatur noch nicht besitzen, uns aber gerade in einem Zustand extremen Leidens befinden? Im nächsten Kapitel geht es darum, wie wir durch spirituelle Praxis lernen können, unsere emotionalen oder körperlichen Notlagen zu akzeptieren und zu verwandeln.

## *Auf das Leid anderer Menschen eingehen*

Eine der größten Schwierigkeiten in der Arbeit eines Betreuers – wie auch sonst im Leben – ist es, wenn wir jemandem helfen sollen, der an etwas leidet, das wir noch nicht am eigenen Leibe erfahren haben und das vielleicht unsere tiefsten Ängste wachruft – zum Beispiel der plötzliche Tod eines Kindes. Wie können wir auf den Schmerz eines jungen Vaters eingehen, wenn wir uns sein Leiden nicht einmal vorzustellen wagen? Was hätten wir ihm denn zu bieten?

Im Laufe meiner jahrelangen Reise- und Lehrtätigkeit habe ich viele Geschichten von unvorstellbarem Leid zu hören bekommen, und ich habe ihnen eine Wahrheit entnehmen können: Im Leiden haben wir alle die gleichen Bedürfnisse, ganz unabhängig von unseren jeweiligen individuellen Umständen.

Wir alle sind darauf angewiesen, daß man unser Leid und unseren emotionalen Schmerz ernst nimmt. Wir müssen uns sicher fühlen, um über unseren Schmerz sprechen und ihn ausdrücken zu können und darauf zu vertrauen, daß andere unsere Gefühle verstehen. Wir müssen das Gefühl haben, daß wir – ganz gleich, in welchen Erfahrungen oder unter welchen Umständen – als Person respektiert und *bedingungslos akzeptiert* werden.

Wir alle brauchen grundlegende, menschliche Güte – die zuverlässige Zuwendung und Liebe eines anderen Menschen. Wir brauchen jemanden, der bereit ist, uns auf unserer gesamten Reise durch das Leid zu begleiten und regelmäßig mit uns in Kontakt zu bleiben. Wir brauchen Menschen, die uns einfach nur zuhören, unseren Schmerz zur Kenntnis nehmen und uns unterstützen, ermutigen und die aufrichtig, aber dennoch mitfühlend mit uns umgehen.

Was uns das Leid erträglicher machen kann, sind Menschen, die uns immer wieder ihre Zuwendung und Liebe zeigen, uns in den Arm nehmen und auch einmal mit uns lachen, um den Schmerz erträglicher zu machen. Wir brauchen Zeit, um uns zurückzuziehen und unsere Wunden zu heilen, und als Gegengewicht dann wieder die Ermutigung, in die erfreulichen Tätigkeiten des Lebens zurückzukehren. Wir brauchen Freunde, die ab und an neue Ideen oder Sichtweisen einbringen, ohne Erwartungen daran zu knüpfen.

Und wir müssen immer wieder daran erinnert werden, daß unser Leid und unsere schmerzlichen Umstände uns nicht zu einer neuen, »tragischen« Identität abstempeln. Wir brauchen es, daß die anderen uns jederzeit als vollwertigen Menschen betrachten, der sich nur in einem Stadium der Veränderung in seinem Leben befindet. Wenn andere mit Mut und Liebe auf unsere Bedürfnisse eingehen, macht es uns Hoffnung, daß wir unser Leid mit Würde tragen können.

Wenn ein Freund oder eine Freundin enorme emotionale oder körperliche Schmerzen hat, haben wir manchmal Angst davor, zu ihm oder ihr zu gehen und für sie da zu sein, oder wir trauen uns nicht, aufrichtig zu sein. Wir glauben, wir müßten wissen, wie man den Schmerz lindert oder müßten immer die richtigen Worte finden. Was der Leidende jedoch am meisten braucht, ist unsere Anwesenheit. Das griechische Wort für jemanden, der Trost spendet, ist *Paraclete*, das heißt »jemand, der kommt, um uns zu begleiten«. Wir unterstützen einen leidenden Freund in erster Linie durch unsere liebevolle Anwesenheit und Umsicht.

*Mehr als alles, was wir tun oder sagen, hilft einem leidenden Menschen, wie wir sind.* »Wie wir sind« ist unsere gesamte Einstellung zum Leben mit all seinen Erfahrungen, den glücklichen wie den unglücklichen. Unsere Anwesenheit ist somit auch ein Ausdruck unserer Zuversicht, der tiefen Liebe und des uneingeschränkten Respekts für den anderen Menschen, die wir aufgrund unserer spirituellen Praxis verkörpern. »Wie wir sind«, hängt davon ab, ob wir uns unseres eigenen Leides bewußt sind und inwieweit es uns gelungen ist, unsere eigene Trauer zu verarbeiten. Und schließlich hängt unsere liebevolle Anwesenheit noch davon ab, ob wir uns unsere Ängste und Erwartungen eingestehen und sie dann aufgeben können, um für den anderen Menschen mitfühlend und empfänglich zu bleiben.

Ihre eigene Erfahrung kann Ihnen wertvolle Hinweise geben, wie man am besten auf das Leiden eines anderen eingehen kann. Nehmen Sie sich einen Augenblick Zeit und vergegenwärtigen Sie sich eine Phase in Ihrem Leben, in der Sie tiefes Leid erlebten, einen Verlust erlitten oder wirklich getrauert haben. Erinnern Sie sich, was Sie in dieser Zeit wirklich gebraucht haben. Rufen Sie sich ins Gedächtnis, was Ihnen geholfen hat, mit dem Schmerz umzugehen und ihn zu heilen, und was Ihnen – innerlich oder äußerlich – eine Stütze war. Und wenn Sie niemals erhalten haben, was sie am meisten gebraucht hätten, denken Sie darüber nach, was Sie sich *gewünscht* hätten, um ihre schmerzliche Situation zu durchstehen.

Zu guter Letzt können Sie sich selbst die Frage stellen: Inwiefern hat dieses Leid meinem Leben genützt? Habe ich heute das Gefühl, daß mein damaliges Leid eine wichtige Rolle in meiner persönlichen Entwicklung gespielt hat? Habe ich so auf meine Schwierigkeiten reagieren können, daß sie einen Sinn bekommen haben?

Die Reflexion über das eigene, tiefe Leid wird Ihnen bewußtmachen, daß Sie bereits alles Notwendige gelernt haben, um andere unterstützen zu können. Sie werden die Zuversicht in sich entdecken, daß Leid nicht hoffnungslos ist, und wissen, daß Probleme Herausforderungen und Chancen sind, an Schwierigkeiten zu wachsen und einen Sinn zu finden.

Bevor Sie einen leidenden Freund besuchen, setzen Sie sich für ein paar Minuten ganz still hin. Werden Sie sich aller Gedanken oder Ängste bewußt, die ihre Empfänglichkeit behindern könnten, und versuchen Sie, mit der Offenheit und Liebe in sich selbst in Berührung zu kommen, indem Sie an das Leid Ihres Freundes denken.

Wenn Sie in Ihrer Meditation langsam zur Ruhe kommen und Ihre Gedanken beobachten, stellen Sie vielleicht fest, daß Sie Angst vor den Qualen des anderen haben oder sich Sorgen machen, ob Sie ihm in seinem Zustand überhaupt helfen können. Vielleicht legen Sie sich bereits zurecht, was Sie sagen wollen – nur um das Gefühl zu haben, Sie hätten die ungewisse Situation, die Sie erwartet, etwas besser unter Kontrolle. Gestehen Sie sich diese Gedanken und Ängste ein, und dann gestatten Sie ihnen, sich aufzulösen. Sie können sich auch vorstellen, daß Sie Ihre Ängste, Pläne und Gedanken in eine Schachtel packen und diese draußen stehenlassen, wenn Sie das Zimmer Ihres Freundes betreten.

Denken Sie an die Situation Ihres Freundes, und lassen Sie es zu, daß sein Leid Ihr Herz anrührt und Ihr Mitgefühl und Ihre Liebe weckt. Auch wenn die Umstände schmerzlich oder der körperliche Anblick besorgniserregend sein mögen, vergessen Sie nicht, daß Ihr Freund im Grunde seines Wesens eine innerste

Essenz voller Weisheit und Mitgefühl besitzt. Es geht nicht darum, ihn zu retten oder sein Problem auf Ihre Weise zu lösen. *Doch Sie können ihm dabei helfen, sich seiner eigenen inneren Stützen bewußt zu werden und sich ihnen zuzuwenden.*

Wenn Ihnen klargeworden ist, was in Ihnen selbst vorgeht, und sich Ihr Herz voller Mitgefühl Ihrem Freund oder Ihrer Freundin gegenüber geöffnet hat, wird es Ihnen leichter fallen, mit ihm oder ihr aufrichtig umzugehen. Sie müssen nicht auf alles eine Antwort haben oder perfekt sein; *Sie können einfach so sein, wie Sie sind.*

Sie können einfach anfangen, indem Sie sagen: »Ich weiß nicht, was ich sagen oder tun soll. Und ich kann mir nicht einmal vorstellen, wie schwierig das alles für dich sein muß. Aber ich bin trotzdem gekommen, um dich wissen zu lassen, daß du mir wichtig bist und daß du nicht allein bist. Was immer auch geschieht, oder was immer du auch fühlen magst, ich liebe dich. Bitte erzähle mir, was mit dir geschieht.«

*Hören Sie gut zu*, wenn Ihr Freund daraufhin von sich selbst erzählt und berichtet, wie er sich fühlt. Sie müssen mit Ihrem ganzen Wesen zuhören, nicht nur mit den Ohren. Lauschen Sie mit Ihrem Körper, Ihrem Herzen, Ihren Augen, Ihrer Energie, Ihrer vollständigen Präsenz. Hören Sie schweigend zu, ohne den anderen zu unterbrechen. Füllen Sie die Momente, in denen er innehält, mit Liebe, mit dem schweigenden Einverständnis, daß er weitermachen und tiefer gehen darf. Ab und an können Sie vielleicht eine Frage stellen, um noch mehr von ihrem Freund zu erfahren:

»Was machst du außerdem noch durch? Was geschieht noch in deinem Leben? Woran denkst du, wenn du diese Schwierigkeiten erlebst? Was ist für dich das Schlimmste daran? Wovor hast du am meisten Angst?«

Wenn Ihr Gegenüber nicht direkt über sein unmittelbares Leid sprechen kann (zum Beispiel, wenn er stirbt und noch nicht darüber sprechen möchte), können Sie vielleicht sagen: »Erzähle mir von deinem Leben. Was hast du erlebt? Auf was kannst du stolz sein? Was war die glücklichste Zeit deines Lebens? Was hast du erreicht? Welchen Herausforderungen oder

Schwierigkeiten bist du begegnet?« Oder: »Wie bist du bis jetzt mit deiner Krankheit fertig geworden? Hast du durch dein Kranksein etwas Neues über das Leben gelernt?«

Lassen Sie dem anderen Zeit für seine Antwort und erkennen Sie seinen Schmerz an. Platzen Sie nicht sofort mit Ihren eigenen Geschichten oder brillanten Ideen heraus. Gestehen Sie sich im stillen Ihre aufsteigenden Gedanken und Gefühle ein und *bleiben Sie weiterhin für den anderen da*. Konzentrieren Sie sich auf das, was er auf jeder Ebene – durch seinen Körper, seinen Ausdruck, den Klang seiner Stimme, seine Energie und seine Worte – mitteilt. Lauschen Sie auf das, was er sagt, und auch auf das, was ungesagt bleibt, aber zwischen den Zeilen mitschwingt. Reagieren Sie mit Verständnis auf die Gefühle, die der andere zeigt, und versuchen Sie, mit Hilfe Ihrer Intuition und mit gezielten Fragen noch mehr über seine Gedanken und Bedürfnisse in Erfahrung zu bringen.

Sie können Ihrem Freund auch widerspiegeln, was Sie sehen: »Das muß wirklich schlimm sein. Du machst tatsächlich eine schwierige Zeit durch, erkennst du das? Wenn ich dir so zuhöre, fühle ich deine Not, deinen Kummer, deine Frustration oder Angst. Das alles muß sehr, sehr schlimm für dich sein. Was immer du fühlst, ist angesichts dieser Umstände völlig verständlich.«

Ermutigen Sie Ihren Freund, seine größte Angst, seine Wut, sein Bedauern oder seine Traurigkeit zu schildern. Erkennen Sie seinen Schmerz an und lassen Sie ihn wissen, daß es eine Weile dauern kann, bis er nachläßt. Indem Sie seinen Schmerz anhören und ihn vollständig akzeptieren, helfen Sie Ihrem Freund, sich selbst und seinen momentanen Zustand annehmen zu können. Damit ersparen Sie ihm eine Menge emotionales Leid, das aus Schuldgefühlen und zu strengem Selbsturteil erwachsen kann.

Es ist zwar gut, ab und zu auch etwas von sich selbst zu zeigen, doch seien Sie sich bewußt, wieviel Sie zeigen und wann – und vor allem warum. Wenn Sie etwas sagen wollen, drücken Sie sich deutlich aus, sprechen Sie aufrichtig und liebevoll.

Später, wenn das emotionale Leid Ihres Freundes etwas abgenommen hat, finden Sie vielleicht eine passende Gelegenheit, ihn darauf aufmerksam zu machen, daß seine unmittelbare Situation nur ein Teil der Wahrheit ist. Sie könnten Worte und Bilder voller Hoffnung wählen, Redensarten, die Ihr Freund selbst immer zitiert hat. Vielleicht könnte das, was Sie sagen, etwa wie folgt klingen:

»Ich höre deinen Schmerz und deine Verwirrung, und ich verstehe, wie schlimm es im Augenblick um dich steht. Ich weiß, daß du manchmal das Gefühl hast, du seist verloren und vergessen oder fürchtest, dieses Leiden würde nie ein Ende nehmen. Doch auch wenn dein Schmerz nicht sofort nachläßt, wird er doch nicht ewig dauern.

Dein Leid mag dir wie eine dunkle Wolke erscheinen, die jede Spur von Hoffnung verdeckt, doch vergiß nicht, daß ein Teil deines Wesens immer vollkommen ist, friedlich und liebevoll. Dieser Teil von dir kennt Freude und Glück und kann sie auch jetzt noch erleben. Vergiß das nicht, und, bitte, laß dich nicht selbst im Stich, weil du dich für einen hoffnungslosen Fall hältst. Was immer auch passiert, ich werde mit dir in Verbindung bleiben und dich weiterhin besuchen, denn ich liebe dich.«

## *Eine Richtung in unserem eigenen Leid finden*

Wenn das Leben die Karten austeilt, können wir nicht bestimmen, welches Blatt wir bekommen, doch wir können entscheiden, wie wir das Spiel gestalten. Mit anderen Worten: Wir können leidvolle Erfahrungen dazu benutzen, die Energien unseres Herzens und Geistes neu zu konzentrieren, zum Beispiel darauf, unsere positiven Eigenschaften zu verstärken, zerstörerische Gewohnheiten zu ändern oder unser Vertrauen in den spirituellen Pfad zu vertiefen. Die Herausforderung lautet, einen Weg zu finden, um zu wachsen, das heißt inmitten all unseres Leidens eine positive Richtung einzuschlagen, statt ausschließlich über den Verlust zu jammern.

Eine Freundin beschrieb mir, was sie an diesem Prozeß zu schätzengelernt hatte: »Leiden gibt meiner Seele Tiefe, denn es lehrt mich Demut und zwingt mich, das Juwel in all dieser Finsternis zu finden. Ich erlebe eine Zeitlang tiefe Dunkelheit, aber wenn sie sich lichtet, ist eine ganz neue Stufe an Integration möglich. Auch wenn alles hoffnungslos scheint – wenn du nur durchhältst, findest du etwas, das für dich persönlich nützlich und wertvoll ist. Es gibt Dinge, die du lernen mußt und die du nur durch Leiden lernst.«

Wir können unmöglich sämtliche Ursachen für all unsere Schwierigkeiten kennen. Mit dem Schicksal zu hadern oder anzunehmen, unser Leiden sei die Strafe dafür, daß wir etwas falsch gemacht haben, ist daher sicherlich alles andere als nützlich. Ich finde die Sichtweise des Buddhismus in dieser Hinsicht sehr hilfreich: In jeder Situation, wie schwierig sie auch sein mag, können wir unsere Zukunft in die eigenen Hände nehmen, indem wir unser Leid in unseren spirituellen Pfad einbeziehen, uns des Leidens aller Wesen bewußter werden und tief empfundenes Mitgefühl für sie entwickeln.

Die Entscheidung, positiv auf unsere Schwierigkeiten zu reagieren, kann unseren Schmerz vielleicht nicht gleich beseitigen, doch mit der Zeit erzeugt sie die Ursachen und Bedingungen für unser zukünftiges Glück. Intensive, leidvolle Erlebnisse sind oft ein starker Ansporn, einen spirituellen Weg einzuschlagen. Endlich wachen wir auf und begreifen, daß Leiden und Vergänglichkeit allgegenwärtig sind. Niemand kann sich verstecken. Daher entschließen wir uns, nach Freiheit zu streben. Elisabeth Kübler-Ross sagte:

> Die Härten, die uns im Leben begegnen, all die Prüfungen und Sorgen, all die Alpträume und Verluste verstehen die meisten Menschen immer noch als Fluch oder Strafe Gottes, als etwas Negatives. Würden Sie doch nur erkennen, daß nichts von dem, was Ihnen begegnet, negativ ist. Ich meine tatsächlich *nichts*. Alle Prüfungen und jeder Kummer, selbst die größten Verluste, die Sie je erlitten haben, alles, von dem Sie sagen: »Hätte ich vorher gewußt, was auf mich zukommt, hätte ich es niemals durchgehalten«, sind ein Geschenk an Sie, Chancen, die Ihnen gewährt werden, um zu wachsen. Das ist der einzige Sinn der Existenz auf diesem Planeten. Sie werden nicht wachsen, wenn Sie in

einem wunderschönen Garten voller Blumen sitzen und man Ihnen fabelhaftes Essen auf einem Silbertablett serviert. Wenn Sie jedoch krank sind, wenn Sie Schmerzen haben, wenn Sie Verluste erleiden, dann wachsen Sie. Doch Sie dürfen Ihren Kopf nicht in den Sand stecken, sondern müssen lernen, den Schmerz zu akzeptieren – nicht als Fluch oder Strafe, sondern als ein Geschenk an Sie mit einer ganz einzigartigen Bedeutung.[3]

## 6 Spirituelle Praxis zur Transformation von Leid

In ihrem Tagebuch, das sie während ihrer Krankheit führte, schrieb Treya Wilber:

> Freundschaft schließen mit dem Krebs, Freundschaft schließen mit der Möglichkeit eines frühen und vielleicht qualvollen Todes, das hat mich gelehrt, Freundschaft zu schließen mit mir selbst, wie ich bin, und Freundschaft zu schließen mit dem Leben, wie es ist.
>
> Ich weiß, daß es eine Menge Dinge gibt, die ich nicht ändern kann. Ich kann das Leben nicht zwingen, seinen Sinn preiszugeben oder gerecht zu sein. Dieses wachsende Einverständnis mit dem Leben, wie es ist, mit all seinem Kummer, seinem Schmerz, seinem Leiden und seiner Tragik, hat mir eine Art Frieden gebracht. Ich fühle mich immer stärker und immer echter verbunden mit allen leidenden Wesen. Ich nehme direkter und offener Anteil. Und ich entdecke in mir den stetiger werdenden Wunsch zu helfen, in jeder Weise, die mir möglich ist.[1]

Nachdem sie erfolglos nach einer »Lektion« oder einem bestimmten Sinn in ihrer Krankheit gesucht hatte, entschied sich Treya, ihrer Situation einfach selbst einen Sinn zu *geben* und auf positive Weise damit umzugehen. Sobald es ihr gelungen war, ihr eigenes Leid bereitwillig zu akzeptieren, öffnete sie sich auch der gewaltigen Not in der Welt, und ihre Liebe und ihr Mitgefühl für alle Wesen vertieften sich.

Die meisten Menschen brauchen das Gefühl, daß ihr Leben und ihre täglichen Handlungen einen Sinn haben. Krankenschwestern und -pfleger, die in einem hektischen Krankenhaus arbeiten, Menschen, die aufgrund einer chronischen Krankheit oder körperlicher Schwäche nicht arbeiten können, Arbeiter und Angestellte, die Woche für Woche in einem ganz normalen Büro sitzen oder in einer Fabrik am Fließband stehen, und Eltern, die zu Hause bleiben, um sich um ihre Kinder zu kümmern – sie alle beschäftigt wahrscheinlich die Frage, welchen Sinn ihr tägliches Leben und ihre Arbeit wohl haben mag.

Wenn wir jeden Tag und jede positive Handlung oder spirituelle Praxis mit dem Gedanken an die Drei Edlen Prinzipien beginnen, können wir all unseren Handlungen eine tiefe Bedeutung geben. Die Drei Edlen Prinzipien sind: das Gute am Anfang, das Gute in der Mitte und das Gute am Ende. Sie helfen uns, mit dem positiven, mitfühlenden Aspekt unserer eigenen Natur in Kontakt zu kommen und eine tiefere Erfahrung der uns innewohnenden Weisheit zu machen.

**»Das Gute am Anfang«**

Zu Beginn unseres Tages oder unserer Meditationspraxis können wir die Motivation »tiefgründigen Mitgefühls« erwecken. Gewöhnliches Mitgefühl ist begrenzt und an Bedingungen geknüpft. Es entsteht aus einer dualistischen Sichtweise: Da bin »ich«, der für »dich« Mitgefühl empfindet (solange es dir schlecht zu gehen scheint und du mich nicht enttäuschst). Tiefgründiges oder transzendentes Mitgefühl ist grenzenlos, unveränderlich und frei von Vorurteil. Es ist reine Liebe und bedingungsloses Mitgefühl für alle Wesen, Ausstrahlung unserer Weisheitsessenz, und wird im Buddhismus oft *Bodhicitta* genannt, »das Herz unserer erleuchteten Essenz«.[2] Tiefgründiges Mitgefühl basiert auf der Erkenntnis, daß alle Lebewesen – vom Standpunkt unserer wahren Natur aus betrachtet – in ihrem innersten Wesen gleich sind. Und da wir alle miteinander verbunden sind, verdienen sämtliche Lebewesen denselben Respekt und dieselbe Liebe wie unsere eigenen Angehörigen und liebsten Freunde.

Denken Sie zu Beginn darüber nach, wie sie auf vielfältige, direkte oder verborgene Weise Leid erleben und wie sehr Sie sich danach sehnen, frei von Leid zu sein. Erkennen Sie auch, daß es in der Tiefe Ihres Wesens eine *innerste Essenz* gibt –

offene Weite, strahlende Klarheit, grenzenloses Mitgefühl und völlige Freiheit von jeglichem Leid.

Denken Sie dann an die vielen anderen Menschen, die genau in diesem Augenblick leiden: Es gibt Tausende mit denselben Problemen wie den Ihren, und viele leiden unter noch wesentlich schmerzvolleren oder verzweifelteren Umständen. Denken Sie an die Katastrophen oder Unglücke der letzten Zeit und an die Menschen, die davon betroffen waren, oder an diejenigen, die in einem Land leben, in dem Krieg oder Hungersnot herrscht. Erinnern Sie sich an eine Person, die Ihnen auf der Straße begegnet ist, oder an eine Kollegin oder einen Familienangehörigen, der bzw. die körperliche oder seelische Probleme hat. Lassen Sie es zu, daß der Gedanke an den Kummer und die Not all dieser Menschen Ihr Herz berührt und ein tiefes Verlangen in Ihnen weckt, ihnen tatsächlich zu helfen.

Denken Sie auch darüber nach, daß alle Menschen, auch wenn sie Ihnen noch so fremd erscheinen, doch mit Ihnen verwandt sind – sie alle sind Angehörige der menschlichen Familie. Unter bestimmten Umständen kann irgendein Fremder zu Ihrem besten Freund werden oder jemanden, den Sie sehr lieben, vor einem tödlichen Unfall retten. Stellen Sie sich einmal die Möglichkeit vor, daß Sie mit all diesen sogenannten Fremden verbunden sind, weil Sie bereits unzählige Lebenszeiten mit ihnen verbracht haben. Jeder war in einem der vergangenen Leben einmal Ihr Partner, Ihr Kind, Ihr Vater, Ihre Mutter oder Ihre beste Freundin. Genauso, wie Sie einem guten Freund helfen würden, wenn er sich in einer Notlage befindet, lassen Sie nun Ihr Mitgefühl immer grenzenloser und unvoreingenommener werden, bis Ihr Mitgefühl und Ihre Liebe alle Menschen auf gleiche, tiefgehende Weise umfaßt.

Diese Gedanken können in Ihnen den noblen Wunsch erwekken, alles zu tun, was in Ihrer Macht steht, um anderen zu nutzen. Teilen Sie alle positive Kraft und das Verdienst Ihrer Bemühungen mit allen Menschen und fassen Sie den Entschluß, ihr Leid auf jede erdenkliche Weise zu lindern und ihnen durch Ihre Handlungen, Worte, Gebete oder Gedanken Glück zu bringen. Beenden Sie diese Reflexion mit einem von Herzen kommenden

Wunschgebet, wie etwa dem folgenden, das vom großen tibetischen Heiligen Jigme Lingpa stammt:

> Gebannt von der schieren Vielfalt der Erscheinungen,
> die den trügerischen Spiegelungen des Mondes im Wasser gleichen,
> Irren die Wesen endlos umher im Teufelskreis von Samsara.
> Damit sie Geborgenheit und Gelassenheit im Licht und allumfassenden Raum der wahren Natur ihres Geistes finden,
> Erwecke ich die unermeßliche Liebe,
> das unermeßliche Mitgefühl,
> die unermeßliche Freude und
> den unermeßlichen Gleichmut des Erwachten Geistes, das Herz von Bodhicitta.

**»Das Gute in der Mitte«**

Im zweiten der Drei Edlen Prinzipien geht es darum, daß wir in unserer Arbeit oder spirituellen Praxis das Gewahrsein unserer wahren Natur aufrechterhalten. Diese Sicht hilft uns, jede Situation mit mehr Großzügigkeit, Güte, Gelassenheit und Humor angehen zu können. Wenn es uns nicht gelingt, den ganzen Tag über in unserer wahren Natur des Geistes zu verbleiben, versuchen wir zumindest, die Inspiration unserer Praxis nicht zu vergessen und eine offene, friedliche, leichtherzige und nichtgreifende Haltung gegenüber allem einzunehmen, was uns begegnet, wobei wir uns ständig unserer geheiligten und mitfühlenden Motivation dem Leben und allen Wesen gegenüber erinnern.

**»Das Gute am Ende«**

Zum Abschluß der Meditation und am Ende eines jeden Tages widmen wir das Verdienst – den spirituellen Nutzen und die Kraft, die durch unsere positiven Handlungen entstehen – dem unmittelbaren und höchsten Glück aller Wesen. Wir bitten aus tiefstem Herzen, daß jeglicher Nutzen, der durch unsere guten Handlungen entstanden sein mag, dazu beiträgt, das Leid der Wesen zu lindern, und ihnen Glück und Frieden und schließlich Erleuchtung bringt. Mit dem Widmen unseres Verdienstes bekräftigen wir unsere mitfühlende Motivation und versiegeln unsere Praxis, so daß der daraus entstandene Nutzen nie verlorengeht. Die Widmung zum Wohle anderer verbindet unsere Handlungen mit den erleuchteten Handlungen aller heiligen und erleuchteten Wesen und macht so unser Verdienst umfassender, ja unerschöpflich. Der Buddha sagte:

> Ein Tropfen Wasser,
> Fällt er ins Meer,
> Wird nicht vergehen,
> Solang das Meer besteht.
>
> So wird auch Verdienst,
> Ganz der Erleuchtung gewidmet,
> Niemals schwinden,
> Solang sie nicht erreicht.

Wenn unsere positiven Handlungen von Mitgefühl bewegt sind, wenn wir unser Herz und unseren Geist bei unserer Arbeit oder spirituellen Praxis rein halten und wenn wir das Verdienst am Ende den anderen widmen, dann wird alles, was wir getan haben, zu einem sinnvollen Teil unseres spirituellen Weges, unserer Weiterentwicklung in Richtung unseres höchsten Potentials. Wenn wir diese Drei Edlen Prinzipien jeden Tag anwenden und sie bei all unseren Handlungen im Sinn behalten, werden wir langsam das Heilige in all unseren Handlungen entdecken und in allen, die uns begegnen.

Formell können wir mit Worten wie den folgenden widmen:

> *Mögen durch die Kraft und die Wahrheit dieser Praxis*
> *alle Wesen Glück erfahren und die Ursachen von Glück.*
> *Mögen sie frei sein von Leid und den Ursachen von Leid.*
> *Mögen sie niemals getrennt sein vom heiligen Glück,*
> *das frei ist von Leid.*
> *Und mögen sie in großem Gleichmut leben,*
> *frei von Begierde, Aggression und Vorurteil.*

## *Meditation: Inspirierte Offenheit und reine Präsenz*

Sogyal Rinpoche beschreibt die Meditation mit den schönen Worten:

> Der Buddha saß bescheiden und in heiterer Würde auf der Erde, den Himmel über sich und um sich, als wolle er uns demonstrieren, daß wir in der Meditation mit einer offenen, himmelsgleichen Geisteshaltung sitzen, gleichzeitig aber präsent und geerdet am Boden bleiben. Der Himmel ist unsere absolute Natur, die keine Grenzen kennt und unermeßlich ist, und der Boden ist unsere Wirklichkeit, unsere relative, gewöhnliche Bedingtheit. Die Haltung, die wir in der Meditation einnehmen, zeigt, daß wir das Absolute und das Relative, oben und unten, Himmel und Erde verbinden; wie die zwei Schwingen eines Vogels symbolisiert sie die innige Verbundenheit der himmelsgleichen unsterblichen Natur des Geistes mit dem Boden unserer flüchtigen, sterblichen Existenz.[3]

Meditation ist mehr als nur eine Entspannungsübung. Ihr Ziel ist es, uns mit unserer innersten Weisheitsessenz in Verbindung zu bringen. Aber wir müssen entspannt sein, um zu meditieren. Die folgenden Meditationsanweisungen beschreiben Techniken zur Beruhigung und Entspannung von Körper und Geist, schildern die Methoden und innere Haltung in der Meditation und geben Einsichten, die Ihnen helfen können, schwierige Umstände zu verstehen, zu akzeptieren oder sogar zu verwandeln.

Im eigentlichen Sinne bedeutet »Meditation«, den Fluß des reinen Gewahrseins aufrechtzuerhalten. Es ist reine, einfache, nackte Präsenz, frei von Dualität, ein Gewahrsein ohne Kommentar und Reaktion, eine reine Präsenz tiefen Friedens und unvoreingenommener Liebe, frei davon, nach äußerlichen Dingen zu greifen, und frei von unserem Selbstgefühl, das heißt von demjenigen, der greift. Dieser Zustand ist das endgültige Ende des Leids: Wir hören auf, uns wie gewohnt mit dem selbstsüchtigen Ich zu identifizieren und erreichen den tiefen Frieden und die Glückseligkeit unserer wahren Natur.

Die im Anschluß beschriebene Meditationsübung kann uns helfen, uns selbst besser annehmen zu können, besonders, wenn wir Probleme haben. Wenn es uns körperlich oder seelisch schlecht geht, können wir uns mit Hilfe der Meditation von unseren Reaktionen wie Abneigung, Depression oder Angst freimachen und auch von unserem Festhalten an einem Selbst, das dazu neigt, stärker zu werden, wenn uns etwas weh tut. Gegen unsere Schwierigkeiten anzukämpfen ist, als würden wir mit einem Fahrrad gegen den Wind bergauf fahren. Im Vergleich dazu hieße Meditation, das Fahrrad umzudrehen und mühelos mit Rückenwind bergab zu gleiten – das heißt, wir lernen, unsere eigenen Schwierigkeiten zu akzeptieren, und stellen fest, daß sich aus jeder Situation im Leben etwas machen läßt.

Meditation ist nicht so sehr etwas, das wir tun könnten, als vielmehr ein Zustand, den wir durch Training und Übung ganz natürlich erreichen. Die Meditationsmethoden schaffen die günstigen Bedingungen – eine offene und weitherzige Einstellung sowie die Anmut, Wachheit und Würde der körperlichen Haltung –, die sehr dazu beitragen, in die sorglose Gelassenheit und das klare Gewahrsein unserer wahren Natur einzutauchen.

**Eine wache und anmutige Haltung**

Sitzen Sie still und kommen Sie zur Ruhe. Atmen Sie dabei normal durch Mund und Nase. Lassen Sie die Augen geöffnet und den Blick leicht nach unten gerichtet. Achten Sie darauf, daß Sie Ihren Oberkörper weder nach vorn sinken lassen noch ihn unnatürlich steif und gerade halten. Zeigen Sie Kraft und Würde in Ihren Schultern und dem oberen Teil Ihres Körpers und sitzen Sie lebhaft, wach und präsent. In der Zen-Tradition wird diese Haltung manchmal mit dem Bild beschrieben: »wie ein Tiger kurz vor dem Sprung«.

Wenn Sie auf einem Stuhl sitzen, achten Sie darauf, daß er eine gerade Lehne hat, oder legen Sie sich ein Kissen in den Rükken, damit Sie aufrecht sitzen können, mit beiden Füßen auf dem Boden. Wenn Sie auf einem Kissen auf dem Boden sitzen, kreuzen Sie leicht Ihre Beine. Achten Sie darauf, daß Ihr Kissen hoch genug ist, so daß Ihre Knie den Boden berühren und Ihr

Becken und Ihre Hüfte eine stabile und gute Basis bilden. So können Sie Ihren Oberkörper leicht aufrecht halten, ohne Ihre Rückenmuskeln anzustrengen.

Lassen Sie Ihre Hände leicht auf den Knien ruhen. Diese Haltung nennt man »Geist in behaglicher Gelassenheit«. Wenn Sie die Haltung einnehmen, denken Sie daran, daß Meditation nichts Besonderes ist; Sie kehren einfach zu Ihrer ursprünglichen Natur zurück.

Mit geöffneten Augen wird es Ihnen leichter fallen, achtsam, klar und bewußt zu bleiben, da Ihre Sinne für alles, was Sie gerade erleben, offen sind. Und man schläft nicht so schnell ein! Wenn Ihr Geist zu Beginn der Meditation zu unruhig und Ihre Sinne zu gereizt sind, können Sie zuerst einige Minuten mit geschlossenen Augen sitzen, um sich zu beruhigen; doch dann öffnen Sie die Augen langsam und richten Ihren Blick in einem Winkel von etwa 45 Grad nach unten.

Lassen Sie Ihren Bauch, Ihre Arme, Ihre Gesichtsmuskeln und selbst Ihren Unterkiefer entspannt und weich werden, als hätten Sie sich einen Tag von Ihren Problemen freigenommen und würden sich im warmen Sonnenlicht eines Frühlingsnachmittags entspannen. Lassen Sie Ihren Mund leicht geöffnet, als würden Sie »Ahhh« sagen. Seien Sie ganz gelöst, voller Mitgefühl für sich selbst und ruhen Sie ganz natürlich; lassen Sie alle Mühe oder Sorge um sich selbst fallen.

**Die Methoden und der Geist der Meditation**

Da Meditationsübungen den Sinn haben, einen Zustand klaren Gewahrseins, Weitherzigkeit und sorgloser Gelassenheit herbeizuführen, sollten Sie mit genau dieser Haltung an die Praxis herangehen. Wenn Sie anfangen zu sitzen und zur Ruhe zu kommen, werden Sie wahrscheinlich feststellen, wieviel in Ihnen vorgeht und wie wenig Sie bei der Sache bleiben können. Das heißt nicht, daß Sie etwas falsch machen; Sie werden sich nur zum erstenmal des chaotischen Stroms Ihrer Gedanken bewußt, der bisher ungezügelt und weitgehend unbemerkt einfach dahinfloß. Meditation sollte kein erneuter Grund für innerliche Kämpfe oder Schlachten sein. Statt zu versuchen, eine »gute« Meditation hinzubekommen oder Ihre »schlechten« Gedanken oder Gefühle zu verurteilen, sollten Sie von allen Vorurteilen, Erwartungen oder Sorgen über das, was in Ihrer Praxis auftaucht, ablassen.

Sogyal Rinpoche beschreibt es folgendermaßen: *Meditation bedeutet, den Geist heimzubringen, jegliche Spannung und jeden inneren Kampf aufzugeben und sich in die Klarheit und den Frieden unserer wahren Natur hinein zu entspannen.*

Gestatten Sie den in alle Winde zerstreuten Energien Ihres Geistes, zur Ruhe zu kommen und sich zu setzen – wie Schmutzpartikel in einem Glas voll aufgewirbeltem, trüben Wasser. Was geschieht, wenn Sie das Glas auf einem Tisch absetzen? Der Schmutz wirbelt noch eine Weile umher, doch irgendwann sinkt er zu Boden. Die Klarheit des Wassers, die immer vorhanden war – wenn auch vorübergehend getrübt –, kommt ganz von selbst zum Vorschein.

Um das Ziel, den Zustand reiner Präsenz, in der Praxis erreichen zu können, gibt es viele Meditationsmethoden, die Ihren unruhigen Geist langsam zähmen und besänftigen und Ihre Negativität und Angst außer Gefecht setzen können. Sie können Ihnen helfen, sich mit sich selbst anzufreunden – und so auch mit der Welt um Sie herum. In der Shamatha-Methode, der Praxis des »Friedlichen Verweilens« zum Beispiel, konzentrieren Sie Ihr Gewahrsein leicht auf ein Objekt; damit geben Sie Ihrem Geist eine einfache Aufgabe. Ein derartiges Meditationsobjekt ist zum Beispiel der Atem.

Atmen Sie beim Meditieren ganz natürlich und richten Sie Ihre Aufmerksamkeit bei jedem Ausatmen auf das, was dabei in Ihrem Körper vorgeht. Spüren Sie, wie die Luft aus Ihren Lungen fließt, durch Ihre Kehle strömt und Ihren Körper durch Nase und Mund verläßt. Konzentrieren Sie sich einfach ganz leicht auf jedes Ausatmen. Wenn Sie vollständig ausgeatmet haben und sich die Luft aus Ihrem Inneren in den offenen Raum verteilt und sich in ihm auflöst, stellen Sie sich vor, daß sich gleichzeitig Ihr gewöhnlicher Geist und all sein Greifen ebenfalls auflösen.

Auf das Einatmen brauchen Sie sich nicht besonders zu konzentrieren. Gönnen Sie sich beim Einatmen eine Pause, und dann konzentrieren Sie sich wieder auf das Ausatmen.

Diese Methode der sogenannten Atembeobachtung kann Sie in einen Zustand natürlicher und sorgloser Gelassenheit versetzen, in dem Sie frei von Gedanken und Emotionen sind. Sobald Sie sich jedoch in einem Zustand reiner Präsenz und inspirierter Offenheit befinden, können Sie die Methode aufgeben und einfach weiter in diesem Zustand ruhen. Wenn dann Gedanken und Emotionen wieder einsetzen – und das werden sie mit Sicherheit –, bedienen Sie sich einfach wieder der Methode.

Wenn Sie anfänglich noch ungeübt in der Meditation sind, ist es wichtig, häufig kurze Pausen von einer oder zwei Minuten Dauer zu machen; bleiben Sie dabei aber sitzen. Sie können sich natürlich hin und wieder ausstrecken. In diesen Pausen lassen Sie die Methode zusammen mit all Ihrer Abgelenktheit einfach fallen, bleiben aber gleichzeitig präsent und klar. Kehren Sie dann zur korrekten Körperhaltung und Methode zurück und fangen Sie wach und bereit von neuem an.

Statt sich auf das Atmen zu konzentrieren, können Sie Ihre Aufmerksamkeit auch auf ein Objekt richten – auf ein inspirierendes Abbild, eine heilige Figur, ein Foto, eine Blume, selbst einen gewöhnlichen Stein oder Kugelschreiber. Sie sollten das Objekt nicht intensiv anstarren, sondern versuchen, einfach »dabeizubleiben« und die Konzentration auf das Objekt Ihrer Meditation nicht zu verlieren. Wenn Ihr Geist abschweift, verlieren Sie auch Ihr Objekt aus dem Blick, und so werden Sie ziemlich schnell bemerken, daß Sie abgelenkt sind.

Bringen Sie Ihr Gewahrsein nach jeder Ablenkung immer wieder sanft zurück und konzentrieren Sie sich wieder auf das Objekt Ihrer Meditation. Das ist so, als würden Sie das Glas aufgewirbelten, trüben Wassers, von dem wir eben gesprochen haben, nun absetzen und zur Ruhe kommen lassen. Und vergessen Sie nicht zu atmen.

Wenn Sie Ihr Gewahrsein auf diese Weise konzentrieren, können sich die »Schmutzpartikel« Ihres gewöhnlichen Geistes – Ihre aufgewühlten Energien und Gedanken – langsam setzen. Während Sie stiller und friedlicher, bewußter und präsenter werden, wird Ihnen vielleicht auch bewußt, was zur Zeit alles in Ihrem Leben geschieht; Sie sehen die vielen offensichtlichen und verborgenen Schichten Ihres Leids. Vielleicht sind Sie versucht, mit Ihren gegenwärtigen Umständen streng ins Gericht zu gehen oder ihnen mit Ablehnung zu begegnen, doch wird das nur Ihr Herz verschließen und noch mehr Schaden anrichten. Bleiben Sie statt dessen offen und gelassen gegenüber dem Leid, den Schmerzen und der Trauer, die Ihnen gerade bewußt werden. Gehen Sie mitfühlend mit sich selbst um, so als würden Sie Ihre beste Freundin an eben jenem Problem leiden sehen. *Seien Sie nett zu sich selbst; seien Sie offen und großherzig.*

Im Verlauf Ihrer Meditationspraxis werden immer wieder Gedanken und Emotionen Ihre Aufmerksamkeit fordern. An sich sind Gedanken und Emotionen kein Problem. Sie werden erst dann problematisch, wenn Sie sie für real halten. Sobald Sie anfangen, sie ernst zu nehmen, und ihnen hinterherjagen oder versuchen, sie zu unterdrücken, werden sie nur um so mehr Unruhe und Leid in Ihrem Geist stiften. Gestehen Sie sich all Ihre Gefühle einfach ein, auch die schwierigen, und akzeptieren Sie sie, als wären sie leicht exzentrische Mitglieder Ihrer eigenen Familie. Statt gegen die auftauchenden Gedanken und Gefühle anzukämpfen oder auf sie zu reagieren, betrachten Sie sie mit einem gewissen Abstand, »wie ein weiser, alter Mann, der Kindern beim Spielen zuschaut«. Ihre Gedanken und Emotionen sind nur der »Schmutz«, der sich setzt, sie sind nicht *Sie selbst.*

Flüchten Sie sich nicht in Emotionen; schwelgen Sie auch nicht in Gedanken wie: »Ich leide.« Werden Sie sich Ihrer Schwierigkeiten einfach bewußt, und akzeptieren Sie sich in aller Freundschaft genau so, wie Sie sind. Nehmen Sie Zuflucht in die Lichtheit und den allumfassenden Raum Ihrer wahren Natur.

Lernen Sie, die Dinge aus einem anderen Blickwinkel zu sehen, wenn Sie leiden. Statt sich mit Ihren Schwierigkeiten zu identifizieren, sitzen Sie in Ihrer Meditation, als wären Sie der Himmel, der die Wolken des Leids vorüberziehen sieht. Je mehr Sie sich darin üben, sich mit diesem himmelsgleichen

Aspekt Ihrer selbst zu verbinden, desto mehr werden Sie in der Lage sein, Leid und Glück mit demselben friedlichen, nichtgreifenden Gleichmut zu begegnen. Dies erfordert zwar ständige Übung und Umsetzung, doch irgendwann werden Sie feststellen, daß die neue Betrachtungsweise sich immer leichter einstellt. Wenn Sie sich durch die Praxis der Meditation wieder und wieder Ihrer wahren Natur bewußt werden und in ihr verweilen, können Sie schließlich Freiheit erlangen.

**Sich selbst inspirieren**

Oft gehen wir in der Meditation unmerklich dazu über, unseren eigenen Erinnerungen oder Phantasien nachzuhängen, Einkaufslisten zu schreiben oder schläfrig zu werden. Daher ist es wichtig, unsere Ablenkung zu erkennen und bei jeder Praxis immer neue Wege zu finden, unseren Geist wieder heimzubringen. Um Ihren Geist und Ihr Herz offenzuhalten und sich klar, wach und angeschlossen zu fühlen, können Sie sich zu Beginn Ihrer Praxis zum Beispiel mit einem der folgenden inneren Bilder inspirieren:

Falls Sie sich schläfrig fühlen oder in sich zusammengesunken sind, richten Sie Ihren Körper auf und stellen Sie sich vor, Sie seien eine aufsteigende Rakete. Sie können Ihren Blick ein wenig nach oben in den Himmel richten, um Ihren Körper und Geist aufzuwecken. Wenn Sie sehr angespannt sind, stellen Sie sich vor, Sie seien ein Stück Butter oder ein Eisblock, das oder der in der Sonne schmilzt. Wenn Sie unruhig sind oder es Ihnen an Selbstvertrauen mangelt, sitzen Sie wie ein Berg: fest, stabil und majestätisch. Ein Berg ist weder verletzt noch freudig erregt, wenn Wolken, Unwetter oder leuchtende Regenbogen vor ihm aufziehen. Ein Berg reagiert nicht emotional und nimmt die Dinge nicht persönlich – er *ist* einfach.

Wenn Sie ein bißchen zu sehr mit sich selbst beschäftigt sind oder das Gefühl haben, Ihr Herz sei verschlossen, rufen Sie sich die Motivation Ihrer Praxis in den Sinn: den Wunsch, Ihre Weisheitsnatur immer deutlicher zu erkennen, um allen Wesen besser nutzen zu können. Stellen Sie sich bei Ihrer täglichen Meditation vor, Sie seien von vielen notleidenden Menschen umgeben, die

Sie in Ihre Praxis mit einschließen – vielleicht Ihre Freunde oder Familienangehörigen oder jemanden, von dessen Leid Sie gerade in den Nachrichten gehört haben.

Versuchen Sie, sich stets so zu inspirieren, daß sowohl Ihre körperliche als auch Ihre innere Haltung Ihre Praxis wirklich unterstützen. Sie können sich vor der Meditation zum Beispiel inspirierende Musik anhören oder eine Passage aus einem Buch lesen, die Sie an Ihre Weisheitsnatur erinnert. Versuchen Sie, wann immer es Ihnen möglich ist, in einer schönen Umgebung in der Natur zu meditieren, wo Sie dem Plätschern eines Baches lauschen oder in den Himmel schauen können, um Ihr Herz zu öffnen und Ihr Bewußtsein zu weiten.

Auf einer tieferen Ebene bedeutet »sich zu inspirieren« in der Lage zu sein, in der Meditation mit der eigenen, wahren Natur in Kontakt zu kommen. Diese Verbindung erreichen wir am besten mit Meditationspraktiken, die entweder unsere tiefste Hingabe oder aber unser grenzenloses, bedingungsloses Mitgefühl und unsere Liebe wecken.

## *Die Meditation der liebevollen Güte*

Mit das Schwierigste am Leiden ist wohl das Gefühl, Gefangene unserer schmerzlichen Umstände zu sein – verloren, hoffnungslos und allein. Wir haben Angst, daß wir ewig so weiterleiden werden und daß es keinen Ausweg gibt. Und wenn wir schon nicht einmal wissen, wie wir unser eigenes Leid verwandeln oder heilen sollen, fällt es uns wahrscheinlich schwer, andere in ihren Schwierigkeiten zu unterstützen und für sie da zu sein. Bevor wir anderen Mitgefühl entgegenbringen können, müssen wir erst einmal fähig sein, Liebe zu empfinden. Wenn unser eigenes Herz verletzt oder verschlossen ist, kann uns die Meditation der liebevollen Güte helfen, die Quelle der Liebe in uns selbst wiederzuentdecken. Sobald diese Liebe unser Herz öffnet und unseren Schmerz heilt, sind wir in der Lage, auch für andere echte Liebe und furchtloses Mitgefühl zu empfinden.

Für diese Übung sitzen Sie einfach ganz ruhig, und lassen Sie sämtliche zerrissenen Aspekte Ihres Geistes und Ihrer Energie zur Ruhe kommen. Umarmen Sie zärtlich und verständnisvoll alles Leid und alle inneren Kämpfe, die Ihnen bewußt werden.

Erinnern Sie sich nun an eine Person aus Ihrem Leben, die Sie sehr geliebt hat. Stellen Sie sich vor, wie dieser Mensch jetzt vor Ihnen sitzt und Ihnen noch einmal seine Liebe zeigt. Auch wenn Sie sich nur an eine einzige glückliche Situation mit diesem Menschen erinnern können – konzentrieren Sie sich völlig auf diese eine Erinnerung der Liebe und sonnen Sie sich in ihrer heilenden Wärme.

Spüren Sie, wie die Liebe dieses Menschen wie warme Sonnenstrahlen auf Sie zufließt, in Ihr ganzes Wesen einströmt und besonders Ihr Herz füllt und es wärmt. Wenn Ihr Herz von alten Abwehrpanzern umgeben ist, betrachten Sie sie nicht als massive, undurchdringliche Mauern, sondern als durchsichtig und zerbrechlich wie eine dünne Eisschicht. Lassen Sie es zu, daß die Liebe, die Ihnen entgegenfließt, das Eis Ihrer alten Verletzung und Ihrer Angst schmilzt und Ihr Herz mit Wärme und Kraft füllt.

Lassen Sie diese heilende Liebe in sich einströmen, und spüren Sie, wie Ihr Herz vor Liebe und Dankbarkeit überfließt. Sie fühlen sich friedvoll, heil und mit Liebe erfüllt. Ganz von selbst fließt Ihre Liebe und Dankbarkeit nun ohne Rückhalt und Bedingung zu der Person zurück, die sie hervorgerufen hat.

Ist diese Kommunikation des Herzens, das Geben und Nehmen von Liebe, richtig in Fluß gekommen, können Sie das Ziel Ihrer Liebe ein Stück erweitern. Stellen Sie sich vor, daß sich auf beiden Seiten Ihres bisherigen Gegenübers andere Menschen aus Ihrem Leben befinden, die Sie lieben und schätzen, und senden Sie ihnen freudig und aus ganzem Herzen dieselbe Liebe zu. Dann stellen Sie sich vor, daß sich auf beiden Seiten der Person im Mittelpunkt weitere Menschen befinden, die Sie nicht ganz so gut kennen: Kollegen, Ladenbesitzer, Nachbarn, sogar Fremde, die Ihnen auf der Straße begegnet sind. Senden Sie auch ihnen aus vollem Herzen Ihre ganze Liebe zu. Dann erweitern Sie diesen Kreis noch mehr: Stellen Sie sich vor, daß sich auf beiden Seiten der Person, die Sie liebt, Menschen befinden, die Ihnen auf die Nerven gehen, Menschen, auf die Sie wütend sind oder die Sie für Ihre Feinde halten. Senden Sie auch Ihnen bedingungslos Ihre ganze Liebe und nehmen Sie sie voller Liebe so an, wie Sie sind.

Schließlich dehnen Sie den Fluß Ihrer Liebe auf alle Wesen aus. Stellen Sie sich dabei vor, daß der gesamte Raum vor Ihnen mit den Lebewesen des ganzen Universums angefüllt ist, mit allen Lebens- und Bewußtseinsformen einschließlich der winzigsten Insekten und selbst jenen, die bereits gestorben sind. Jetzt ist Ihre Liebe grenzenlos und völlig unvoreingenommen. Sie strahlt kraftvoll auf jedes einzelne Lebewesen und sendet allem, was existiert, Glück.

Achten Sie darauf, daß Sie zum Abschluß der Praxis die Inspiration, das Gewahrsein und die grenzenlose Liebe, die in Ihnen geweckt wurden, nicht wieder abschütteln. Versuchen Sie statt dessen so weit wie möglich, die Essenz dieser Meditation auch im Laufe Ihres Tages weiterzutragen und sich selbst und jedem, dem Sie begegnen, bedingungslose Liebe zuzusenden.

## *Die Mitgefühlsübungen des Tonglen*

Die Meditation der liebevollen Güte weckt und stärkt unsere Fähigkeit, Liebe zu geben und zu empfangen. Die nun folgenden Übungen des Mitgefühls gehen aber noch einen Schritt weiter. Sie zielen auf eine völlige Auslöschung der Quelle unseres Leidens, nämlich unseren Glauben an und die Identifikation mit unserem selbstsüchtigen Ich.

Durch die Reflexion über das enorme Leid aller Wesen wird unser Mitgefühl immer tiefer und grenzenloser. Wir möchten alle Wesen von ihrem Leid und selbst seinen Ursachen befreien; mehr als nach allem anderen sehnen wir uns danach, ihnen Glück und Frieden zu bringen. Je mehr wir über Leid meditieren, um so tiefer wird unser Mitgefühl, bis wir eines Tages entdecken, daß wir den Wesen am besten helfen können, wenn wir, zum Wohle aller, Erleuchtung erlangen. Sogyal Rinpoche schreibt:

> Dieser Wunsch, der aus Mitgefühl entsteht, heißt auf Sanskrit *bodhicitta; bodhi* bezeichnet unsere erleuchtete Essenz, und *citta* bedeutet Herz. Wir könnten das Wort also als »Herz unseres erleuchteten Geistes« übersetzen. Dieses Herz des erleuchteten Geistes zu wecken und zu entwickeln bedeutet, den Samen unserer Buddha-Natur geduldig zur Reife zu bringen. Wenn unsere Praxis des Mitgefühls schließlich vollkommen und allumfassend geworden ist, erblüht dieser Same zur erhabenen, vollkommenen Buddhaschaft. Bodhicitta ist daher Ursprung, Quelle und Wurzel des gesamten spirituellen Pfades.[4]

Die Mitgefühlsübungen, die in diesem Abschnitt beschrieben werden – Tonglen für eine unangenehme Atmosphäre, Selbst-Tonglen und Tonglen für andere –, sind dazu gedacht, unser Bodhicitta, unseren erleuchteten Mut, zu wecken und zum Vorschein zu bringen und uns so der Erkenntnis unserer Weisheitsnatur näherzubringen.

*Tonglen* bedeutet »Geben und Nehmen«. In der Tonglen-Visualisation nehmen wir – mit einer starken, mitfühlenden Grundhaltung – das Leid und den Schmerz anderer in Empfang und geben ihnen – mit einem Herzen voller Zärtlichkeit und Zuversicht – all unsere Liebe, unsere Freude, unser Wohlbefinden und unseren Frieden. Normalerweise wollen wir weder unser Glück hergeben noch das Leid eines anderen auf uns nehmen. Dieses Nichtwollen ist die Stimme unseres selbstsüchtigen Ich. Wir schätzen unser »Ich« höher als die »anderen«, und so kreisen wir in allem, was wir denken, reden und tun, stets um uns selbst. Wir folgen ständig nur den Befehlen unseres Ich und bleiben so im Teufelskreis von Hoffnung und Furcht, Angst und Enttäuschung gefangen.

Die Stimme Ihres Ich wird Sie vielleicht warnen, daß Tonglen Ihnen »schaden« könnte; doch das ist nicht wahr. Die Übungen des Mitgefühls sind darauf ausgerichtet, die selbstsüchtigen Strickmuster des Ego zu entwirren und Ihr Vertrauen in die strahlende Weisheit und das Mitgefühl Ihrer wahren, unzerstörbaren Natur schrittweise zu verstärken. Tonglen ist ein geschicktes Training für eine völlig neue Art zu sein, in dem Sie lernen, ein grenzenloses, angstfreies und unvoreingenommenes Mitgefühl für die gesamte Schöpfung zu entwickeln. Ein Schlüssel für das Erlangen der Erleuchtung liegt darin, Ihr Mitgefühl so weit zu entwickeln, bis Sie alle anderen Wesen mehr lieben und schätzen als sich selbst.

Obwohl eine Übung wie Tonglen auf den ersten Blick eine sehr mutige Reaktion auf das Leid anderer zu sein scheint, werden Sie schon bald feststellen, daß es Ihnen selbst guttut, sich in Mitgefühl zu üben, und daß es Sie auf dem Pfad zur Befreiung voranbringt.

Die Tonglen-Übungen können Ihnen dabei helfen:

Schwierigkeiten und Krankheiten in Ihren spirituellen Pfad einzubeziehen
Ihr vergangenes und gegenwärtiges Leid zu heilen
dem »Ausbrennen« vorzubeugen oder es zu lindern
Ihre Beziehungen zu anderen zu verwandeln.

## *Die Tonglen-Übungen*

Bevor Sie mit einer der nachfolgenden Tonglen-Übungen beginnen, sollten Sie einige Momente in der vorher beschriebenen stillen Sitzmeditation verbringen, um Ihren Geist und Ihre Energien zur Ruhe kommen zu lassen und die Motivation des Mitgefühls für die Praxis in sich zu wecken. Um Ihr Selbstvertrauen und Ihre furchtlose Liebe zu stärken, die Ihnen helfen werden, das Leid anderer auf sich zu nehmen, ist es wichtig, daß Sie vor der Praxis Ihre gewöhnliche Sichtweise verändern und mit Ihrer wahren Natur in Kontakt kommen. Es sollte also nie Ihr »gewöhnliches Ich« sein, das Tonglen praktiziert! Die vorbereitende Meditationspraxis soll Ihnen helfen, Ihre Identifikation mit Ihrem begrenzten und furchtsamen »Greifen nach einem Selbst« mit all seinen Konditionierungen und Beschränkungen aufzugeben und Ihren gewohnten Blickwinkel vollständig umzukehren.

Wenn Sie in der Meditation sitzen, »tun Sie spielerisch so, als seien Sie bereits ein Buddha«, ein erleuchtetes Wesen. Dabei stellen Sie sich vor, daß Sie die Dinge aus der Perspektive Ihrer wahren Natur wahrnehmen – dem Aspekt Ihres Geistes und Herzens, der klar und unendlich weit ist und der ganz natürlich und unvoreingenommen Mitgefühl und Liebe ausstrahlt. Das ist die Sicht, mit der Sie die Tonglen-Übungen beginnen können.

**Tonglen für eine unangenehme Atmosphäre**

Wenn entweder Ihre physische Umgebung oder die Atmosphäre in Ihrem Geist unangenehm oder angespannt ist, können Sie sie mit einer einfachen Form von Tonglen verwandeln. Beginnen Sie, indem Sie sich sammeln, still meditieren und die Motivation des Mitgefühls in sich wachrufen. Verändern Sie nun Ihren Blickwinkel und stellen Sie sich vor, daß aus Ihrer innersten Weisheitsessenz ein klares, unvoreingenommenes und liebevolles Mitgefühl ausstrahlt.

Nehmen Sie mit jedem Einatmen die Negativität der äußeren oder inneren Atmosphäre in Form einer dunklen Wolke in sich auf und stellen Sie sich vor, wie diese dunkle Wolke von Negativität in Ihrem Herzzentrum verwandelt wird, so wie heiße Luft in einer Klimaanlage abgekühlt und erfrischt wird. Mit jedem Ausatmen senden Sie Gelassenheit, Klarheit und Freude in Form von Licht und erfüllen damit die Atmosphäre.

**Selbst-Tonglen**

Sitzen Sie in Meditation und stellen Sie sich vor, daß der Teil von Ihnen, der jetzt auf dem Meditationskissen oder Stuhl sitzt, Ihr reiner Aspekt ist – Sie selbst als die Verkörperung erleuchteten Mitgefühls. Ihnen direkt gegenüber befindet sich Ihr »gewöhnlicher« Aspekt, der bekümmert oder wütend ist und sich vielleicht einsam, ängstlich und mißverstanden fühlt oder körperliche Krankheit oder Trauer erlebt.

Während Sie Ihr gewöhnliches Selbst betrachten und sich seines Leidens bewußt werden, verspüren Sie eine tiefe Wärme und Zärtlichkeit, ein Gefühl von Freundschaft und bedingungsloser Liebe. Sie haben Verständnis für das Leid dieses anderen Teils

Ihrer selbst und akzeptieren es. Das Wissen um Ihren Schmerz oder Ihre Schwierigkeiten öffnet Ihr Herz und weckt den furchtlosen Wunsch in Ihnen, das Leid Ihres »gewöhnlichen« Ich zu lindern und zu verwandeln.

Stellen Sie sich vor, daß das Leid Ihres »gewöhnlichen« Ich die Form einer dunklen Wolke annimmt, und visualisieren Sie, daß Sie diese mit jedem Einatmen in sich aufnehmen. Wenn die dunkle Wolke des Leids in Sie eintritt, beseitigt sie selbst die letzten Spuren von Furcht oder egoistischem Greifen in Ihrem Herzen und legt Ihr Bodhicitta frei – die strahlende Quelle der Weisheit und des Mitgefühls im Kern Ihres Wesens – die dadurch immer stärker erstrahlt, wie eine leuchtend helle Sonne.

Wenn Sie wieder ausatmen, senden Sie Ihrem eigenen leidenden Aspekt freigebig Verständnis, Freude, bedingungslose Liebe und Frieden in Form von Licht zu. Fahren Sie mit diesem Geben und Nehmen mit jedem Atemzug so lange fort, wie Sie möchten.

Dann visualisieren Sie, wie Ihr »gewöhnlicher« Aspekt im Laufe der Praxis langsam von seinem Leid befreit wird und sich mit Wohlbefinden und Freude füllt. Stellen Sie sich jedesmal, wenn Sie die Praxis beenden, vor, daß sie vollständig gewirkt hat: Ihr »gewöhnlicher« Aspekt ist von allem Schmerz und Kummer befreit und strahlt vor Glück und Frieden. Und da es nun keinen Unterschied zwischen den beiden Aspekten mehr gibt, lösen Sie die Visualisation auf und ruhen in der Meditation.

**Tonglen für andere**

Beginnen Sie die Tonglen-Übung wieder, indem Sie still sitzen und Ihren Geist mit Hilfe der Meditationspraxis heimbringen. Meditieren Sie, um Ihre Praxis zu inspirieren, tief über das Leid aller Wesen und lassen Sie es zu, daß dieses Leid Ihr Herz öffnet und Ihr Mitgefühl weckt.

Um genügend Selbstvertrauen zu entwickeln, können Sie sich mit der folgenden Meditation auf Ihre Tonglen-Praxis vorbereiten: Rufen Sie im Raum vor sich die Präsenz eines erleuchteten Wesens an, dem gegenüber Sie Hingabe verspüren, oder vieler Heiliger und Erleuchteter. Bitten Sie darum, daß durch ihre Inspiration und ihren Segen der Keim Ihrer mitfühlenden Essenz, Ihr Bodhicitta, in Ihrem Herzen erweckt werden möge. Visualisieren Sie, daß die erleuchteten Wesen auf Ihre Bitte reagieren und gewaltige Strahlen des Mitgefühls und der Weisheit in Sie strömen lassen, die die Wolken der Selbstsucht und der Angst in Ihnen auflösen und Ihr Bodhicitta freilegen. Visualisieren Sie am Ende, daß sich die erleuchteten Wesen in Sie auflösen und mit Ihrem Weisheitsgeist einswerden, wodurch Ihr Mitgefühl noch stärker zu strahlen beginnt. Beginnen Sie auf dieser Grundlage mit der Praxis des Tonglen.

Stellen Sie sich vor, daß vor Ihnen jemand sitzt, den Sie kennen und von dem Sie wissen, daß er leidet. Öffnen Sie sich dem Leid dieser Person. Fühlen Sie sich mit ihr verbunden und werden Sie sich all ihrer Schwierigkeiten bewußt. Spüren Sie, wie in Ihnen ein starkes Mitgefühl erwacht und die Absicht, diesen Menschen von seinem Leid samt seinen Ursachen zu befreien.

Atmen Sie das Leid dieses Menschen in Form einer dunklen Wolke ein und stellen Sie sich vor, wie es in Ihrem Herzzentrum die letzten Spuren des Greifens nach einem Selbst beseitigt und so das Herz Ihres erleuchteten Geistes, Ihr Bodhicitta, völlig freilegt. Beim Ausatmen stellen Sie sich vor, daß Sie Ihrem Gegenüber all Ihre heilende Liebe, Wärme, Energie, Zuversicht und Freude zusenden in Form von strahlendem Licht.

Fahren Sie mit diesem »Geben und Nehmen« fort, solange Sie wünschen. Wenn Sie möchten, können Sie sich auch vorstellen, daß Ihr Bodhicitta Ihr Herz oder Ihren ganzen Körper in ein strahlendes, wunscherfüllendes Juwel verwandelt, das sämtliche Bedürfnisse oder besonderen Wünsche desjenigen, für den Sie praktizieren, erfüllen kann. Stellen Sie sich am Ende der Praxis vor, daß Ihr Mitgefühl jegliches Leid dieses Menschen mitsamt seinen Ursachen vollständig beseitigt und ihn oder sie mit Wohlbefinden, Frieden, Glück und Liebe erfüllt hat.

Wenn Ihre Tonglen-Praxis stärker und zuversichtlicher geworden ist, können Sie sich langsam auch andere Menschen als Gegenüber vorstellen – Kollegen, Patienten, Angehörige und sogar Fremde – und sich darin üben, ihr Leid in sich aufzunehmen, es zu verwandeln und ihnen all Ihr Glück, Ihre Klarheit,

Ihr Verständnis, Ihre Vergebung und Liebe zuzusenden. Wenn das Licht Ihres Bodhicitta alle Menschen, für die Sie praktizieren, berührt und erfüllt hat, sollten Sie das sichere Gefühl haben, daß all ihre Not beseitigt und sie von jeder Spur von Negativität gereinigt sind. Da Sie um die besondere Wirksamkeit dieser Praxis wissen, können Sie sich darüber freuen, daß Sie andere tatsächlich von ihrem Leid oder Schmerz befreit haben.

Widmen Sie am Ende jeder Tonglen-Sitzung Ihre positive und heilende Kraft den Menschen, die Sie visualisiert haben, und bitten Sie darum, daß das Verdienst Ihrer Mitgefühlspraxis auch allen anderen Wesen helfen möge, die so zahllos und unermeßlich sind wie der Raum.

**Tonglen im täglichen Leben nutzen**

Wenn Sie versuchen, die Tonglen-Praxis in Ihren alltäglichen Begegnungen mit dem Leid anzuwenden, werden Sie vielleicht feststellen, daß Sie immer noch subtile Erwartungen oder Befürchtungen haben: die Erwartung, daß der andere Ihnen dankbar ist oder sich aufgrund Ihrer Praxis verändert, oder die Furcht davor, sein oder ihr Leid am eigenen Leibe erfahren zu müssen. Wenn das geschieht, wenden Sie eine der folgenden Methoden an, um sich selbst – beziehungsweise die Praxis – der jeweiligen Situation anzupassen:

> Machen Sie die Tonglen-Praxis nur in Form eines Wunsches: »Möge ich fähig sein, das Leid aller Wesen zu lindern; möge ich mein Glück allen Wesen geben können.«
>
> Richten Sie die Tonglen-Praxis auf Ihre eigene Abneigung gegenüber dem Leid des anderen.
>
> Konzentrieren Sie sich auf die Meditation der liebevollen Güte oder das Selbst-Tonglen.

Sie sollten die Tonglen-Praktiken als schrittweises Training sehen; das heißt, daß Sie die nächste Stufe der Praxis mit um so größerer Gelassenheit und Zuversicht angehen können, je vertrauter Sie mit der jeweils vorausgehenden Stufe geworden sind.

Ich habe festgestellt, daß man, bevor man das Tonglen tatsächlich im Alltag anwenden kann, die verschiedenen Stufen unbedingt erst eine Weile in der täglichen Meditation üben sollte: zuerst die vorbereitenden Tonglen-Praktiken, nämlich das Tonglen für eine unangenehme Atmosphäre und das Selbst-Tonglen, denn durch sie lernt man, seinem eigenen Leid und sogar seinen Ängsten echte Akzeptanz und Mitgefühl entgegenzubringen. Als nächsten Schritt üben Sie sich dann in der Tonglen-Praxis für andere. Mit zunehmendem Selbstvertrauen und größerer Erfahrung werden Sie irgendwann ganz von selbst das »Geben und Nehmen« der Tonglen-Praxis auf angemessene Weise auch in Ihrem täglichen Leben mit echter Liebe und Furchtlosigkeit anwenden können.

Wenn es Ihnen schwerfällt, Mitgefühl für sich selbst zu empfinden, können Sie sich vorstellen, daß Sie mit jedem Einatmen das Leid all jener in sich aufnehmen und verwandeln, die gerade an derselben Krankheit, einem ähnlichen Verlust, Schmerz oder seelischer Not leiden wie Sie selbst. Dies hilft Ihnen vielleicht, Ihre eigenen schmerzlichen Umstände bewußter und mit mehr Mitgefühl akzeptieren zu können.

> Und diese Tonglen-Übung vor allem vertiefte Treya Wilbers Mitgefühl für alle Leidenden immer mehr. Sie sprach von dem Gefühl tiefer Verbundenheit mit allen Wesen – einfach weil sie alle leiden. Und durch die Tonglen-Praxis wurde sie auch von ihrem eigenen Leiden, dem qualvollen Krebs-Schicksal, erlöst. Wenn Tonglen einem geläufig geworden ist, wird man feststellen, daß man auf die Konfrontation mit Schmerz, Angst oder Depression immer spontan mit dem Gedanken reagiert: »Möge ich all das Leiden in mich aufnehmen«; und beim Ausatmen läßt man es wieder los. Dadurch freundet man sich mit dem eigenen Leiden an, man akzeptiert es, man schreckt nicht mehr davor zurück, sondern nutzt es als ein Mittel, zu allen Leidenden in Beziehung zu treten. Durch das Annehmen wird das Leiden in einen universalen Kontext eingebunden und verwandelt. Es geht nicht mehr nur um einen selbst und seinen isolierten

Schmerz, sondern es bietet sich die Gelegenheit zu erkennen: »Was ihr dem geringsten meiner Brüder tut, das habt ihr mir getan.« In dieser einfachen Tonglen-Praxis, diesem mitfühlenden Austausch, fand Treya für ihr eigenes Leiden Linderung, denn so erhielt es einen Sinn, fand Zusammenhang und Beziehung; sie erlebte sich herausgelöst aus ihrem »eigenen« isolierten Jammer und hineingewirkt in das Gewebe der Menschheit, wo sie nicht allein war.[5]

Wenn wir selbst krank oder behindert sind, kann die Tonglen-Praxis unseren Schwierigkeiten auf außergewöhnliche Weise Sinn verleihen. Mit ihrer Hilfe können wir jede Erfahrung des Lebens dazu nutzen, uns langsam auf unseren Tod vorzubereiten. Sie ermöglicht uns, unser Leid zu überwinden, indem wir es anderen widmen und uns so im Laufe des Prozesses buchstäblich »selbst vergessen«.

### *Widmung*

Wir müssen uns in schmerzlichen oder kummervollen Situationen nicht hilflos fühlen, wenn wir verstehen, kreativ und mit Würde und Mut auf sie einzugehen. Unser Leid dem Wohle anderer zu widmen, ist eine Möglichkeit, unseren Erfahrungen eine höhere Bedeutung zu geben. Die Praxis des Widmens wird in vielen religiösen Traditionen gelehrt, und ich habe festgestellt, daß selbst diejenigen, denen traditionelle spirituelle Vorstellungen nicht vertraut sind, dem Prinzip des Widmens sehr viel abgewinnen können. Wir können unser Leid, unsere Trauer, unsere Krankheit oder selbst unseren Tod mit Worten wie diesen widmen:

*Möge ich durch das Leid, daß ich jetzt ertragen muß, allen anderen Wesen, die ich so schätze wie meine eigenen Freunde, nutzen und helfen können. Möge ich das Leid all jener, die krank sind oder Schmerzen haben, trauern oder sterben, auf mich nehmen, und mögen sich alle dauerhaften Glücks und guter Umstände erfreuen. Mögen sie Geistesfrieden und Furchtlosigkeit fin-*

*den; möge jeder alles haben, was er braucht: Liebe, medizinische Versorgung, Unterkunft und Nahrung. Möge alles Leid, das ich jetzt ertragen muß oder noch erleben werde, dazu beitragen, daß alle Wesen in diesem und in zukünftigen Leben Glück erfahren, und mögen sie letztlich Befreiung erlangen.*

Die Praxis des Widmens kann unseren Blick von unseren gewöhnlichen selbstzentrierten Sorgen weg auf andere lenken und uns lehren, daß sie wichtiger sind als wir selbst. So kann das Widmen für das Wohl anderer unser gegenwärtiges Leid verwandeln und selbst die Ursache des Leids beseitigen, nämlich unser nach einem Selbst greifendes Ich.

Pater David, ein pensionierter Pfarrer und ehrenamtlicher Hospiz-Mitarbeiter, stattete einer älteren, reichen Witwe, die sehr verbittert war und sehr litt, seinen wöchentlichen Besuch ab. Norma sprach einzig und allein von ihren Problemen und was sie allen möglichen Menschen vorzuwerfen hätte – sie klagte über die Pfleger, die sie vernachlässigten, den Arzt, der nicht zuhörte, die Schmerzen, die nicht nachließen, über ihre Einsamkeit und daß ihre Kinder sie verlassen hätten und sie entschieden habe, sie zu enterben. Woche für Woche hörte Pater David geduldig zu und fragte sich, was er überhaupt bei ihr sollte.

Eines Tages wurde der Pater auf eine Unfallstation gerufen, um eine junge Frau zu besuchen, deren Mann plötzlich bei einem Arbeitsunfall gestorben war. Laura hatte vier kleine Kinder, alle unter sechs Jahre alt. Sie wirkte sehr gequält und mitgenommen, war völlig durcheinander, stand unter Schock, weinte heftig und war unfähig, mit ihren Kindern fertig zu werden, die ständig an ihr herumzerrten. Laura fragte sich schluchzend, wie sie emotional und finanziell wohl in der Lage sein sollte, ihre Kinder durchzubringen. Ihre Not berührte Pater David, und er versprach ihr, weiterhin für sie da zu sein und sie zu unterstützen.

Als Pater David bei seinem nächsten Besuch bei Norma, der älteren Witwe, wieder den üblichen unaufhörlichen Schwall von Vorwürfen und Selbstmitleid zu hören bekam, verlor er die Geduld und bedeutete ihr: »Ich weiß, wie schwierig das alles für Sie ist; ich sehe, daß Sie leiden und sich einsam fühlen. Ich wünschte, ich könnte etwas daran ändern, aber das kann ich nicht. Wenn Sie weiterhin immer nur an sich denken, werden Sie sich nur in Ihrem Leid gefangen fühlen. Vor wenigen Tagen bin ich einer jungen Mutter begegnet, deren Mann plötzlich gestorben war, und sie weiß nicht, wie sie weiterleben soll. Warum widmen Sie Ihr Leid und Ihren Schmerz nicht Laura, und daß sie einen Weg aus ihren Schwierigkeiten und dem herzzerreißenden Verlust finden kann?«

Nachdem er Norma gegenüber so deutlich geworden war, war sich Pater David nicht ganz sicher, ob er ihr weiterhin willkommen sein würde; doch als er das nächste Mal Normas Zimmer betrat, war sie völlig verwandelt. Er berichtete: »Ich würde dieses Wort nie leichtfertig benutzen – tatsächlich habe ich es noch nie auf einen lebenden Menschen angewandt. Doch als ich Norma das nächste Mal besuchte, hatte sie sich vollständig verändert; sie war eine Heilige. Ihr ganzes Wesen und sogar das Zimmer waren von strahlender Liebe erfüllt. Ihre ersten Worte an mich waren: ›Wie geht es der jungen Frau? Ich habe die ganze Woche lang an sie gedacht und für sie gebetet und ihr mein Sterben gewidmet. Braucht sie irgend etwas? Kann ich sonst noch etwas für sie tun?‹«

Da die Praxis des Widmens eines der drei Edlen Prinzipien ist, können wir uns das ganze Leben über darin üben. Ob wir uns in glücklichen oder schwierigen Umständen befinden, wir können das Verdienst und die positive spirituelle Kraft, die wir jeden Tag erzeugen, mit allen Wesen teilen und darum bitten, daß alles, was wir tun, ihnen nutzt und hilft.

Vergessen Sie beim Abschluß der hier beschriebenen Meditationspraktiken nie die beiden wesentlichen Punkte, durch die die Meditation in Ihrem Leben weiterwirkt. Erstens: wenn Sie während der Praxis mehr Klarheit, Gewahrsein, Frieden oder Mitgefühl erlebt haben, erkennen Sie diese Inspiration und behalten Sie sie bei. Beschließen Sie, den Fluß dieses klaren und mitfühlenden Gewahrseins in Ihren nächsten Handlungen aufrechtzuerhalten – in der Art, wie Sie die Dinge wahrnehmen und wie Sie mit sich und anderen umgehen. Nur wenn Sie die Inspiration Ihrer Meditationspraxis in Ihren Alltag einfließen lassen, wird sich Ihr Leben spürbar und vorteilhaft verändern.

Und schließlich: denken Sie daran, jede Praxis und jeden Tag am Ende mit einer Widmung zu besiegeln. Frei nach Sogyal Rinpoche:

> Möge aller Verdienst und Nutzen aus dieser Praxis allen Wesen zuteil werden, die mir ausnahmslos am Herzen liegen wie meine besten Freunde; möge es ein Tropfen werden im Ozean der Aktivität aller Erleuchteten, in ihrer unermüdlichen, mitfühlenden Arbeit für die Befreiung aller Wesen. Möge Frieden unter den Menschen herrschen, in jedem Haus und in allen Ländern der Welt. Mögen alle haben, was sie brauchen; mögen sie restlos frei sein von allem Leid und mögen sie Wohlbefinden und dauerhaftes Glück erfahren. Und möge die positive und heilige Kraft dieser Praktiken schließlich alle Wesen zur Erleuchtung bringen, dem Frieden jenseits allen Leids.[6]

## *Die zweite Aufgabe: Eine Verbindung aufnehmen, Beziehungen heilen und loslassen*

### 7 Eine echte Verbindung herstellen

Ein junger Mann berichtete mir von den letzten Tagen seines Vaters:

> »Meine Mutter wollte nicht, daß man meinem Vater sagt, daß er stirbt. Sie hatte Angst, er würde es nicht verkraften. Sie war entschlossen, ihn zu Hause zu versorgen, solange ihre Kraft und sein Zustand es zulassen würden. Als die Familie zu Besuch kam – meine Schwester, ich selbst, mein Bruder und seine Frau –, fühlten wir uns ausgesprochen unwohl, seinen abgemagerten Körper zu sehen und dabei ganz normal über Sport und Wetter zu reden, als wäre alles wie immer.
>
> Wir konnten sehen, wie sein Zustand sich verschlechterte, und mit jedem Tag fiel es ihm schwerer, aufzustehen und herumzulaufen. Es lag eine Menge Spannung und Angst in der Luft. Dann, eines Morgens, hatte mein Vater Schwierigkeiten mit dem Atmen, und wir brachten ihn schleunigst ins Krankenhaus, wo er auf die Intensivstation gebracht wurde. Er sah so aus, als sei er ganz weit weg, als er so in seinem Krankenhausbett mit den hochgezogenen Seitenstangen lag, mit all den Schläuchen im Arm und umgeben von lauter Maschinen. Ich wußte nicht, wie ich an ihn herankommen sollte.
>
> Man warnte uns, daß er sich vielleicht nicht wieder erholen würde, doch auf unser Drängen räumte der Arzt die Möglichkeit ein, daß Vater diese Krise überwinden könnte. So schoben wir unsere Traurigkeit beiseite und wünschten und hofften auf das Beste. Jeder von uns hoffte, noch mit

ihm sprechen zu können, wenn er irgendwann tatsächlich sterben würde. Wir fingen an, an seiner Seite zu wachen, und Tag und Nacht war immer jemand bei ihm.

Nach fünf Tagen waren wir alle ziemlich erschöpft. Die Krankenschwester überredete meine Mutter, am Nachmittag zu Hause zu bleiben, ein Bad zu nehmen und sich auszuschlafen. Wir anderen gingen gemeinsam in ein Café um die Ecke, um das ganze Problem zu besprechen. Mein Bruder war sehr aufgebracht und ging erst einmal Zigaretten holen. Er muß wohl auch erst einmal einige geraucht haben, bevor er wieder zurückkam. Irgendwann machten wir uns dann wieder auf den Weg zur Intensivstation. Meine Füße waren schwer wie Blei; ich war unglaublich müde.

Man hielt uns an der Tür auf. Die Krankenschwester rief den Arzt herbei, und er sagte, daß Vater kurz zuvor plötzlich aufgehört hatte zu atmen. Sie hätten alles versucht, ihn zurückzuholen, doch er sei weggeblieben. Weggeblieben!

Mein älterer Bruder bekam sofort einen Wutanfall. Während seine Frau vor Angst wie steifgefroren dastand, beschimpfte er den Arzt und die Pfleger, daß sie ihn hatten sterben lassen. Meine Schwester brach in hysterisches Schluchzen aus, und obwohl ich gern eine Weile an Vaters Seite verbracht hätte, sah ich, daß ich mich zusammennehmen und für die anderen dasein mußte; so ging ich mit meiner Schwester auf den Flur, um sie zu beruhigen. Später sagten mir alle, ich hätte gewirkt, als sei mir sein Tod gleichgültig.

Mein Bruder bestand darauf, meine Mutter anzurufen, und er verkündete ihr die Nachricht auf ziemlich rücksichtslose Weise. Sie hatte zwar gewußt, daß er sterben würde, und doch traf sie die Nachricht wie ein Schlag. Sie konnte es nicht fassen. Sie sagte immer wieder, es sei ihre Schuld, daß sie ihn in der Stunde seiner Not im Stich gelassen habe. Ich hatte meine Mutter noch nie so erlebt; sie war völlig außer sich.

Das Begräbnis war ein Trauerspiel – jeder machte dem anderen Vorwürfe. Niemand wollte die Tränen meiner

> Schwester oder meiner Mutter sehen, und jeder versuchte, an den Reaktionen der andern abzulesen, ob und wie sehr sie unseren Vater geliebt hatten. Wir dachten alle, daß wir ihn im Stich gelassen hatten, doch niemand außer meiner Mutter sprach es aus. Ziemlich bald hörten wir auf, über seinen Tod zu reden, um endlich nicht mehr daran denken zu müssen.«

Sterbende und ihre Angehörige leiden sehr darunter, wenn es ihnen nicht gelingt, vor dem Tod wirkliche Nähe herzustellen. Dieses Leid wäre an sich unnötig, und doch gelingt es vielen Menschen, die sich unvorbereitet mit dem Tod konfrontiert sehen, nicht, mit ihren Liebsten über alles zu sprechen, was ihnen auf dem Herzen liegt. Diese Tatsache gilt um so mehr, wenn das Sterben unerwartet kommt. Wenn die einleitende Geschichte eigene schmerzliche Erinnerungen in Ihnen geweckt hat, gehen Sie nicht zu hart mit sich selbst ins Gericht. Erkennen Sie an, daß Sie – gemessen an Ihrem damaligen Wissensstand – das Bestmögliche getan haben.

Nehmen Sie Ihr Bedauern über gewisse Dinge zum Anlaß, von jetzt an anders zu leben und besser zu kommunizieren. Es ist selbst dann noch möglich, die Beziehung zu einem geliebten Menschen zu einem guten Abschluß zu bringen, wenn er bereits gestorben ist. Der Sinn dieser Aufgabenstellung – eine Verbindung herzustellen, die Beziehung zu heilen und loszulassen – ist es, die Reiseroute in den Tod abzustecken und Ihnen das Werkzeug an die Hand zu geben, sich mit anderen verständigen und Ihre Beziehungen heilen zu können. Diese Werkzeuge werden Ihnen helfen, Ihre jetzigen oder zukünftigen Lebenssituationen mit größerem Bewußtsein, Mitgefühl und Geschick steuern zu können.

Ein Mensch, der den Tod vor Augen hat, ist an diesem Punkt seines Lebens so verletzlich und in Not wie nie zuvor; daher braucht er Trost, Rückhalt, Zuneigung und Liebe. Tragischerweise widerfährt ihm oft genau das Gegenteil.

Dafür gibt es viele Gründe. Einer davon sind die Verhaltensmuster, mit denen wir in unserer Familie aufgewachsen sind, zum Beispiel die Angewohnheit, nur oberflächlich oder in Höflichkeitsfloskeln miteinander umzugehen. In manchen Familien werden Emotionen wie Wut, Trauer oder Angst verurteilt, als beschämend betrachtet oder völlig unterdrückt. Doch im Verlauf des Älterwerdens oder einer Krankheit erleben sowohl der Sterbende als auch seine Angehörigen manchmal den tiefsten emotionalen Schmerz ihres Lebens. Diesen Schmerz voreinander zu verbergen, kostet unerhört viel Energie.

Ein weiteres typisches Verständigungsproblem entsteht, wenn es in der Beziehung – zum Beispiel zwischen Geschwistern oder zwischen dem Sterbenden und einem Elternteil – lang eingefahrene »Fronten« gibt. Wenn man sich jahrelang gegenseitig verurteilt oder voreinander verteidigt hat, ist es sehr schwer, diese Gewohnheit aufzugeben, selbst angesichts des Todes. Ganz gleich, wie sehr sich beide Seiten nach einer echten Verständigung sehnen, sie müssen feststellen, daß ihre Gespräche distanziert und unverbindlich bleiben oder sich jedesmal zu einem Familienstreit auswachsen.

Nicht zuletzt tragen viele Menschen auch sämtliche unerledigten emotionalen Angelegenheiten ihres Lebens mit sich herum und haben nicht die geringste Ahnung, wie sie diesen Ballast auflösen und abwerfen könnten. Wenn wir diese unverarbeitete Last mit in das Zimmer eines sterbenden Familienangehörigen bringen, wird sie eine echte und offene Verständigung unmöglich machen.

Selbst wenn eine Familie normalerweise gut miteinander auskommt, kann die Tatsache, daß ein Angehöriger von Krankheit oder Tod betroffen ist, leicht zu Verständigungsproblemen oder -blockaden führen. Die Angehörigen kennen und verstehen den eigenen emotionalen Prozeß und die eigenen Bedürfnisse häufig nicht genau. Sie sind sich oft nicht ganz klar, ob und *wann* sie den Menschen, der ihnen so am Herzen liegt, loslassen sollen.

Ebenso ist sich die Familie oft nicht darüber bewußt, welche Unterstützung sie in der Gemeinde oder anderen Kreisen finden könnte, etwa in der entfernteren Verwandtschaft oder im Freundeskreis. Bei einer längeren Krankheit landet der größte Teil der Belastung und Verantwortung daher meist auf den Schultern von nur ein oder zwei Menschen. Und wenn diese Familienmitglieder dann selbst keinerlei Unterstützung finden, kommt es vor, daß sie mit ihren Problemen ungewollt den Sterbenden belasten.

Meist ist der Lebenspartner der erste, der erfährt, daß seinem geliebten Menschen der Tod droht, und es kommt vor, daß er daraufhin mit dem Arzt heimlich die Abmachung trifft, dem sterbenden Partner diese wichtige Information vorzuenthalten. Das hat jedoch zur Folge, daß er selbst, andere Freunde und Familienangehörige und selbst das medizinische Personal ihre wahren Gefühle verbergen müssen, nur oberflächliche Gespräche führen können, den Sterbenden über seinen Zustand belügen und ständig auf der Hut sein müssen, nicht die Wahrheit zu verraten.

Selbst wenn dem Menschen gesagt wurde, daß er stirbt, kann es vorkommen, daß die Familie es nicht wahrhaben will oder sich grundsätzlich dagegen wehrt, den Tod hinzunehmen. Es kann sein, daß sie nicht über den Tod sprechen möchten, weil sie befürchten, der Tod würde dadurch schneller kommen oder der Sterbende würde in einen Zustand der Hoffnungslosigkeit oder Depression verfallen. Doch wenn wir Angst davor haben, unsere natürliche Trauer zu zeigen, sind wir gezwungen, uns voreinander zu verstecken. Die daraus resultierende Unfähigkeit, eine echte Verbindung einzugehen – und alle Oberflächlichkeit und Heuchelei, die damit einhergehen –, wird im Sterbenden nur das Gefühl des Abgeschnittenseins und der Verzweiflung verstärken.

## *Den Mut für ein Gespräch aufbringen*

Es war Heiligabend, am späten Nachmittag, und mein Mann Lyttle und ich befanden uns wegen einer Kontrolluntersuchung in der Leukämie-Klinik. Der Arzt untersuchte die erneute Schwellung in Lyttles Bein und runzelte die Stirn. »Es sieht so aus, als würde sich ein neues Blutgerinnsel in Ihrem linken Bein bilden«, sagte er. »Das ist äußerst gefährlich. Wenn Sie damit herumlaufen, könnte es sich wie beim letzten Mal lösen und Ihre Lunge oder Ihr Herz schädigen. Ich möchte Sie sofort ins Krankenhaus einweisen.«

Das war ein Schlag ins Gesicht. Lyttle haßte das Krankenhaus. Seit der Diagnose Ende August hatte er jeden Monat mehrere Wochen dort verbracht und eine lebensbedrohliche Krise nach der anderen erlebt.

Wir sahen einander an, und uns war bewußt, daß dies unser letztes gemeinsames Weihnachten mit unserer Familie und unserem kleinen Sohn sein würde. Lyttle sagte dem Arzt: »Ich möchte Weihnachten auf jeden Fall zu Hause verbringen. Es ist mir sehr wichtig, und ich werde das Risiko auf mich nehmen. Am Tag nach Weihnachten komme ich dann ins Krankenhaus.«

Wir gingen wieder nach Hause und feierten mit unserer Familie Weihnachten, ohne mit einem Wort zu erwähnen, daß sein Leben von einer neuen Gefahr bedroht war. Keiner von uns beiden sprach darüber oder über unsere Enttäuschung und Angst. Wir wollten, daß dieses letzte Weihnachten ein glückliches würde, und so ließen wir uns unsere Trauer nicht anmerken. Wie versprochen, ging Lyttle sofort danach ins Krankenhaus und ließ das Blutgerinnsel behandeln.

Eine Woche später lag er immer noch im Krankenhaus, ungeduldig und unglücklich. Inzwischen war Silvester, und wieder wollten wir einander nicht zeigen, wie traurig wir waren. Um Mitternacht stößt man meist auf ein gutes neues Jahr an, doch Lyttle und ich wußten, daß er nächstes Jahr sterben würde. Unfähig, meinen Schmerz zu ertragen, erfand ich eine Ausrede und verließ das Krankenhaus noch vor Mitternacht.

Eine Woche später nahte unser Hochzeitstag. Lyttles Arzt sagte, es sei zu gefährlich für ihn, nach Hause zu gehen, doch auch diesmal gingen wir das Risiko ein. Wir konnten das Herz eines frischverheirateten Arztes erweichen, dem wir erklärten, wie wichtig uns dieser Tag sei. Er sagte, Lyttle könne nach Hause gehen, doch nur unter der Bedingung, daß er sich vorher einer weiteren Chemotherapie unterziehen würde. Was wir nicht wußten, war, daß es sich dabei um ein anderes Medikament mit noch stärkeren Nebenwirkungen handeln würde.

Zu Hause angekommen, fühlte sich Lyttle extrem schwach und verwirrt; ihm war übel, und so ging er sofort ins Bett. Dieser Zustand hielt zwei Wochen ununterbrochen an; er konnte kaum aufstehen und im Haus herumgehen, ohne zusammenzubrechen. Es war uns nicht möglich, unseren Hochzeitstag zu feiern; Lyttle hätte keinen Fuß vor die Tür setzen können. Unsere Trauer, Angst und Frustration wuchsen an, doch wir rückten nicht damit heraus.

Schließlich gestand Lyttle seine aufgestaute Verzweiflung: »Ich will so nicht mehr weitermachen. Verstecke besser meine Schmerztabletten, sonst nehme ich sie noch alle, um endlich Schluß zu machen. Ich kann einfach nicht mehr.«

Ich schaute in den Arzneischrank, der bis zum Rand mit starken Betäubungsmitteln gefüllt war, und fragte mich, wo ich sie wohl in unserem kleinen Haus verstecken könnte. Lyttle war jeden Tag lange allein, wenn ich bei der Arbeit war, und würde sie sicher finden. Also mußte ich die Flaschen mitnehmen. Ich schaute noch einmal auf die dichtgedrängten Reihen voller Fläschchen und erkannte, daß sie nicht in meine Tasche passen würden. In diesem Moment wurde mir klar, daß ich offen über meine Gefühle sprechen mußte.

Ich ging zurück zu Lyttle und sagte: »Es ist auch für mich nicht leicht, daß du krank bist. Ich sorge entweder zu Hause für dich oder besuche dich jeden Abend im Krankenhaus. Ich kümmere mich um unseren Sohn, gehe jeden Tag zur Arbeit und erledige den gesamten Haushalt ohne dich. Und ich weiß, daß ich eines Tages ganz allein sein werde, weil du nicht mehr da sein wirst. All das ist nicht einfach, doch ich nehme es bereitwillig auf mich, weil ich dich liebe. Aber wenn du dir das Leben nimmst, könnte ich es nicht verkraften. Das wäre zuviel für mich.«

All unsere Traurigkeit, unsere Tränen und Enttäuschung, die wir den ganzen Monat zurückgehalten hatten, brachen in dem darauf folgenden Gespräch aus uns heraus. Endlich fühlten wir uns verbunden. Endlich waren wir ehrlich zueinander. Und diese Offenheit beschwor keine Weltuntergangsstimmung herauf, im Gegenteil, uns war endlich wieder leicht ums Herz! Nachdem wir unsere Tränen und unsere Trauer miteinander geteilt hatten, konnten wir uns auch unsere Liebe wieder zeigen, und sogar miteinander lachen und uns freuen. Es war, als wären wir beide wieder zum Leben erwacht.

Erstaunlicherweise stabilisierte sich Lyttles Zustand von diesem Zeitpunkt an. Obwohl er weiterhin regelmäßig zur Chemotherapie mußte, lag er in den nächsten neun Monaten nur einmal kurz im Krankenhaus, bevor sein Sterbeprozeß dann endgültig einsetzte.

Ein leidender oder sterbender Mensch braucht eine tiefe und bedeutungsvolle Beziehung mit den Menschen, die er am meisten liebt. Eine aufrichtige Kommunikation aufzubauen, gleichgültig wie schmerzhaft das Thema sein mag, bedeutet, sich an die heilende Kraft der Liebe anzuschließen.

Wenn Familienangehörige nicht von selbst offen miteinander sprechen, können wir sie zum Beispiel fragen: »Wenn Sie an der Tatsache, daß der Mensch, den Sie lieben, eines Tages sterben wird, nichts ändern können, was wäre dann für die verbleibende Zeit Ihr sehnlichster Wunsch?« Ihre Antwort wird aller Wahrscheinlichkeit nach lauten: »In der Zeit, die uns noch bleibt, unsere Beziehung zu genießen und uns unsere Liebe zu zeigen.« Das Problem ist, daß die meisten nicht wissen, wie sie das anfangen sollen.

Manchmal ist es ganz einfach Angst, die uns davon abhält, aufeinander zuzugehen: Wie können wir die Gewohnheit, nur oberflächliche Gespräche zu führen, durchbrechen? Zuerst einmal müssen wir uns unsere Angst eingestehen und dann können wir aufhören, sie so ernst zu nehmen. Angst ist ein Zeichen dafür, daß *ich mir zu viele Sorgen um »mich selbst« mache und daß mein Herz verschlossen ist*. Es ist äußerst wichtig, daß wir unsere Aufmerksamkeit von uns selbst weg auf die Sorge und Liebe *für den anderen Menschen* richten.

Wir haben uns alle schon einmal mit jemandem verbunden gefühlt. Ich fordere Familienmitglieder immer auf, sich an ein gutes Gespräch zu erinnern und darüber nachzudenken, woran es lag, daß es so gut lief, und dann dieselben Prinzipien auch jetzt anzuwenden. Einige dieser Prinzipien sind sicherlich:

Offenheit ohne Erwartungen

Dem anderen wirklich zuhören und ihn kennenlernen

Eine spielerische Leichtigkeit und Humor

Eine ernsthafte Bereitschaft, sich selbst zu zeigen

Der Schlüssel zu guter Kommunikation liegt darin, sich natürlich zu verhalten und von Herzen zu sprechen. Wenn wir zum erstenmal mit einem Sterbenden sprechen, sind wir vielleicht ängstlich, aufgeregt oder traurig. Unser Freund oder unsere Freundin wird wahrscheinlich erleichtert sein, wenn wir das gleich zu Anfang eingestehen. Endlich ist mal jemand ehrlich! Wenn wir es riskieren, unsere Verletzlichkeit zu zeigen, fühlt der bzw. die Sterbende sich vielleicht sicher genug, um über ihre eigenen Schwierigkeiten und ihren Schmerz sprechen zu können.

Vielleicht haben unsere Schwierigkeiten, uns nahezukommen, aber auch ältere und tiefere Ursachen: alte, unerlöste Verletzungen oder tiefer Groll in unserer Beziehung. Der unmittelbar bevorstehende Tod verlangt von uns, unsere Beziehung auf irgendeine Weise zu heilen, solange es noch möglich ist.

Wenn es zwischen den Familienmitgliedern eine Menge alter Geschichten und Schwierigkeiten gibt, wird der erste Verständigungsversuch nicht unbedingt gleich von Erfolg gekrönt sein und Früchte tragen, aber trotzdem müssen wir irgendwann anfangen, unsere alten Positionen und Ängste aufzugeben, um so eine Veränderung in der Beziehung in Gang zu bringen. Es ist wichtig, sich daran zu erinnern, daß die Ursache für alle Veränderung bei uns selbst liegt; wir selbst müssen freier werden, liebevoller, bereit zum Risiko und einer ehrlichen und freundlichen Kommunikation mit dem anderen. Gleichgültig, ob der andere fähig ist, sich zu verändern oder nicht – wir werden diesen Menschen besser verstehen und ihm näherkommen können.

## *Beziehungen heilen: Die Fronten aufgeben*

Wenn Sie mit einem Gespräch den Zweck verfolgen, die Diskussion zu »gewinnen« oder den anderen zu ändern, ist sie von vornherein zum Scheitern verurteilt. Um die Konflikte in einer Beziehung wirklich heilen zu können, müssen Sie sich erst einmal ruhig hinsetzen und sich Ihrer eigenen Gedanken und Gefühle, Hoffnungen und Ängste bewußt werden, die hinter Ihrer Wahrnehmungsweise und Ihren Kommunikationsversuchen stehen. Was haben Sie in früheren Begegnungen von dem Menschen erwartet? Daß er zugibt, im Unrecht zu sein, oder verspricht, sich zu ändern? Daß er nie wieder etwas falsch machen würde oder verspricht, Sie nie wieder zu verletzen? Daß er Ihnen seine Liebe zeigen wird, und zwar genau so, wie Sie es für richtig halten?

In ähnlicher Weise sollten Sie sich Ihrer Ängste vor einem Gespräch mit diesem Menschen bewußt werden. Haben Sie Angst, abgelehnt oder mißverstanden zu werden, sich schämen zu müssen oder lächerlich gemacht zu werden? Angst, daß Ihre Gefühle erneut verletzt werden? Die Hoffnung, daß der Mensch Sie nie wieder verletzt oder Sie immer uneingeschränkt liebt, ist unrealistisch, genau wie die Erwartung, daß der andere sich ändert, um Sie glücklich zu machen. Die einzige Freiheit, die es gibt, ist die Freiheit, sich selbst zu ändern.

Sie müssen sich daher Ihrer gewohnheitsmäßigen Identifikation mit dem »selbstsüchtigen Ich« bewußt werden und erkennen, daß Sie sich statt dessen auch mit Ihrer wahren Natur identifizieren könnten – Ihrem klaren und grundlegenden Gutsein, Ihrem »guten Herzen«. Die Praxis der Meditation, in der Sie mit diesem höchsten Aspekt Ihres Wesens in Berührung kommen, wird Ihnen helfen, mit der Ihnen innewohnenden Quelle der Liebe in Kontakt zu kommen und dem anderen Menschen ohne Furcht zu begegnen.

Der nächste Schritt – noch bevor Sie dem anderen von Angesicht zu Angesicht begegnen – besteht darin, sich Ihrer Absichten klarzuwerden. Wenn Sie sich mit jemandem treffen wollen, mit dem Sie normalerweise Probleme haben, nehmen Sie sich diesmal vor, einfach nur zuzuhören, was der andere Mensch fühlt und erlebt, und sich ihm selbst so zu zeigen, wie Sie ursprünglich sind. Das ist alles. Prüfen Sie, ob Sie bereit sind, den anderen da »abzuholen«, wo er ist. Wenn Ihre alten Vorurteile Ihnen dabei im Weg sind, denken Sie zuerst über folgendes nach; es wird Ihnen helfen, die andere Person und ihren Blickwinkel einmal anders zu verstehen und ihr mehr Mitgefühl entgegenbringen zu können. Diese Überlegung hat zwei Stufen: andere als einem gleich zu sehen und sich in die Lage des anderen zu versetzen.

**Reflexionen zum Mitgefühl: Andere als einem gleich sehen und sich in die Lage des anderen versetzen**

Statt andere in ihrer gewöhnlichen Rolle zu sehen – als Eltern, Geschwister oder Chef –, betrachten Sie sie innerlich als jemanden »genau wie ich«. Gehen Sie einmal davon aus, daß dieser Mensch genauso ist wie Sie selbst, mit demselben Wunsch nach Glück und derselben Angst vor Leid.

Wenn Sie das in sich nachempfinden können, stellen Sie sich als nächstes vor, Sie würden mit diesem Menschen die Rollen tauschen. Jetzt befinden Sie sich in seinem Leben, in seiner Lage. Stellen Sie sich vor, Sie hätten das Leben dieser Person gelebt – mit allem, was ihr wahrscheinlich an Ablehnung, Trauer, traumatischen Erlebnissen und Angst begegnet ist. Denken Sie an all das, woran diese Person im Moment leidet: an dem Gefühl, mißverstanden und unfair behandelt zu werden, an tiefem Schmerz, großer Angst oder versteckter Unsicherheit und unerfülltem Verlangen. Stellen Sie sich die Schwierigkeiten vor, die wahrscheinlich noch auf diesen Menschen zukommen werden – den Abbau der körperlichen Kräfte und die Schmerzen im Verlauf des Alterns oder einer Krankheit, die Trauer um zukünftige Verluste, die Einsamkeit des Sterbens oder das Gefühl der Verlassenheit.

Stellen Sie sich nun unter diesen Voraussetzungen mit den Augen des anderen vor, wie »Sie« selbst ins Zimmer kommen, um mit Ihnen zu reden. Fragen Sie sich: Was würde ich mir von diesem Menschen, der mich besuchen kommt, am meisten wünschen? Was würde ich von ihm oder ihr am meisten brauchen?

Wenn Sie am Ende dieser Meditation, die Ihr Mitgefühl wekken soll, feststellen, daß Ihr Herz offener geworden ist und daß Sie das Leid des anderen besser verstehen, können Sie ihn oder sie in Ihre tägliche Tonglen-Praxis einbeziehen.

Wenn der Mensch, mit dem Sie Probleme haben, nicht unmittelbar vom Tod bedroht ist, kann *die Vorstellung, der andere liege im Sterben*, in Ihnen eine größere Bereitschaft wecken, Ihre alten Verletzungen und Ihre Wut aufzugeben. Wenn Sie Ihren Mut zusammennehmen und Ihre Beziehung *jetzt* heilen (da der Zeitpunkt des Todes ja ungewiß ist), werden Sie weniger zu bedauern haben, wenn Sie oder die andere Person plötzlich sterben sollten. Sie mögen zwar glauben, daß Sie Ihre schlechten Gefühle gar nicht heilen müssen, da sie sich sowieso einfach auflösen werden, wenn der andere stirbt. Doch der Tod erlöst Sie nicht von den alten Wunden und den Mauern der Angst, die Sie um Ihr Herz errichtet haben. Was Sie befreien kann, ist Ihre Bereitschaft, zu einer Verständigung zu kommen und die Vergangenheit hinter sich zu lassen. Die Heilung der Beziehung heilt Ihr eigenes Herz; daher ist es *Ihre* Aufgabe, gleichgültig, ob die andere Person noch lebt oder schon gestorben ist.

Joes Kinder und Enkel waren so warmherzig und liebevoll, und sie gingen so offen miteinander um, daß Mark, der Hospiz-Helfer, sich fragte, ob es nicht sinnvoller wäre, sich in einer anderen Familie einsetzen zu lassen. Bevor er um eine Neuzuweisung bat, wandte sich Mark im Vertrauen an den sterbenden Mann und fragte ihn: »Gibt es irgend etwas, das ich noch für Sie tun kann, bevor Sie sterben?«

»Ich bin so froh, daß Sie mich fragen«, sagte Joe. »Mir liegt tatsächlich noch etwas auf dem Herzen, das ich gerne bereinigen würde, bevor ich sterbe, doch ich wußte nicht, wen ich bitten könnte, mir dabei zu helfen.

Vor vierzig Jahren hatten mein Bruder und ich einen fürchterlichen Streit, und wir haben uns seit diesem Tag nie wieder gesehen und kein einziges Wort mehr miteinander gewechselt. Ich sehe jetzt, daß ich einfach zu dickköpfig war, um nachgeben zu können, und es tut mir leid, daß wir so viele Jahre keinen Kontakt mehr hatten. Ich wünschte, ich könnte ihn noch einmal sehen, bevor ich sterbe, um ihm zu sagen, daß es mir leid tut, und um ihn um Verzeihung zu bitten. Könnten Sie mir helfen, meinen Bruder zu finden?«

Mark freute sich, daß er etwas für Joe tun und ihm helfen könnte, dem Tod in Frieden zu begegnen. Nach einigen Nachforschungen machte Mark Joes Bruder schließlich ausfindig. Er nahm Kontakt mit ihm auf und erklärte den Grund seines Anrufs: »Ich bin ehrenamtlicher Mitarbeiter an einem Hospiz und betreue Ihren Bruder und seine Familie. Joe bat mich darum, mit Ihnen Kontakt aufzunehmen, weil er nicht mehr allzu lange zu leben hat und Sie sehr gern sehen und sich bei Ihnen entschuldigen würde, bevor er stirbt.«

Der Bruder gab scharf zur Antwort: »Ich möchte Joe aber nicht sehen; ich will nichts mehr mit ihm zu tun haben.«

Nach diesem Telefongespräch wußte Mark nicht recht, was er tun sollte. Doch bald erkannte er, daß das Wichtigste bereits geschehen war: Joe bedauerte es wirklich, zu diesem Streit beigetragen zu haben, und er hatte dies seinem Bruder über Mark auch mitgeteilt. Als er Joe das nächste Mal besuchte, sagte Mark: »Ich habe mich mit Ihrem Bruder in Verbindung gesetzt. Er wird zwar nicht kommen können, um Sie zu sehen, doch er hat Ihre Nachricht erhalten.«

Für Joe war die unerledigte Angelegenheit damit geheilt. Sein Bruder war anscheinend noch nicht bereit, seine eigenen schlechten Gefühle aufzugeben. Doch vielleicht wird Joes Bruder sich am Ende seines Lebens dieser alten Last ebenfalls entledigen wollen, und dann wird er wissen, daß er Joes versöhnende Worte bereits erhalten hat.

## *Beziehungen heilen: Unerledigte Angelegenheiten zu Ende bringen*

Hier einige der häufigsten Gründe für unsere »unerledigten Angelegenheiten« mit anderen:

Wir haben Angst, erneut verletzt oder zurückgewiesen zu werden.

Die andere Person hat sich schon einmal geweigert, uns zu verzeihen.

Wir haben das Gefühl, daß das, was wir getan haben, unverzeihlich ist.

Wir wollen unsere Anhaftung an die Person oder die Vergangenheit nicht aufgeben.

Wir haben Angst davor, daß unser eigener Anteil an dem Problem ans Tageslicht kommt.

Die andere Person ist nicht mehr Teil unseres Lebens oder ist bereits gestorben.

Diese natürlichen Ängste oder Hindernisse halten uns davon ab, mit jemandem direkt zu sprechen und ein altes emotionales Problem aus dem Weg zu räumen. Und doch ist es unsere persönliche Verantwortung, unsere unerledigten Angelegenheiten zu klären, und wir können es auch tun, unabhängig davon, *ob die andere Person anwesend ist oder bereit, mit uns zu reden und uns zu verzeihen, oder nicht.* Der Sinn der im Anschluß beschriebenen Methode zum Beenden unerledigter Angelegenheiten ist es, daß *wir* uns von unserem alten Ärger, unserer Anhaftung, unseren Schuldgefühlen und schmerzlichen Erinnerungen, die wir mit uns herumtragen und die uns belasten, befreien. Um das, was uns emotional belastet, abzuschließen und loszulassen, ist es also nicht unbedingt notwendig, dem anderen tatsächlich physisch zu begegnen.

## *Die Methode zum Beenden unerledigter Angelegenheiten*

Sitzen Sie erst einmal still und finden Sie in Ihrem Herzen die Bereitschaft, Ihr Problem noch ein letztes Mal zu schildern *und es loszulassen*. Seien Sie auch bereit, sich wirklich gehört und verstanden zu fühlen und zu hören, wie der andere Mensch das Problem aus seiner Perspektive sieht.

Visualisieren Sie jetzt den Menschen, mit dem Sie eine unerledigte Angelegenheit haben. Stellen Sie sich vor, daß diese Person genauso vor Ihnen sitzt, wie Sie sie in Erinnerung haben, allerdings mit einem wichtigen Unterschied: *sie ist jetzt offener und empfänglicher als je zuvor und kann wirklich alles hören, was Sie zu sagen haben.*

Denken Sie darüber nach, worin für Sie das Hauptproblem lag, ohne jedoch die damit verbundenen Emotionen wieder aufwallen zu lassen. Stellen Sie sich nun vor, daß Sie Ihrem Gegenüber dieses Problem schildern, und vergessen Sie dabei nicht, daß sie oder er jetzt sehr empfänglich ist und Sie wirklich hört. Überlegen Sie, ob es noch weitere Probleme gibt, über die Sie sich bisher nicht geäußert haben, und stellen Sie sich vor, wie Sie auch diese der anderen Person schildern.

Nehmen Sie als nächstes Stift und Papier und schreiben Sie alles auf, was Sie eben in Gedanken gesagt haben. Beschreiben Sie das Problem – so verantwortungsbewußt wie möglich –, ohne den anderen anzugreifen oder sich zu verteidigen. Denken Sie daran, daß die andere Person Ihnen mit einem offenen und empfänglichen Herzen zuhört und wirklich hört, was Sie sagen.

Gestatten Sie jetzt der anderen Person, das Problem aus Ihrer Sicht zu schildern. Fangen Sie einfach an zu schreiben und schauen Sie, was passiert. Da Sie die »beste Seite« dieser Person angesprochen haben und sie Ihre Gefühle gehört hat, wird sie voraussichtlich anders antworten, als Sie erwarten. Schreiben Sie nun alle anderen Probleme auf, die Sie mit dieser Person hatten – alten Ärger, Bedauern, Anhaftung oder Ängste. Und lassen Sie dann wieder Ihr Gegenüber seine Sicht der Dinge darstellen.

Fahren Sie fort, beide Seiten dieses Dialogs aufzuschreiben, und beschreiben Sie alle Ebenen Ihrer Schwierigkeiten mit der anderen Person, bis Sie keinerlei negative Gefühle mehr in Ihrem Herzen entdecken. Wenn die andere Person Sie verletzt hatte, schauen Sie, ob Sie ihr jetzt verzeihen können. Wenn Sie erkennen, daß Sie die andere Person verletzt haben, bitten Sie

sie um Verzeihung. Denken Sie daran, daß *die beste Seite* des anderen Menschen Ihr Bedauern verstehen und nicht zögern wird, Ihnen zu vergeben. Nehmen Sie die heilende Liebe dieser Vergebung wirklich an, und lassen Sie alle Schuldgefühle und Selbstvorwürfe fallen.

Schauen Sie zum Abschluß noch einmal in Ihr Herz, und prüfen Sie, ob Sie auch Wertschätzung und Liebe für diesen Menschen empfinden, die Sie bis jetzt nicht gezeigt haben. Drücken Sie diese Liebe ebenfalls schriftlich aus, bedanken Sie sich beim anderen und verabschieden Sie sich. Sie können sich sogar vorstellen, wie die Person sich abwendet und geht. Während sie sich entfernt, fragen Sie sich ganz ehrlich: Lassen Sie sie jetzt wirklich los und wünschen ihr alles Gute?

Ist derjenige, mit dem Sie ins reine kommen wollen, bereits verstorben, ist es gut, diese Heilung der Gefühle mit einer spirituellen Praxis abzuschließen, wie zum Beispiel dem essentiellen Phowa, einer Visualisation speziell zur Heilung und für den Moment des Todes, die in Kapitel 9 beschrieben wird. Natürlich können Sie auch eine der Praktiken Ihrer eigenen Religion anwenden – etwas aus den Schriften lesen, bestimmte Gebete oder Rituale ausführen –, um dem Verstorbenen spirituelle Unterstützung zu geben.

Zum Abschluß können Sie die Praxis mit dem starken Wunsch widmen, daß der andere Mensch und Sie selbst von seelischem Schmerz und alten Wunden geheilt sein mögen, daß Ihre Verbindung jetzt und in der Zukunft für beide Seiten förderlich sein möge und daß allen anderen Menschen, mit denen Sie in Ihrem Leben in Berührung kommen, die heilende Kraft, die durch die Beseitigung Ihrer Schwierigkeiten entstanden ist, zugute kommen möge.

Lesen Sie Ihren aufgezeichneten Dialog, wenn möglich, später laut vor einem Foto der Person oder einem Freund bzw. einer Freundin vor. Das kann das Gefühl noch verstärken, daß die Angelegenheit erledigt ist – fast, als hätten Sie es der Person tatsächlich selbst sagen können. Wenn Sie möchten, können Sie auch darunterschreiben: »Bitte laß etwas von dir hören.« Viele haben mir erzählt, daß die Person, mit der sie diese Übung zur

Beendigung unerledigter Angelegenheiten gemacht haben, sich in den nächsten Tagen oder Wochen tatsächlich gemeldet hat, und oft schien auch von ihrer Seite der Streit beigelegt zu sein.

Auch wenn die eben beschriebene Methode ausreicht, um unsere unerledigte Angelegenheit zu einem Abschluß zu bringen, werden wir eventuell feststellen, daß wir nach der Heilung unseres eigenen Schmerzes genug Selbstvertrauen und Klarheit für ein direktes Gespräch mit dem anderen besitzen.

Das größte unverarbeitete Problem, das Helens Leben belastete, war die fehlende Beziehung zu ihrem Vater, von dem sie im Alter von dreizehn getrennt worden war. Jetzt war sie vierunddreißig. Die Scheidung ihrer Eltern war mit viel Bitterkeit verbunden gewesen, und Helens Erinnerung an ihren Vater bestand nur aus Kritik und gegenseitigen Beschuldigungen, die sie vom Rest der Familie ständig zu hören bekam. Mit Hilfe der Methode für die Beendigung unerledigter Angelegenheiten konnte Helen ihre alte Verletzung und die Wut auf ihren Vater verarbeiten und sich von ihrer tiefen Enttäuschung und Angst befreien. Nachdem sich ein Großteil ihrer emotionalen Spannung gelöst hatte, war Helen dann sogar in der Lage, den Kontakt und die Beziehung zu ihrem Vater wiederaufzunehmen. Er war ihr sehr dankbar, daß sie sich gemeldet hatte, weil er vor kurzem erfahren hatte, daß er an Krebs erkrankt war.

Helens Vater lebte noch anderthalb Jahre, und sie kamen sich in dieser Zeit sehr nah und erlebten eine tiefe Verbundenheit, indem sie ihr Leben miteinander teilten und alle ungelösten Probleme der Vergangenheit bewältigten.

Helens Bruder und Schwester hingegen versuchten nie, mit ihrem Vater wieder in Verbindung zu treten. Sie waren der Meinung, daß die emotionale Bürde ganz von selbst verschwinden würde, wenn er gestorben war. Nach seinem Tod allerdings wurde ihnen bewußt, daß die Vergangenheit sie weiterhin belastete.

Wenn Ihre unerledigte Angelegenheit mit einem schweren traumatischen Erlebnis, etwa einem Mißbrauch, verbunden ist, sollten Sie einen qualifizierten Therapeuten zu Ihrer Unterstützung heranziehen, statt zu versuchen, allein an der Heilung Ihrer

Vergangenheit zu arbeiten. Wenn Sie mehr Inspiration brauchen, um besonders schmerzliche Erinnerungen zu heilen, können Sie, wie Sogyal Rinpoche beschreibt, folgendes tun:

> Visualisieren Sie alle Buddhas und erleuchteten Wesen im Raum über Ihnen und um sich herum, stellen Sie sich vor, wie sie ihr Mitgefühl in Form von Lichtstrahlen aussenden und Ihnen ihre Unterstützung und ihren Segen geben. Sagen Sie in ihrer Präsenz Ihrem geliebten Verstorbenen alles, was Sie sagen müssen, alles, was Ihnen auf dem Herzen liegt.[1]

In diesem äußerst kraftvollen Feld von Liebe und Segen werden Sie sich vielleicht sicherer fühlen und Ihren Erinnerungen leichter ins Auge schauen und allen Beteiligten die heilende Kraft des Mitgefühls zusenden können.

## *Das Geheimnis der Vergebung*

Manchmal halten wir jahrelang an unserem »gerechten« Zorn fest, weil wir jemanden damit bestrafen wollen. Auch wenn wir meinen, daß die Gründe für unser Problem ausschließlich von außen kommen, werden wir bei einer ehrlichen Selbstprüfung wahrscheinlich auf unsere eigene Sturheit, Selbstbezogenheit oder Rachsucht stoßen – negative Eigenschaften, die denen, die wir beim anderen verurteilen, in nichts nachstehen. Wenn wir nicht vergeben können, verletzen wir uns letztlich selbst, indem wir in alten Erinnerungen gefangen bleiben und in Schmerz und Ohnmachtsgefühlen verharren. Wir können sogar süchtig werden nach unserem Leidensmuster und unserer Opferrolle; in diesem Falle würde unsere unausgesprochene Angst lauten: Wenn ich mein Leid aufgebe, höre »ich« dann nicht auf zu existieren?

Vergebung ist eine sehr wirkungsvolle Handlung, wahrscheinlich die positivste und im höchsten Grade transformierende Entscheidung, die uns das Leben immer wieder abverlangt. Vergebung heißt nicht, daß wir die verletzenden Handlungen eines anderen akzeptieren oder gar billigen. Vergebung bedeutet, daß wir unsere Reaktionen auf diese Handlungen, etwa persönliche Verletztheit, Wut oder Angst, loslassen. Verzeihen entfernt den Stachel aus einer alten Wunde, so daß sie heilen kann. Ein verletzendes Muster bleibt bestehen, solange alle ihre gewohnten Rollen weiterspielen. Wenn wir also unsere Gewohnheit aufgeben und statt dessen endlich mit Vergebung und Liebe reagieren, können wir das Muster tatsächlich durchbrechen und uns von der schmerzlichen Erinnerung befreien. Das ist das Geheimnis: *Vergebung befreit uns selbst.*

Wenn Sie feststellen, daß Sie über andere zu Gericht sitzen, wenden Sie Ihre Aufmerksamkeit nach innen und überprüfen Sie Ihre eigenen Handlungen, Ihre eigenen Beweggründe, den Zustand Ihres eigenen Geistes. Wenn Ihnen Ihre Schwächen und Fehler, Ihre selbstsüchtigen Muster, deutlich vor Augen stehen und Sie sich ihrer lebenslangen heimlichen oder augenscheinlichen Vergehen in Worten, Taten und sogar Gedanken an anderen aufrichtig bewußt sind, wie können Sie da noch Groll auf einen anderen Menschen hegen? Es wird klar, daß wir alle im selben Boot sitzen und die meiste Zeit voller Verwirrung und Angst agieren und reagieren, statt mit der Klarheit und dem Mitgefühl unserer wahren Natur.

Manchmal fällen Sie das erbarmungsloseste Urteil über sich selbst. Vielleicht fragen Sie sich insgeheim, ob Ihre Handlungen überhaupt verzeihlich sind. Eine Möglichkeit, Verletzungen, die Sie anderen zugefügt haben, wiedergutzumachen, wäre, sie einzugestehen und zu versuchen, anderen zu dienen und ihnen Freude zu bereiten. Eine weitere Möglichkeit liegt darin, allen zu vergeben, die *Sie* jemals verletzt haben.

Die buddhistischen Lehren erklären, daß in Wahrheit jeder und alles miteinander verbunden und voneinander abhängig ist. Daher fällt alles, was wir anderen antun, in Wirklichkeit auf uns selbst zurück. Ob wir die Folgen unserer Handlungen nun sofort erkennen oder nicht, das Gesetz von Ursache und Wirkung, *Karma* genannt, wirkt im ganzen Universum. Menschen zum Beispiel, die in einer Nahtoderfahrung noch einmal alle Ereignisse ihres Lebens nacherleben, stellen zu ihrer

Überraschung fest, daß ihnen alles, was sie je im Zusammenhang mit anderen getan, gedacht und gesagt haben, jetzt – zum eigenen Vor- oder Nachteil – am eigenen Leibe widerfährt.

Sind wir uns dieser wechselseitigen Verbundenheit und der Konsequenzen unserer schädlichen Handlungen nicht bewußt, fügen wir uns aus reiner Gedankenlosigkeit gegenseitig Verletzungen zu. Wäre es nicht durchaus möglich, daß der Mensch, den Sie für Ihren Schmerz verantwortlich machen, sich auch nicht darüber im klaren ist, daß er, indem er Sie verletzt, letztlich selbst der Leidtragende ist? Tatsächlich steckt er wahrscheinlich so tief in seinem eigenen Schmerz und seinen alten Verhaltensmustern, daß er Sie nicht einmal wahrnimmt. Das tibetische Wort für Unwissenheit lautet *Marigpa,* »nicht sehen«. Der andere sieht, in Wolken von Angst gefangen, nur seine eigenen Projektionen und reagiert blindlings. Sie können davon ausgehen, daß der andere Mensch Sie, wenn er Sie wirklich erkennen könnte, nicht verletzen würde.

Wenn Sie miterleben, wie ein Mensch einem anderen Schaden zufügt, verurteilen Sie ihn nicht, sondern erinnern Sie sich daran, daß der wahre Feind die »Unwissenheit« ist. Dieses Verständnis kann Ihr Mitgefühl für die Person wecken, die achtlos ihr zukünftiges Leid in die Welt setzt.

Eine weitere Meditation, die Ihnen helfen kann, Ihre Liebe und Ihr Mitgefühl zu wecken, wenn Sie sich blockiert fühlen, besteht darin, sich einen geliebten Menschen in sehr leidvollen oder schmerzlichen Umständen vorzustellen. Sobald Sie spüren, wie das Mitgefühl für Ihren Freund und sein großes Leid in Ihnen erwacht, setzen Sie eine fremde Person an die Stelle Ihres Freundes und erzeugen Sie dasselbe kraftvolle Mitgefühl für sie, mit dem dringenden Wunsch: »Möge diese Person frei sein von Leid und den Ursachen des Leides.« Schließlich stellen Sie sich, in derselben schlimmen Situation, eine Person vor, die Sie sehr verletzt hat, und bringen Sie ihr dieselbe Zärtlichkeit und dasselbe Mitgefühl entgegen.

(Dabei brauchen Sie nicht zu befürchten, daß Ihre Visualisation schädliche Auswirkungen auf den geliebten Menschen haben wird; da Sie mit Hilfe dieser Meditation ein sehr starkes und grenzenloses Mitgefühl erwecken, wird ihm sogar großer Nutzen und Verdienst erwachsen.)

Mit Hilfe der Tonglen-Praxis schließlich kann jede Verletzung und jedes Trauma in den spirituellen Pfad aufgenommen und gereinigt werden. Wenn wir uns mit unserem vergangenen Leid auseinandersetzen und lernen, zu verzeihen und zu heilen, wird sich die Person, die wir für unseren Feind gehalten haben, vielleicht in eine Kostbarkeit verwandeln, die uns hilft, unser Herz zu erweichen und unsere Verbindung mit der Wahrheit des spirituellen Pfades zu vertiefen. Geshe Langri Thangpa schrieb:

> Wenn mein teuerster Freund, dem ich geholfen habe,
> Sich unverhofft gegen mich wendet,
> Möge ich ihn als großen Schatz betrachten, von seltenem Wert.

# 8 Lieben und loslassen

Angie war vierundvierzig, und ihre Mutter war ihr ein und alles – wichtiger, wie sie sagte, als ihr eigener Ehemann und ihre Kinder. Angies Mutter, Helen, hatte Brustkrebs in fortgeschrittenem Stadium, mit vielfachen Metastasen, und inzwischen waren auch ihre Leber, ihr Rückgrat und ihre Hüften befallen. Als ich Helen im Krankenhaus besuchte, sah ich, wie zerbrechlich und schwach sie war. Sie offenbarte mir, daß sie wußte, daß sie nicht mehr lange zu leben hätte.

Angie war beunruhigt und angespannt, als wir uns kurz darauf trafen. »Jedesmal, wenn ich Helens Arzt aufsuche, sagt er, daß es ihr besser gehen wird«, berichtete Angie mir. »Doch die Schwestern im Krankenhaus sagen, daß ihr Zustand unheilbar ist. Sagen Sie mir also bitte, stirbt meine Mutter oder nicht?«

Jetzt war ich an der Reihe, mich angespannt zu fühlen. Die ungeschminkte Wahrheit würde wie eine Bombe in ihr Leben einschlagen. Ich suchte nach einem Ausweg.

»Ich bin keine Medizinerin«, antwortete ich vorsichtig, »habe also nicht die entsprechende Qualifikation, um Ihre Frage eindeutig beantworten zu können. Können Sie nicht einen anderen Arzt zu Rate ziehen?«

»Ich nehme an, ich könnte Helens zweiten Arzt fragen, den Röntgenologen, der sie jede Woche behandelt. Doch aufgrund Ihrer langen Hospiz-Erfahrung möchte ich trotzdem auch Ihre Meinung hören. Stirbt meine Mutter?«

»Wollen Sie meine ehrliche Meinung hören?«

»Ja.«

»Nun gut«, sagte ich beherzt, »doch müssen Sie mir versprechen, daß Sie noch einmal den Arzt um seine Einschätzung bitten. Nun, ich weiß, daß es Krebskranke gibt, bei denen sich die Symptome zurückbilden oder die sogar geheilt werden. Doch bei den vielen Metastasen und Komplikationen Ihrer Mutter und bei ihrem schwachen und zerbrechlichen Zustand sieht es für mich so aus, als würde sie sterben.«

»Wie können Sie es wagen zu behaupten, meine Mutter würde sterben! Sie haben *überhaupt kein Recht* dazu, so etwas zu sagen!« schrie Angie. »Was wissen *Sie* schon von meiner Mutter?«

*O je, das war ein Fehler,* dachte ich, als sie weiter voller Entrüstung auf mich einstürmte. Und doch wußte ich, daß ihre Wut nicht wirklich mir persönlich galt. Als ich über die Liebe nachdachte, die hinter ihrem schmerzerfüllten Ausbruch stand, konnte ich ihren Schmerz an mir vorüberziehen lassen. Schließlich brach Angie in tiefes, gequältes Schluchzen aus. Ich blieb an ihrer Seite und versicherte ihr, daß es völlig in Ordnung sei zu weinen und daß sie allen Grund zur Traurigkeit hätte. Nach vielleicht zehn Minuten wurde Angie ruhiger. Sie hatte ihren Widerstand und ihre Verleugnung, mit denen sie sich die Trauer vom Leib gehalten hatte, endlich durchbrochen. Dann fragte sie mich, was sie jetzt tun solle.

»Was *möchten* Sie denn tun?« fragte ich zurück.

»Ich glaube, ich sollte jetzt offen mit meiner Mutter sprechen und ihr sagen, daß ich weiß, daß sie stirbt und daß ich sie liebe. Ich werde bei ihr bleiben und ihr helfen, damit fertig zu werden.«

Endlich waren Angie und Helen in der Lage, offen miteinander zu sprechen und sich ihre Trauer und Liebe gegenseitig zu zeigen. Sie empfanden endlich die tiefe, bedeutungsvolle Verbundenheit, nach der sie sich beide so sehr gesehnt hatten. Danach verbesserte sich Helens Zustand überraschenderweise, und sie lebte noch weitere achtzehn Monate. Im Laufe dieser Monate wollte ich mich bei Angie dafür entschuldigen, daß ich ihr gesagt hatte, ihre Mutter würde sterben. Doch es stellte sich heraus, daß sie tatsächlich dankbar dafür war, denn die Auseinandersetzung mit der Wahrheit hatte zu einem Durchbruch in ihrer Beziehung geführt und sie einander nähergebracht.

»Davon abgesehen«, fügte sie hinzu, »weiß ich doch, daß

meine Mutter ohnehin eines Tages sterben wird. Mich bereits jetzt mit dieser Tatsache auseinanderzusetzen, hilft mir, mich auf das Unvermeidliche vorzubereiten.«

Es ist äußerst schwierig, eine echte Verbindung zu entwikkeln, wenn wir voreinander Verstecken spielen und uns mit der unumgänglichen Tatsache des Todes nicht auseinandersetzen wollen. Um eine aufrichtige Beziehung aufbauen zu können, müssen wir uns zum einen der gegenwärtigen Situation stellen und zum anderen unsere natürliche Reaktion darauf mit dem anderen teilen. Nicht selten jedoch macht es uns unsere starke Anhaftung schwer, mit dem Sterbenden offen umzugehen. Darum ist es auch so wichtig, daß die engsten Angehörigen in ihrer Auseinandersetzung mit dem bevorstehenden Verlust Unterstützung erfahren, damit sie den Sterbenden nicht mit ihrer schmerzlichen Anhaftung belasten. Haben sie einmal damit begonnen, der Wahrheit ins Gesicht zu blicken, und sich von einem Teil ihrer Trauer befreit, können die Angehörigen viel ruhiger und gefaßter mit dem Sterbenden über seinen nahenden Tod sprechen. Wenn wir den Mut aufbringen und schon früh über die Unausweichlichkeit des Todes sprechen, kann sich ein wertvolles Vertrauen und eine Verbundenheit entwikkeln, die in späteren Krisen eine echte Verständigung erleichtern wird.

## *Die Angst, über den Tod zu sprechen*

Wenn die Angehörigen sich sträuben, den geliebten Menschen wissen zu lassen, daß er stirbt, können wir sie fragen, was ihrer Vorstellung nach wohl passieren würde, wenn sie ihm die Wahrheit sagten:

»Wenn ich ihm sage, daß er stirbt, dann ...«
»... wird er die Hoffnung verlieren und sich deprimiert fühlen.«
»... kann es passieren, daß ich vor seinen Augen zusammenbreche.«

»... wird er denken, daß ich möchte, daß er stirbt.«
»... wird er einfach aufgeben und sterben.«

Der Grund, warum viele sich weigern, den Tod zu akzeptieren, findet sich häufig in einem der beiden folgenden Probleme: Entweder betrachten die Familienangehörigen den Tod als etwas sehr Negatives, Hoffnungsloses und Tragisches, oder sie haben Angst vor dem Ausmaß an Trauer und Schmerz, die zum Vorschein kämen, wenn sie sich zum erstenmal gemeinsam der Wahrheit stellen würden.

Viele Menschen haben eine tiefsitzende Furcht vor Trauer. Es ist gut möglich, daß die Familie oder der Sterbende auch bei früheren Verlusten nicht wußte, wie sie ihre Trauer zu einem heilsamen Abschluß bringen sollte, und daher eine Menge unerledigter Trauer mit sich herumträgt. Weigert sich jemand, über den bevorstehenden Tod zu sprechen, mag es daher rühren, daß er instinktiv ahnt, wieviel angesammelter, tiefer Schmerz dabei zum Vorschein kommen könnte.

Dabei übersehen wir meist, daß wir selbst und unsere ängstliche Haltung den Tod erst tragisch und hoffnungslos machen, da wir uns von unserer Angst davon abhalten lassen, eine aufrechte Verbindung einzugehen und unser Leben und unsere Liebe miteinander zu teilen. Ich sage den Angehörigen oft: »Zu erfahren, daß man stirbt, ist *nicht* das Schlimmste, was einem passieren kann. *Das Schlimmste ist, sich in einer Krise verlassen zu fühlen.*« Wenn wir jedes Gespräch über den nahen Tod ängstlich vermeiden, isolieren wir den Sterbenden unbewußt und lassen ihn mitten im größten körperlichen und seelischen Schmerz seines Lebens allein. Selbst wenn er von lauter Freunden umgeben sein sollte – solange sie nicht die Wahrheit mit ihm teilen, wird der Sterbende sich allein und verlassen fühlen.

Ich kann es nicht laut und deutlich genug sagen: Ein Mensch stirbt nicht daran, daß man ihm die Wahrheit sagt. Es ist zwar zutreffend, daß manche Menschen sterben, kurz nachdem sie erfahren haben, daß keine Aussicht auf Heilung mehr besteht; doch das ist völlig in Ordnung. Vielleicht haben sie tapfer darum gekämpft, am Leben zu bleiben, und nur darauf gewartet, daß ihre Liebsten endlich bereit sein werden, sich in das Unvermeidliche zu fügen. Tatsächlich gesagt zu bekommen, daß er sterben wird, kann für den Sterbenden wie die lang ersehnte Erlaubnis klingen, endlich loslassen zu dürfen.

Für die Angehörigen kann es recht hilfreich sein, die Dinge einmal vom Standpunkt des Sterbenden zu betrachten:

Da liegen Sie nun den ganzen Tag im Krankenhaus und merken deutlich, was in Ihrem Körper vorgeht und wie er sich verändert. Immer wieder werden Sie untersucht, aber alle äußern sich nur vage über die Ergebnisse. Die Visiten Ihrer Ärztin werden immer kürzer; mittlerweile bleibt sie schon fast in der Tür stehen, spricht schnell und vermeidet es dabei, Ihnen in die Augen zu schauen. Familie und Freunde zwingen sich offensichtlich, fröhlich und zuversichtlich zu klingen, wenn sie mit Ihnen sprechen, doch manchmal sehen Sie ihre geröteten Augen – wahrscheinlich haben sie heimlich geweint. Es ist nicht schwer, aus alledem abzuleiten, daß Sie im Sterben liegen. Doch da Ihre Liebsten nicht darüber sprechen, kommen Sie zu dem Schluß, daß sie die Wahrheit noch nicht ertragen können; also vermeiden auch Sie es tunlichst, das Thema anzuschneiden. So macht jeder dem anderen ständig etwas vor.

Wenn ein Sterbender nicht klar über seine Prognose informiert wird, kann es dazu kommen, daß er falsche Entscheidungen bezüglich seiner medizinischen Behandlung trifft oder unrealistische Zukunftspläne macht, die für die Hinterbliebenen nachteilige Folgen haben. Er wird nicht in der Lage sein, die praktischen oder finanziellen Angelegenheiten seines Lebens zu ordnen und zum Abschluß zu bringen. Ebensowenig wird er seine wichtigen Beziehungen heilen und zur Erfüllung bringen können oder sich tiefer seinem spirituellen Glauben zuwenden und ihn praktizieren, um sich auf den kommenden Tod vorzubereiten.

## *Wie sag ich's?*

Wie Elisabeth Kübler-Ross sagt, lautet die Frage nicht, *ob* wir jemandem sagen sollen, daß er stirbt, sondern *wie*. Bauen Sie zuerst einmal eine Vertrauensbasis auf, indem Sie Zeit mit Ihrem Freund verbringen und ihm die Wärme Ihrer Freundschaft und Liebe zuteil werden lassen. Wenn der Sterbende Ihre Gelassenheit und Akzeptanz spürt und sich aufgehoben fühlt, offenbart er Ihnen vielleicht sogar, daß er die Wahrheit schon kennt. Und wenn Sie der erste sein sollten, der ihm die Wahrheit sagt, ist es sehr wichtig, Hoffnung anklingen zu lassen: Versichern Sie Ihrem Freund, daß Sie ihn lieben und für ihn dasein werden.

Inwieweit es uns gelingt, eine unterstützende Atmosphäre zu schaffen, hängt sehr davon ab, wie wohl wir uns selbst bei dem Gedanken an den Tod fühlen, denn das kann der Sterbende spüren. Wenn der Tod für uns selbst etwas Tragisches ist und wir jeglicher Trauer geflissentlich aus dem Weg zu gehen versuchen, wird das Sterben eines anderen uns in Angst versetzen. Wenn wir uns jedoch mit der Tatsache unserer eigenen Sterblichkeit auseinandergesetzt und einen Sinn in unserem Leben gefunden haben, können wir auch in einem Gespräch über den Tod eine friedvolle Präsenz bewahren, weil wir fähig sind, den Sinn und das Potential des Lebens in einem größeren Zusammenhang zu sehen.

### Wenn Ärzte oder Pflegepersonal die Nachricht mitteilen müssen

Um einem Patienten mitzuteilen, daß er stirbt, ist es am besten, wenn der Arzt mit dem Betroffenen und seiner Familie gemeinsam in einem ruhigen Raum spricht. Dem Patienten die Nachricht mit einem lapidaren »Ich kann nichts mehr für Sie tun« an den Kopf zu werfen könnte Schock und Hoffnungslosigkeit hervorrufen. Statt dessen kann der Arzt sagen: »Da wir keine weiteren Behandlungsmethoden mehr kennen, die Ihre Krankheit heilen könnten, wird der Schwerpunkt Ihrer medizinischen Behandlung von nun an auf Ihrer Lebensqualität liegen, und wir werden alles tun, um Ihnen Ihre Schmerzen und Beschwerden zu erleichtern.« Dann kann der Arzt die Familie eine Weile allein lassen, damit sie die Neuigkeit gemeinsam verarbeiten und etwas dazu sagen können. Nach vielleicht zehn Minuten kann der Arzt wiederkommen, um auf ihre Fragen und Sorgen einzugehen und ihnen zu helfen, einen praktischen Plan für die unmittelbare Zukunft zu entwerfen.

Was ist, wenn die Familie und der Arzt die Wahrheit verschweigen und der Patient eine Schwester oder einen Pfleger unumwunden fragt: »Werde ich sterben?« Ich befürworte eine Antwort, die sowohl angemessen als auch ehrlich ist. Sie könnten ihm zum Beispiel sagen: »Als Schwester ist es nicht meine Aufgabe, Ihnen zu sagen, ob Sie sterben oder nicht. Aber wenn Sie es wollen, spricht nichts dagegen, daß Sie mir – oder Ihrem Arzt oder Ihrer Familie – sagen, was Sie selbst denken. Sie können sie auch wissen lassen, daß Sie bereit sind, die Wahrheit zu hören.« Nachdem Sie gehört haben, wie der Patient selbst die Situation einschätzt, können Sie mit der Familie sprechen und ihr mitteilen, daß der Sterbende jetzt bereit ist, seine Prognose zu vernehmen.

## *Mit der Verweigerung des Sterbenden umgehen*

Judy war fünfunddreißig Jahre alt, als ihr Vater, Harry, mit Krebs im Sterben lag. Obwohl die ganze Familie gemeinsam davon unterrichtet worden war, daß Harry dem Tod nahe war, wehrte er sich vehement gegen jeden Versuch, über seinen bevorstehenden Tod zu sprechen. Ständig angespannt und voller Wut, griff Henry jeden an, der ihm näherkommen wollte. Nach vielen erfolglosen Versuchen, eine Verbindung herzustellen, wurden Judy und die anderen Familienmitglieder immer frustrierter und reservierter.

Harry wurde immer schwächer, und Judy war klar, daß sich bald etwas ändern mußte, wenn die verbleibenden Wochen oder Tage im Leben ihres Vaters nicht von Distanziertheit, Wut und Vorwürfen bestimmt sein sollten. In dem Wissen, daß sie nichts zu verlieren hatte, faßte Judy den Mut zu einem eindringlichen Gespräch mit ihrem Vater. »Wir alle wissen, daß du im Sterben liegst, und wir wünschten, es wäre anders, weil wir dich lieben. Doch an der Tatsache, daß du uns in absehbarer Zeit verlassen wirst, können wir nichts ändern. Vielleicht merkst du es gar nicht, doch wenn du so gereizt und wütend bist, können wir dir nicht mehr nahekommen. Die Zeit ist jetzt so kostbar, und wir wollen sie an deiner Seite verbringen. Möchtest du uns nicht an dich heranlassen, ehe es zu spät ist?«

Die liebevolle Motivation hinter Judys Worten und ihre mutige Art, mit ihm zu sprechen, sprengten endlich die selbst auferlegte Mauer der Isolation. Er ließ seine Familie an sich heran, und sie konnten miteinander reden, sich ihre Liebe zeigen und alles sagen, was ihnen am Herzen lag, bevor er starb.

Wut und Verweigerung entstehen, wenn wir uns aus lauter Angst weigern, zu trauern und langsam loszulassen. *Noch mehr als den Tod selbst fürchten wir zutiefst die Trauer.* Unter gewissen Umständen ist es aber auch kein Problem, wenn ein Sterbender die Wahrheit nicht sehen will. Doch wenn diese Verleugnung bis in die letzten Wochen und Tage seines Lebens anhält, hindert es die Menschen, die ihm nahestehen, ihre Liebe zu zeigen und die Beziehung zu klären. In diesem Fall liegt unsere Aufgabe weniger darin, den anderen mit seiner Verweigerung zu *konfrontieren*, als vielmehr zu überlegen, wie er sich sicher und geborgen genug fühlen kann, um über seine Ängste und Traurigkeit zu sprechen. Nur wenn sämtliche der folgenden Bedingungen erfüllt sind, ist es angebracht, Verleugnung und Verweigerung eines anderen zu durchbrechen:

1. Unsere Motivation ist klar. Statt über den anderen zu urteilen, denken wir an seine schwierige Situation und die möglichen Ursachen seiner Verleugnung und Gereiztheit. Da sein Leid unser Mitgefühl weckt, sind wir in der Lage, direkt und mit Liebe statt voller Angst auf ihn zuzugehen.

2. Wir sind bereit, selbst verletzlich zu sein und mit dem Sterbenden gemeinsam sämtliche schmerzlichen Gefühle zu erleben, die die Wahrheit vielleicht zum Vorschein bringen wird. Statt zu leugnen, daß wir selbst eines Tages sterben werden, sprechen wir mit dem Sterbenden als Gleichberechtigte; wir stellen uns unserer menschlichen Bedingtheit und teilen unseren Schmerz.

3. Wir haben nicht die geringste Absicht, den Sterbenden zu verlassen. Unsere Liebe und Unterstützung anzubieten beinhaltet gleichzeitig die Verpflichtung, auch langfristig für ihn da zu sein.

4. Wir sind frei von Erwartungen oder Bedingungen und bieten unsere Liebe und Akzeptanz an, *egal, was kommt*. Wenn unser Gegenüber wütend reagiert oder es vorzieht, bei seiner Verweigerung zu bleiben, teilen wir ihm deutlich mit, daß wir ihn lieben und während seiner ganzen Krankheit weiterhin besuchen und unterstützen werden.

**Der Grundgedanke: eine Verbindung herstellen**

In seltenen Fällen kann es ungünstige psychische Auswirkungen haben, jemandem mitzuteilen, daß er keine Aussicht auf Heilung hat. Ich will also nicht behaupten, daß es in jedem Fall angeraten ist, offen die Wahrheit zu sagen. Oft machen wir jedoch den Fehler, unser eigenes Unbehagen und unsere eigene Angst zum Maßstab zu nehmen, statt die für unser Gegenüber richtige Entscheidung zu treffen. Wir können einen Sterbenden fragen, ob er möchte, daß wir ihm seine ganze Prognose eröffnen, sollten dabei jedoch nicht vergessen, daß eine ablehnende Antwort etwas damit zu tun haben kann, wer ihm dieses Angebot macht und ob er schon dafür bereit ist.

Wenn der Sterbende oder die Umstände uns daran hindern, direkt über den Tod zu sprechen, können wir auch auf andere Weise einen echten Austausch herbeiführen. Wir können unseren sterbenden Freund zum Beispiel bitten, uns von seinem Leben zu erzählen und was er erreicht hat. Wir können ihn auch bitten, uns zu schildern, wie er mit den Rückschlägen und Veränderungen in seinem Leben fertig geworden ist oder was er aus dem Kranksein gelernt hat. Wir können ihn vorsichtig wissen lassen, daß wir bereit sind, all seine Gedanken und Gefühle anzuhören, wann immer er soweit ist, über sie sprechen zu wollen. Manchmal findet unsere Beziehung ihre Heilung und Erfüllung auch ohne Worte, einfach nur dadurch, daß wir uns um den Sterbenden zu kümmern bereit sind oder still die letzten Tage und Nächte bei ihm verbringen.

## *Die Reise in den Tod aus Sicht der Familie*

Der Anruf kam kurz vor Mitternacht. Aus den Beschreibungen entnahm Lee, eine Hospiz-Schwester, daß die Mutter der jungen Frau am anderen Ende der Leitung wahrscheinlich noch in derselben Nacht sterben würde. Lee teilte der Tochter ruhig mit, daß die körperlichen Veränderungen, die sie beobachtet hatte, normal wären und es keinen Grund zur Beunruhigung gäbe.

»Ist Ihnen klar, daß Ihre Mutter kurz vor dem Sterben ist?«

»Ja. Es ist zwar hart, es noch einmal gesagt zu bekommen, aber ich weiß tief in mir, daß das Ende nahe ist. Sie wollte einen friedlichen Tod haben, also habe ich alle Vorkehrungen getroffen, damit sie zu Hause sterben kann. Seitdem sind wir erst einmal von einer Hospiz-Schwester besucht worden. Ich wußte einfach nicht, daß das Ende so schnell kommen würde. Ich fühle mich so unvorbereitet. Gibt es irgend etwas, das ich jetzt für sie tun kann?«

Mit wenigen weiteren Fragen fand Lee heraus, daß die sterbende Frau medizinisch gut versorgt war. Sie war wach und relativ schmerzfrei. Dann wurde Lee persönlicher: »Haben Sie mit Ihrer Mutter über den kommenden Tod gesprochen? Haben Sie ihr alles gesagt, was Sie wollten, und sich verabschiedet?«

»O nein«, sagte die junge Frau entsetzt, »das würde ich nicht übers Herz bringen. Nachher denkt sie noch, ich würde sie aufgeben!«

»Sie geben Ihre Mutter nicht auf. Sie stirbt, und wie ich hören kann, lieben Sie sie sehr. Wäre es nicht an der Zeit, es ihr zu sagen? Wie glücklich Sie sich doch schätzen können! Manche Menschen verlieren einen geliebten Menschen ohne jegliche Vorwarnung oder können nicht an seiner Seite sein. Sie haben es lange vor sich hergeschoben, offen mit Ihrer Mutter zu reden, doch sie ist noch wach und bei Bewußtsein; es ist also noch nicht zu spät. Bitte, nutzen Sie die besondere Zeit, die Sie noch miteinander haben – wahrscheinlich ihre letzten Stunden –, um ihr alles zu sagen, was Sie auf dem Herzen haben, bevor sie stirbt.«

Am nächsten Tag rief die Tochter wieder bei Lee an. »Sie hatten recht, meine Mutter ist in den frühen Morgenstunden gestorben.« Sie hielt inne. »Und vielen Dank, daß Sie mir so zugeredet haben, offen mit meiner Mutter zu sprechen. Wir hatten noch ein wunderbares Gespräch, bevor sie starb, und ich werde mich immer an ihre Worte erinnern. Von ganzem Herzen hatte ich mich nach einer Aussprache gesehnt, doch ich hatte solche Angst davor anzufangen – ich machte mir Sorgen, was sie wohl davon halten würde. Wenn Sie mich nicht ein bißchen gedrängt hätten, hätten wir die Chance, die wir gestern nacht hatten, wahrscheinlich verpaßt.«

Die Unterstützung und Ermutigung der Familienangehörigen ist für den Sterbenden wesentlich, um loslassen und in Frieden sterben zu können. Wie oft habe ich in all den Jahren meiner Hospiz-Arbeit nicht die folgende Szene erlebt: Wenn ich mit dem Sterbenden allein im Zimmer war und ihm beschrieb, wie ein Hospiz-Mitarbeiter ihm helfen könnte, sich auf seinen Tod vorzubereiten, bekam ich oft zur Antwort: »Ich weiß, daß ich sterbe, und ich habe meinen Frieden damit geschlossen. Ich weiß nicht, ob ich noch weitere Hilfe brauchen werde. *Aber könnten Sie bitte meiner Frau helfen?* Für sie ist es unglaublich schwer!«

Der Partner oder die engsten Familienangehörigen eines Menschen, der länger an einer lebensbedrohenden Krankheit leidet oder dessen Kräfte im Alter schwinden, erleben auf vielfältige Weise Streß. Oft müssen sie sich um die finanziellen Angelegenheiten des anderen kümmern und ihn teilweise tagtäglich versorgen und pflegen oder ihn regelmäßig im Krankenhaus besuchen. Zusätzlich müssen diejenigen, auf denen die Hauptlast der Pflege liegt, sich auch weiter um die zahllosen Dinge ihres eigenen Alltags kümmern – einkaufen gehen, kochen, Rechnungen bezahlen, arbeiten gehen, sich um die Kinder kümmern und so weiter. Die Partner oder Betreuer eines Sterbenden sind sich immer bewußt, daß ihr Liebster eines Tages nicht mehr dasein wird und sie allein weiterleben müssen. Und wegen all ihrer neuen Verantwortung haben sie sich vielleicht auch keine Pause gegönnt oder Urlaub gemacht, haben ihre normalen Freizeitgewohnheiten eingebüßt oder ihre sozialen Kontakte verloren.

Da die ständige Verantwortung für die Betreuung des Sterbenden ziemlich anstrengend werden kann, ist es durchaus nichts Ungewöhnliches, daß die Hauptbetroffenen sich insgeheim wünschen, der Kranke würde sterben (und natürlich gleichzeitig schwere Schuldgefühle wegen dieses Gedankens entwickeln).

Wie der Sterbende, so sind auch die engsten Angehörigen in einen Bardo-Zustand eingetreten, gezeichnet vom Verlust der Sicherheit und aller Bezugspunkte, in völliger Ungewißheit darüber, wie die Zukunft sich entwickeln wird. *Die Angehörigen fühlen sich manchmal, als würden sie selbst sterben*, da sich – ähnlich wie beim Sterbenden – ihre vertraute Welt auflöst. Doch niemand scheint die Intensität ihrer Situation zu verstehen.

Emotional steht jedes Familienmitglied wahrscheinlich an einem anderen Punkt in seinem oder ihrem Prozeß der Akzeptanz des Todes. Der eine wehrt sich vielleicht durch Leugnung, Wut oder Verschlossenheit. Ein anderer trauert bereits aktiv und beginnt loszulassen, während wieder ein anderer seine Anhaftung vielleicht schon aufgegeben hat und die neue Realität friedlich akzeptieren kann. Genau wie das Sterben selbst kein geradliniger Prozeß ist, können auch wir innerhalb ein und derselben Stunde zwischen Leugnung und Akzeptanz des kommenden Todes mehrmals hin- und herschwanken. Jedem fällt es schwer, die eigene emotionale Verletzlichkeit zu akzeptieren, und daher werden vielleicht auch die Reaktionen der anderen Familienmitglieder mit harschen Urteilen bedacht.

Wenn die Drachen alter Trauer, vergangener Schuldgefühle oder tiefer Ängste geweckt werden, kann es geschehen, daß die Familienmitglieder blind um sich schlagen und sich gegenseitig Vorwürfe machen, statt sich um ihre eigenen unerledigten Angelegenheiten zu kümmern. Daher kommt es im Verlauf des Sterbeprozesses häufig zu streßreichen Konfliktsituationen zwischen den einzelnen Beteiligten. Der Sterbende sorgt sich möglicherweise besonders, welche Mühe seine Krankheit der Familie bereitet und wie sie ohne ihn weiterleben wird. Aus Mangel an anderweitiger Unterstützung kann es dann vorkommen, daß die Angehörigen entweder den Sterbenden zusätzlich mit ihren Problemen belasten oder bei jedem Besuch versuchen, ihre schwierigen Gefühle zu unterdrücken, was einen wirklichen Kontakt so gut wie unmöglich macht.

**Unterstützung und Orientierungshilfe für die Familie**

Wenn professionelle Betreuerinnen oder Betreuer vermittelnd eingreifen, kann man davon ausgehen, daß ihr Beistand von der Familie gewöhnlich sehr geschätzt wird, da sie als »Experten« mit Erfahrung auf diesem Gebiet betrachtet werden. Sie können anbieten, sich mit der ganzen Familie oder einzelnen Mitgliedern zu treffen, um ihnen dann zu versichern, daß ihr Kummer berechtigt ist, und ihnen zu helfen, einander zu verstehen und sich ein gemeinsames Ziel zu setzen, nämlich den Bedürfnissen des Sterbenden während seiner Vorbereitung auf den Tod angemessen entgegenzukommen. Man muß jedoch durchaus kein »Experte« sein, um mit der Familie sinnvoll ins Gespräch zu kommen. Bevor Sie jedoch vermittelnd tätig werden, denken Sie bitte an folgendes:

> Seien Sie sich Ihrer eigenen Probleme, Emotionen, Hoffnungen und Ängste bewußt und finden Sie einen Weg, sie soweit wie möglich aus dem Spiel zu lassen, so daß Sie klar und präsent sein können.
>
> Seien Sie bereit, den anderen da abzuholen, wo er oder sie steht.
>
> Sehen Sie sich in der Rolle desjenigen, der Türen öffnen will, und versuchen Sie, die innewohnende Weisheit und den inneren Reichtum des anderen zum Vorschein zu bringen.
>
> Denken Sie über Ihre Beweggründe nach, nämlich Leid zu lindern, und lassen Sie jegliche Hoffnung auf ein bestimmtes Ergebnis fallen.

Für eine Verständigung mit den verzweifelten Angehörigen ist es wichtig, erst einmal eine Vertrauensbasis aufzubauen. Bitten Sie sie, Ihnen zu erzählen, wie sie die Sache sehen, was sie brauchen und an welchen Punkten es für sie selbst oder in der Familie

Schwierigkeiten geben könnte. Stellen Sie Fragen, um so viel wie möglich zu erfahren, und hören Sie zu, ohne die Erfahrungen oder Wahrnehmungen Ihres Gegenübers zu beurteilen. Denken Sie daran, daß die einzelnen Familienmitglieder schon vieles miteinander durchgemacht haben und daher auf eine spezielle Art miteinander umgehen, vielleicht ohne sich dessen überhaupt bewußt zu sein und ohne die Bereitschaft, sich zu ändern.

Die Familie ist wahrscheinlich erleichtert, wenn Sie ihr all die verschiedenen Ursachen für Streß und emotionalen Schmerz schildern, denen eine Familie bei einem Todesfall normalerweise ausgesetzt ist. Für die meisten ist es sehr beruhigend zu wissen, warum sie unter solch extremen Emotionen leiden, und sie können vielleicht langsam aufhören, sich Vorwürfe zu machen, weil sie nicht alles »unter Kontrolle« haben.

Wenn sie sich mit ihrem Schmerz hilflos und allein gelassen fühlen, entgeht den Familienmitgliedern manchmal, was ihr sterbender Angehöriger braucht oder erlebt. Fühlen sie sich jedoch unterstützt, können wir ihre Aufmerksamkeit wieder auf die Bedürfnisse des Sterbenden lenken, indem wir sie auffordern, sich in seine Lage zu versetzen:

»Stellen Sie sich vor, Sie wären derjenige, der stirbt, und Sie stünden auf dem Deck eines Ozeandampfers. Der Ozeandampfer hat bereits abgelegt, und Sie können nichts mehr an der Abreise ändern. Sie blicken ans Ufer und sehen Ihre Familie und Freunde von Ihnen Abschied nehmen. Wie sollten sie sich von Ihnen verabschieden? Was würde Ihnen auf Ihrer Reise helfen?«

**Angehörige beruhigen**

Erkennen Sie den enormen Streß und die heftigen Emotionen der Angehörigen nicht nur an, sondern geben Sie ihnen auch die folgenden wichtigen Botschaften:

*Was immer Sie fühlen, ist normal.* Sie haben vielleicht manchmal das Gefühl, daß Sie sich selbst nicht im Griff haben. Möglicherweise fühlen Sie sich äußerst verletzlich, verwirrt oder von widerstreitenden und unvertrauten Emotionen heimgesucht. Denken Sie daran, daß diese schwierigen Gefühle nicht dauerhaft sind und sich schließlich ändern werden. Es ist nichts verkehrt mit Ihnen; Sie befinden sich in einer neuartigen Situation.

*Gehen Sie gütig mit sich selbst um.* Verurteilen Sie sich nicht ständig und messen Sie sich nicht an Ihren alten oder unrealistischen Idealvorstellungen. Sie haben es mit sehr schwierigen Umständen zu tun und Sie können nicht immer alles richtig machen. Wenn Sie Ihre Fehler oder Grenzen sehen, seien Sie nachsichtig mit sich selbst; Sie tun Ihr Möglichstes.

*Wir sind nicht dazu bestimmt, Krisen allein durchzustehen.* Wenn Sie sich in einer Krise befinden, ist es wichtig, Hilfe außerhalb des engeren Familienkreises zu finden. Niemand kann stets allein zurechtkommen. Jetzt sind Sie an der Reihe, andere um Liebe und Unterstützung zu bitten – und Sie müssen bereit sein, sie auch anzunehmen.

**In Liebe loslassen**

Den Familienangehörigen und dem Lebenspartner des Sterbenden fällt es gewöhnlich sehr schwer loszulassen, und das ist ganz normal. Loslassen kann sich wie der schlimmste Verrat anfühlen – besonders, wenn der Sterbende schon mehrere gesundheitliche Krisen hinter sich hat und die Familienmitglieder ihre Rolle immer darin gesehen haben, sich mit aller Kraft dafür einzusetzen, daß ihr Angehöriger sich erholt und wieder gesund wird.

Die meisten neigen zu der Annahme, man könne in einem einzigen Augenblick oder in einem Gespräch, einem kurzen Ausbruch von Tränen und Traurigkeit alles vollständig »loslassen«. Doch es kann zum Beispiel ohne weiteres passieren, daß eine Angehörige ein paar Tage nach einem innigen Gespräch der Trauer und des Loslassens feststellen muß, daß sie sich mehr festklammert als vorher. *Loslassen ist ein Prozeß, und dieser Prozeß braucht Zeit.*

Viele verwechseln das Akzeptieren des Todes mit dem *Wunsch nach dem Tod.* »Wenn ich loslasse, wird er denken, daß ich ihn nicht mehr liebe; er wird denken, daß ich möchte, daß er stirbt.« Um dieses eigentlich unnötige Schuldgefühl zu beschwichtigen, drängen die Familienmitglieder ihren Angehörigen in den letzten Phasen des Sterbens manchmal auf subtile oder ganz eindeutige Weise dazu, doch am Leben zu bleiben, ohne zu begreifen, daß sie seinen Schmerz und sein Leid damit nur verlängern. Wenn unsere Anhaftung an den Sterbenden zu groß und mit der heftigen Angst verbunden ist, daß wir ohne ihn nicht weiterleben können, werden, je näher der Tod rückt, unser Klammern und unsere Unsicherheit nur zunehmen und es dem Sterbenden um so schwerer machen, in Frieden loszulassen.

An jemandem, den man liebt, zu hängen ist ganz normal; gleichzeitig sollten wir dem geliebten Menschen jedoch von Herzen »das Beste« wünschen. Wenn Vergänglichkeit oder Tod den Verlust unserer Beziehung in ihrer bisherigen Form einläuten, ist es unsere Aufgabe, unsere schmerzliche Anhaftung aufzugeben. *Dabei müssen wir durchaus nicht unsere Liebe und unsere wunderbaren Erinnerungen aufgeben.* Selbst wenn wir loslassen, kann unser Herz voller Liebe sein.

Pat liebte seinen Partner, der mit AIDS im Sterben lag, sehr innig und hatte beschlossen, sich bis zu seinem Tod zu Hause um ihn zu kümmern. Katie, die Krankenschwester, die seine häusliche Betreuung übernommen hatte, fragte Pat, was ihm am wichtigsten sei.

»Ich möchte unbedingt an Johns Seite sein, wenn er stirbt, und es fällt mir schrecklich schwer, jeden Abend zum Schlafen in mein eigenes Zimmer zu gehen. Ich habe Angst, daß er stirbt, während ich schlafe.«

Katie machte Pat vorsichtig klar, daß dies sehr wohl der Fall sein könne. Ihm bliebe nur, sich auf diese Möglichkeit vorzubereiten. Das war nicht das, was Pat hören wollte, doch später beschrieb er, was daraus wurde:

»Die Schwester schlug vor, ich solle mich jeden Abend verabschieden, *als sei es das letzte Mal*. Das war sehr, sehr schwer für mich, doch schon nach ein paar Tagen fiel es mir leichter, mich jedesmal zu verabschieden, wenn ich schlafen ging. Wenn John in meiner Abwesenheit sterben sollte, wäre es kein Problem mehr, da bin ich mir nun sicher.«

**Meilensteine auf der Reise**

Wenn wir dem Tod entgegensehen oder wenn ein Mensch stirbt, den wir lieben, begeben sich die meisten von uns in ein scheinbar furchteinflößendes und unerforschtes Territorium namens »Sterben und Tod«. Ein Großteil des unnötigen Leids im Sterben rührt daher, daß wir nicht wissen, an welchem Punkt unserer Reise wir uns befinden, was kommen wird und wie wir uns vorbereiten können.

Da diejenigen, die Sterbende beruflich oder ehrenamtlich betreuen, sich in diesem Terrain auskennen, obliegt ihnen die äußerst wichtige Verantwortung, die Familie und den Sterbenden über den möglichen Verlauf des Prozesses zu informieren und Vorschläge zu machen, wie sie sich am besten auf die vor ihnen liegende Reise vorbereiten können.

Die Angehörigen halten sich oft bewußt zurück und warten auf den »richtigen Zeitpunkt«, um mit dem Sterbenden zu sprechen. Doch dieses Warten verstärkt nur ihre Angst bei jedem Besuch, und es kann passieren, daß ihre Chancen immer geringer werden, wenn die Realität des Sterbens ihren Lauf zu nehmen beginnt. Der »richtige Zeitpunkt«, auf den sie warten, trifft nie ein, und sie fühlen sich betrogen. Es gibt keine Gewähr, wie oder wann das Ende kommt. Die Familienangehörigen müssen mit der Reise in den Tod daher in aller Vollständigkeit vertraut gemacht werden. So können sie sich rechtzeitig überlegen, welche Atmosphäre sie sich für den Moment des Todes wünschen, und sich ihre Verbundenheit und Liebe in Ruhe zeigen und sich verabschieden, bevor es zu spät ist.

Bereiten Sie die Familie auf die wichtigsten Wendepunkte vor, an denen sie wieder ein Stückchen mehr loslassen muß, weil der Tod immer mehr zur Realität wird. Wie das Sterben selbst ist auch das Loslassen ein Prozeß, in dessen Verlauf sie Stufe um Stufe den kommenden Verlust immer tiefer und greifbarer akzeptieren muß. Wenn sie mit jedem der aufeinanderfolgenden »kleinen Tode« loszulassen übt, wird es ihr helfen, dem tatsächlichen Moment des Sterbens mit mehr Frieden zu begegnen.

Wenn der Schwerpunkt der medizinischen Behandlung sich notwendigerweise verschiebt – von der Bemühung, die Krankheit zu heilen, hin zu einer schmerzlindernden Behandlung der Symptome –, müssen auch die Angehörigen einen ähnlichen Schritt vollziehen. Zuvor haben sie vielleicht mit aller Kraft darum gekämpft, daß ihr Liebster sich erholt und wieder gesund wird. Jetzt, da die Krankheit wohl nicht mehr heilbar ist, lautet die Forderung an die Familienmitglieder, ihre bisherige Rolle aufzugeben und dem Sterbenden ihre Liebe zu zeigen, ihm zuzuhören und ihn bedingungslos zu akzeptieren.

Ein weiterer Meilenstein auf der Reise des Loslassens taucht immer dann auf, wenn ein wichtiges Körperorgan des Sterbenden seine Funktion einstellt oder wenn der Sterbende nicht mehr essen kann. An diesem Punkt muß die Entscheidung getroffen werden, ob das Leben mit künstlichen Hilfsmitteln verlängert werden soll. Auch hier sollten sich die engsten Angehörigen und ein Sozialarbeiter oder Berater bereits vor der eigentlichen Krise mit dem Sterbenden zusammengesetzt und herausgefunden haben, welche Lösungen er bevorzugt und welche Wertvorstellungen er hat. Nur so können sie sich Klarheit darüber verschaffen, unter welchen Bedingungen der Sterbende lebensverlängernde Maßnahmen wünscht oder möchte, daß diese eingestellt werden. Sie können auch gemeinsam die Wünsche des Sterbenden für den Moment des Todes besprechen.

»Was soll in deinem Zimmer geschehen, wenn du dem Tod nah bist? Wie können wir diese Zeit angenehm und friedlich für dich machen? Gibt es irgendwelche Gebete oder etwas Inspirierendes, das wir dir vorlesen sollen, oder Meditationen, die wir für dich zum Zeitpunkt deines Todes machen können?«

Solch ein Gespräch kann traurige Gefühle zum Vorschein bringen, da die Familie und der Sterbende sich ein weiteres Mal deutlich des nahen Todes bewußt werden und loslassen müssen. Doch wir sollten uns nicht vor dieser natürlichen Traurigkeit fürchten und uns nicht davon abhalten lassen, dieses äußerst wichtige Gespräch zu führen. Eine gemeinsame sorgfältige Vorbereitung auf den Tod wird sicher Früchte tragen, da allen Beteiligten eine Menge unnötiges Leid erspart bleibt, wenn sie die Wünsche des Sterbenden kennen und achten.

Besonders, wenn ein Mensch zu Hause stirbt, muß die Familie

über die körperlichen und geistigen Veränderungen, die voraussichtlich kurz vor dem Tod auftreten werden, Bescheid wissen und entsprechend auf sie vorbereitet sein. Außerdem sollte sie sich darauf verlassen können, daß sie rund um die Uhr eine Krankenschwester, die Hausbesuche macht, und den Arzt zu Hilfe holen kann. Statt bei den letzten Anzeichen vor dem Tod in Panik zu geraten und den Sterbenden auf schnellstem Wege ins Krankenhaus zu schaffen, wird sie dann wissen, wie sie den Sterbenden mit ihrer Liebe und spirituellen Praxis unterstützen kann.

Man sollte den Angehörigen auch bewußt machen, daß der Sterbende *jederzeit* in ein Koma fallen oder auf andere Art seine Fähigkeit verlieren kann, sich mit ihnen zu verständigen. Es ist möglich, daß der Sterbende ab einem bestimmten Zeitpunkt äußerst schwach oder verwirrt ist und nicht mehr die Energie aufbringt oder fähig ist, eine sinnvolle Unterhaltung mit seinen Angehörigen zu führen. Und selbst wenn die Angehörigen sich wünschen, die letzten Momente seines Lebens an der Seite des geliebten Menschen zu verbringen, fällt es Sterbenden oft leichter, loszulassen und zu sterben, wenn sie allein sind. Daher ist es wichtig, Angehörige und Freunde immer wieder zu erinnern: *Heben Sie sich nichts für einen späteren Zeitpunkt auf, weil es ein Später vielleicht nicht mehr geben wird.*

**Sich auf den Tod vorbereiten**

Bitten Sie den Arzt oder die Krankenschwester, die für die häusliche Pflege zuständig ist, Ihnen »nach bestem Wissen und Gewissen« zu sagen, wann mit dem Tode zu rechnen ist – ob in ein paar Wochen, Tagen oder Stunden. Es macht nichts, wenn sich herausstellen sollte, daß die Schätzung falsch war (für einen so individuellen Prozeß wie das Sterben gibt es keine akkuraten Meßwerte). Und doch kann diese Art von Vorwarnung Ihnen helfen zu erkennen, daß Sie keine Zeit mehr zu verlieren haben.

Es gehört zu den heilsamsten und beruhigendsten Dingen, die kurz vor dem Tod geschehen können, wenn der Sterbende und seine Liebsten sich tatsächlich in Worten sagen: »Ich liebe dich.« Besonders, wenn der Sterbende im Leben sehr zurückhaltend war, kann sein Mut, seiner Liebe vor seinem Tod ein letztes Mal tatsächlich Ausdruck zu verleihen, den Hinterbliebenen unglaublich viel bedeuten.

Wenn Sterbende dem Tod sehr nahe sind, ist es sehr wichtig, daß ihre Liebsten ihnen zwei Dinge versichern: »Es ist in Ordnung, wenn du losläßt und stirbst. Du mußt nicht länger kämpfen und leiden. Sei gewiß, daß wir dich immer lieben und dir alles Gute wünschen. *Und, bitte, mach dir keine Sorgen um uns*, wir werden schon klarkommen.« Wenn die Familie sich wirklich auf den Tod vorbereitet hat, wenn sie den Prozeß des Loslassens mit Würde begonnen und zusammen über den kommenden Tod getrauert hat, werden alle in der Lage sein, diese beiden Dinge von ganzem Herzen zu versprechen.

## *Wenn die Zeit zur Neige geht*

Jedesmal, wenn der Vater seinen vierundzwanzigjährigen Sohn, der im Sterben lag, nachmittags im Krankenhaus besuchte, beobachtete Anne, die Krankenschwester, stets die gleiche schmerzliche Szene. Der Vater trat leicht gebeugt in das Zimmer seines Sohnes, auf seinem Gesicht eine Mischung aus Trauer und gespielter Fröhlichkeit. Er zog einen Stuhl an die Seite des Bettes in der Hoffnung, seinem Sohn ins Gesicht schauen zu können, aber immer, wenn er anfangen wollte zu sprechen, wandte der Sohn sein Gesicht von ihm ab und der gegenüberliegenden Wand zu.

Eine Woche verstrich mit dieser ständigen Zurückweisung, eine Woche, die den Sohn seinem unmittelbar bevorstehenden Tod nähergebracht hatte. Obwohl sie sich ihrer Sache durchaus nicht sicher war, entschloß sich Anne schließlich einzugreifen. Sie sagte sich: »Die Zeit wird knapp für die beiden, und vielleicht merken sie das nicht. Wenn sich nicht bald etwas ändert, werden sie nie zusammenfinden oder sich verständigen, bevor der junge Mann stirbt, und beide werden die Verlierer sein. Außerdem«, so erkannte sie, »selbst wenn mein Versuch fehlschlagen sollte – schlimmer kann es wohl kaum werden.«

Am nächsten Tag paßte Anne den Vater vor dem Besuch bei seinem Sohn ab, bat ihn in ein leeres Zimmer und sprach eindringlich mit ihm, um ihn aus seiner Benommenheit aufzurütteln.

»WARUM lassen Sie sich von Ihrem Sohn auf diese Weise behandeln?« drang Anne in ihn. »Sie wissen, daß Sie mit ihm reden müssen, damit Sie sich beide von Ihren verletzten Gefühlen und Ihrem Bedauern befreien können. Und Sie müssen ihm sagen, daß Sie ihn lieben, *bevor es zu spät ist!* Ich weiß nicht, was zwischen Ihnen vorgefallen ist, aber jetzt ist es an der Zeit, einen Schlußstrich zu ziehen. Die Zeit Ihres Sohnes geht zur Neige, und es kann sein, daß er ins Koma fällt, bevor er stirbt. Werden Sie deutlich, sagen Sie ihm, was Sie auf dem Herzen haben – und tun Sie es jetzt. Sie können nie wissen, ob und wann Sie noch eine weitere Gelegenheit dazu haben werden!«

Annes nachdrückliche Worte durchbrachen den Schutzpanzer des Vaters, und er bedankte sich bei ihr. Jetzt wußte er, was er zu tun hatte. Voller Entschlossenheit ging er in das Zimmer seines Sohnes, und als er anfing, offen sein Bedauern und seine Liebe zu zeigen, wandte sein Sohn sich langsam um und schaute seinem Vater mit Tränen in den Augen endlich ins Gesicht. Die Heilung ihrer Beziehung, die Liebe, die sie beide sich so sehnlich wünschten, wurde möglich, weil der Vater bereit gewesen war, ein Risiko einzugehen, offen zu sprechen und eine aufrichtige Verbindung zu seinem Sohn herzustellen.

Die Angehörigen brauchen manchmal starken Zuspruch, das zu tun, wonach sie sich ohnehin sehnen. Wenn wir aus liebevollen und klaren Beweggründen handeln und dabei frei sind von Erwartungen, ist es durchaus angebracht, einzuschreiten und nachdrücklich etwas zu sagen – besonders, wenn die Zeit zur Neige geht. Wenn es den Betroffenen mißlingt, die Zeit des Sterbens zu nutzen, um ihre Beziehung zu heilen und zusammenzufinden, werden sie sich nach dem Tod doppelt beraubt fühlen. Wenn ein geliebter Mensch gestorben ist, *ist der Schmerz, der uns bleibt, die Liebe, die wir dem anderen vorenthalten haben.*

# *Die dritte Aufgabe: Sich spirituell auf den Tod vorbereiten*

## 9 Spirituelle Vorbereitung auf den Tod

Sterben ist nicht das Ende; es ist nur ein Anfang. Der Tod ist die Fortsetzung des Lebens. Das ist die Bedeutung von »ewigem Leben«: wenn unsere Seele zu Gott geht, um in Seiner Gegenwart zu sein, Ihn zu sehen, mit Ihm Zwiesprache zu halten, Ihn noch mehr zu lieben. Im Sterben geben wir bloß unseren Körper auf – unser Herz und unsere Seele leben ewiglich.

Das Gestern ist vorbei und das Morgen noch nicht gekommen;
jeden Tag müssen wir leben, als sei es unser letzter,
damit wir bereit sind, wenn Gott uns zu sich ruft,
bereit, reinen Herzens zu sterben.

*Mutter Teresa*[1]

Wenn wir unser gesamtes Leben und die Zeit des Sterbens darauf verwenden, uns in sinnvoller Weise auf den Tod vorzubereiten, wird die Wahrscheinlichkeit, daß wir Freiheit erlangen, größer – genau wie sich die Wahrscheinlichkeit, daß wir leiden, verstärkt, wenn negative Gewohnheiten unseren Geist und unser Herz beherrschen. Das chinesische Schriftzeichen für »Krise« hat zweierlei Bedeutung: Gefahr und Möglichkeit. Wenn wir die Chance, die im Tod liegt, nicht erkennen, werden wir nur auf unser Gefühl von Gefahr reagieren.

Das Geheimnis bei der Reise durch den Bardo des Sterbens besteht darin, tatsächlich zu erkennen, daß wir uns in einer entscheidenden Übergangssituation befinden. Dann können wir entscheiden, welches Ergebnis wir erreichen wollen, und uns in den scheinbar gefährlichen Umwälzungen des Sterbens darauf ausrichten. Diese Ausrichtung – auf unsere größte Hoffnung und unser höchstes spirituelles Potential – müssen wir jedoch bereits während des Lebens vornehmen und in unserem Herzen und unserem Geist pflegen.

Alle religiösen Traditionen betonen, wie wichtig es für die spirituelle Vorbereitung auf den Tod ist, daß wir uns bereits jetzt durch tägliche Übung mit einer spirituellen Praxis vertraut machen. Sie sollte uns so sehr in Fleisch und Blut übergehen und uns so selbstverständlich werden, daß wir auf jede Situation in unserem Leben einschließlich unserer leidvollen Erfahrungen unwillkürlich mit dieser Praxis reagieren.

## *Die Prinzipien der spirituellen Vorbereitung*

Menschen sterben oft, wie sie gelebt haben. Doch können wir Sterbenden bewußtmachen, daß sie selbst an der Schwelle des Todes ihre innere Haltung und den Lauf ihres Lebens noch ändern können. Wenn sie wollen, können sie selbst die letzten Wochen oder Tage vor ihrem Tod dazu nutzen, ihre Gewohnheiten zu ändern, zu bereinigen, was sie bedauern, ihre Beziehungen zu heilen und ihr Mitgefühl zu vertiefen.

Wir müssen bereit sein, den jeweiligen spirituellen Glauben eines Sterbenden zu verstehen, und ihm mit solchen Worten und Ideen zur Seite stehen, die seine eigene Denkweise unterstützen, ohne ihm in irgendeiner Weise unsere persönlichen Überzeugungen aufdrängen zu wollen. Der Schlüssel liegt darin, dem Sterbenden *zuzuhören* und seine Wünsche und Bedürfnisse zu respektieren. Wenn er etwas über unseren Glauben oder unsere Überzeugungen erfahren möchte, sollten wir auf angemessene Weise darüber sprechen und ihm die Freiheit lassen, das, was wir anzubieten haben, anzunehmen oder abzulehnen.

Menschen, die Vertrauen in ihre Religion haben, sehen den Tod vielleicht ganz positiv, als eine Möglichkeit, »eins mit Gott« zu werden. Allerdings können sie beim Sterben eventuell vor dem Problem stehen, daß ihnen Gott entfernt und unergründlich scheint und ihnen nicht ganz klar ist, wie sie sich auf ihren Einzug in das Reich Gottes vorbereiten können. Im Bewußtsein ihrer menschlichen Schwächen und Eigenarten fragt sich ein Sterbender vielleicht: »Wird Gott mir vergeben, obwohl ich glaube, Unverzeihliches getan zu haben?« Oder vielleicht weiß er einfach nur nicht, *wie er loslassen und sterben soll*, um sein ersehntes Ziel zu erreichen: Gottes unendliche Liebe.

Ein Sterbender mag sich zwar zum Glauben an Gott bekennen, hat aber seiner traditionellen Kirche vielleicht den Rücken gekehrt, weil er mit bestimmten Forderungen und Dogmen Probleme hatte. Wir sollten ihn ermutigen, sich nicht auf die Probleme zu konzentrieren, sondern auf das, was für ihn selbst den tiefsten Teil seines Glaubens ausmacht: seine Hingabe, sein Vertrauen oder Mitgefühl. Ein Priester sagte einmal zu mir: »Im Moment seines Todes bekommt jeder, so glaube ich, eine ganz neue Chance, sich mit Gott auszusöhnen.«

Wenn der Sterbende keine formellen Gebete oder Rituale kennt, können wir ihn ermutigen, mit aufrichtiger und von Herzen kommender Hingabe mit eigenen Worten ein einfaches Gebet zu sprechen, wie zum Beispiel das folgende: »Lieber Gott, bitte, stehe mir im Moment meines Todes bei, leite mich. Gib mir in meinem Sterben Kraft, gib mir den Mut loszulassen. Bitte, vergib mir all meine Sünden und mach mich bereit, bei dir zu sein.«

Jeder trägt einen »Funken« in sich, eine innere Quelle der Hoffnung. Selbst Menschen, die von sich selbst behaupten, keiner Religion anzugehören, können in Wirklichkeit tief spirituell sein. Unsere vorrangige Aufgabe ist es, diesen Funken in einem sterbenden Menschen zum Vorschein zu bringen bzw. gemeinsam mit dem Sterbenden eine hilfreiche Vorstellung vom Tod zu entdecken, die es ihm ermöglicht, sich auf sinnvolle Weise vorzubereiten. Bitten Sie den Sterbenden, Ihnen etwas über sein Leben zu erzählen. Helfen Sie ihm, sich auf die besten menschlichen Qualitäten zu besinnen, die er in sich selbst oder in anderen finden konnte. Wenn er von Mitgefühl sprechen oder sich an einen Moment der Liebe, der Vergebung oder Versöhnung erinnern sollte, laden Sie ihn ein, die Erinnerung und das Gefühl dieser aufbauenden Qualitäten im Sterben im Sinn zu behalten.

Wenn wir an Gott glauben, ist es wichtig, daß wir im Laufe unseres Lebens eine persönliche Verbindung und ein Vertrauen zu Ihm entwickeln, so daß wir mit Ihm wie mit einem teuren und vertrauten Freund sprechen können und den grenzenlosen Segen seiner Akzeptanz, Vergebung und Liebe empfangen. Haben wir solch eine Beziehung voller Vertrauen und Dankbarkeit aufgebaut, werden wir in Zeiten des Leids und im Sterben spüren, daß unser bester Freund immer für uns da ist, um uns zu leiten und zu schützen.

Im Moment des Todes wird uns unsere Nähe zu Gott Kraft geben. Wir können unser Herz öffnen und Gott (oder Christus, oder zu wem immer wir Hingabe verspüren) darum bitten, zur Stunde unseres Todes bei uns zu sein. Christus selbst hat ja versprochen: »Was immer ihr in meinem Namen erbittet, es soll euch gewährt werden.«[2] Daher können wir darauf vertrauen, daß Gott auf unsere tiefempfundene Bitte antworten und bei uns sein wird, sowie wir Ihn anrufen.

Unsere Aufgabe im Sterben liegt zum Teil darin, einen Weg zu finden, »uns mit Gott zu versöhnen«, unsere Fehler einzugestehen und unsere Seele zu reinigen, indem wir Gottes bedingungslose Vergebung erbitten und auch bereit sind, sie anzunehmen. Wenn der Sterbende das Gefühl hat, daß vieles, was er getan hat, unverzeihlich sei, können wir ihn einladen, über Gottes Gnade und Liebe zu meditieren und über Gleichnisse aus der Bibel nachzudenken – zum Beispiel über den Vater, der seinem verlorenen Sohn verzieh und ihn voller Freude wieder zu Hause willkommen hieß. *Sobald wir Reue empfinden, sobald wir bekennen und um Verzeihung bitten, sind Gottes Vergebung und Liebe bereits da.* Ruth Hatch schrieb: »Gott kennt keine Verdammnis. Ihn schockiert nichts, was du auch getan haben magst. Nichts, was im Bereich menschlichen Tuns liegt, ist Ihm fremd. Es interessiert Ihn nicht einmal, was du getan hast. Alles, was Er will, ist deine Liebe.«[3]

Vor allem können wir unseren sterbenden Freund oder Angehörigen dazu ermutigen, eine spirituelle Praxis auszuwählen –

ein besonderes Gebet, eine Meditation, eine Hymne oder einen Auszug aus den Schriften –, die ihm Zuversicht und Kraft gibt. Eine – besonders in leidvollen Zeiten – regelmäßig geübte inspirierende Praxis wird der Energie seines Herzens und Geistes eine positive Richtung geben und ihm helfen, seine Hingabe und sein Vertrauen wieder zu entfachen. Die erhabene Inspiration dieser kontinuierlichen spirituellen Praxis, sei es Gebet oder Meditation, kann allmählich sämtliche Momente seines Wachseins und Schlafs durchziehen und ist eine ausgezeichnete Art und Weise, sich auf den Tod vorzubereiten. Und wenn die Familie des Sterbenden, seine Freunde oder Betreuer bei ihren Besuchen diese Praxis mit ihm teilen, werden auch sie sich im Moment des Todes besser vorbereitet fühlen – es wird ihnen leichter fallen loszulassen, in Frieden und voller Liebe.

## *Beispiele aus der christlichen Tradition*

Für Sylvia, eine Hospiz-Patientin, die ich über ein Jahr lang besucht hatte, war das Schlimmste am Sterben, daß sie sich von Christus »verlassen« fühlte. »Mein ganzes Leben lang«, sagte sie mir, »habe ich Hingabe zu Jesus Christus empfunden; ich bin regelmäßig in die Kirche gegangen und habe gebetet. Aber wenn ich jetzt, in all dem Schmerz und den Schwierigkeiten, bete, habe ich das Gefühl, daß niemand da ist. Ich fühle mich mit meinem Leid völlig allein gelassen. Was kann ich bloß tun?«

Ich konnte Sylvia in diesem Moment keine Antwort geben. Nachdem ich gegangen war, dachte ich über ihr Dilemma nach. Ich kannte einige Sterbende, deren Gebet die Form einer Erwartung oder Forderung hatte: »Ich setze mein Vertrauen in dich, wenn du mir meine Schmerzen nimmst oder mich heilst.« Doch Gottes Rolle in unserem Leben besteht nicht darin, uns vor unseren Problemen zu bewahren. Vielmehr finden wir in unserer »Hinwendung zu Gott«, wenn sich unsere Herzen mit Hingabe und Vertrauen füllen, einen Ausweg aus unserer Schwierigkeit und gewinnen die Kraft, selbst mit scheinbar unerträglichem Schmerz umgehen zu können. Inmitten des steten Wandels von

Krankheit, Leid und Tod können wir unsere Zuflucht zu Gott nehmen und Trost bei ihm finden.

Mir kam auch die Geschichte von Christi Leidensweg und Tod in den Sinn. Am Abend seiner Festnahme bat Jesus Gott, ihn vor dem bevorstehenden Leid zu bewahren. Am Ende aber gab er mit den Worten: »Nicht mein Wille, sondern dein Wille geschehe« seinem tiefen Vertrauen Ausdruck. Am Kreuz, gequält von Hunger und Durst, rief er schließlich: »Mein Gott, mein Gott, warum hast du mich verlassen?«

Ich sprach mit Sylvia über Jesu Erfahrung des Sterbens. Selbst Christus betete, daß der Kelch des Leidens, den er auf sich zukommen sah, an ihm vorübergehen möge. Und vielleicht, so sinnierte Sylvia, fühlt sich *jeder* während des schmerzlichen Prozesses des Sterbens verlassen. Mit dem Rezitieren der ersten Zeilen des 22. Psalms am Kreuz offenbarte Christus, daß er die menschliche Erfahrung des Sterbens teilte. Doch er wandte sich in seiner letzten Stunde an Gott und war letztlich nicht verlassen.

Mit überwältigendem Mitgefühl widmete Christus seinen Tod allen Lebewesen, indem er bat, daß er durch diesen Tod in der Lage sein möge, das Leid aller Wesen auf sich zu nehmen und ihre Sünden zu reinigen. Dadurch überwand er den Tod schließlich gänzlich. Die mitfühlende Motivation, die Jesus Christus in sich erweckte, als er sein Leid und seinen Tod akzeptierte, zeigt allen, die ihm folgen, *vorbildhaft*, wie sie das Leid ihres Lebens verkraften und ihren Tod überwinden können.

Alle christlichen Traditionen halten eine reiche Auswahl an Lehren und Gebeten im Zusammenhang mit Sterben und Tod bereit. Das Gebet, das ein katholischer Priester an der Seite eines gerade verstorbenen Menschen rezitiert, vereint zum Beispiel die Elemente der Hingabe, des Vertrauens, der Gnade und der Liebe in sich. Obwohl das folgende Gebet für den »Moment des Todes« gedacht ist, könnte es den Betroffenen, wenn Sie es Ihrem sterbenden Freund oder Angehörigen wieder und wieder vorlesen, eine Hilfe sein und Sie darauf vorbereiten, ihn auf höchste Art loszulassen: ihn zurück in Gottes Hände zu geben.

All ihr Heiligen Gottes, kommt ihm (ihr) zu Hilfe!
Engel des Herrn, eilt ihm (ihr) entgegen!
Empfangt seine (ihre) Seele und befehlt sie Gott, dem Allerhöchsten.
Möge Christus, der dich rief, dich zu sich nehmen;
Mögen Engel dich an Abrahams Seite geleiten.
Empfangt seine (ihre) Seele und befehlt sie Gott, dem Allerhöchsten.
Gib ihm (ihr) ewige Ruhe, o Herr,
Und dein ewiges Licht leuchte ihm (ihr);
Empfangt seine (ihre) Seele und befehlt sie Gott, dem Allerhöchsten.

Lasset uns beten.
Allmächtiger und barmherziger Gott,
Wir befehlen deinen Diener (deine Dienerin), (Name:), in deine Hände.
Was immer er (sie) aus menschlicher Schwäche in der Zeit seines (ihres) Lebens gesündigt hat,
das mögest du austilgen in deiner großen Barmherzigkeit und Liebe.
Aus dieser Welt ist er (sie) gegangen;
Erwecke ihn (sie) zum ewigen Leben in deinem Licht.
Wir bitten dich durch Christus, unseren Herrn.
Amen.[4]

## *Beispiele aus der jüdischen Tradition*

In der jüdischen Tradition ist es nicht die himmlische Existenz nach dem Tod, die dem Sterbenden Hoffnung gewährt, sondern die Rechtschaffenheit seines oder ihres Lebens auf der Erde. Hoffnung entsteht aus der Verbundenheit mit einer lebendigen Tradition und ihren Ritualen, daraus, daß man sein Leben nach den Gesetzen Gottes gelebt hat, daraus, daß man sein Leben sinnvoll verbracht, einen Beitrag für die Gemeinde geleistet und sich um Familie und Freunde gekümmert hat. Viele der Gebete und Psalmen, die während des Sterbens gesprochen werden, preisen Gottes Güte und Barmherzigkeit. Sie sind sowohl ein Ausdruck demütiger Bitte als auch der Hingabe an den Willen Gottes. Wir nehmen Zuflucht zu Gottes Obhut, die uns durch das Leid und die Versuchungen des Sterbens geleitet.

Eine sterbende Person ist aufgefordert, die Realität ihres Todes in aller Offenheit zu akzeptieren und ihr Leben zu einem guten Abschluß zu bringen, das heißt, all ihre Angelegenheiten zu regeln, so daß ihr Partner oder ihre Kinder nach ihrem Tod ohne Schwierigkeiten ohne sie weiterleben können. In der Zeit des Sterbens untersucht sie ihr Leben, versucht, jeden Schaden, den sie anderen zugefügt hat, zu erkennen und wiedergutzumachen sowie allen zu verzeihen, die ihr Schaden zugefügt haben.

Die Sterbende wird ermutigt, ein letztes Geständnis vor Gott abzulegen. Eine Form dieser Beichte nennt man Viduy: »Ich anerkenne vor dir, Hashem, meinem Gott und Gott meiner Väter, daß meine Genesung oder mein Tod in deinen Händen liegt. Möge es dein Wille sein, mich vollständig zu heilen; doch wenn ich sterbe, möge mein Tod alle Fehler, Sünden und jede Auflehnung sühnen, die ich gegen dich gefehlt, gesündigt und rebelliert habe. Möge mein Los der Garten Eden sein, und mögest du mir gestatten, in der Neuen Welt zu erstehen, die die Rechtschaffenen erwartet.«[5]

Im Moment des Todes wird eine Kerze entzündet und ein traditionelles Gebet, das Shema Yisrael, rezitiert, das auch in den darauf folgenden Ritualen regelmäßig wiederholt wird. Die Worte des Shema sind oft die letzten Worte der Sterbenden, oder das letzte, was er oder sie hört: »Höre, o Israel, Hashem ist unser Gott, Hashem, der Eine und Alleinige. Gesegnet sei der Name Seines herrlichen Reiches in alle Ewigkeit.«

Für den Verstorbenen werden regelmäßig Gebete gesprochen, besonders während der Shiva – einer Zusammenkunft im Haus des Verstorbenen zu Reflexion und Gebet in den ersten sieben Tagen. Außerdem werden das ganze Jahr über regelmäßig Gebete für die Toten gesprochen, besonders der Kaddish, während die Hinterbliebenen ermutigt werden, zu trauern und loszulassen.

## *Vorbereitung in der tibetisch-buddhistischen Tradition*

> Sei frei von Anhaftung und Abneigung;
> Halte deinen Geist rein,
> Und vereine deinen Geist mit dem Weisheitsgeist des Buddha.

Dies sind die wesentlichen Punkte, die uns ein tibetischer Meister nahelegen würde und an die wir uns ständig erinnern sollten, wenn der Tod naht – die Essenz aller Lehren, die wir zur Vorbereitung auf unseren Tod erhalten haben.

**»Sei frei von Anhaftung und Abneigung«**
Wenn Sie sterben, befinden Sie sich in einem kraftvollen Übergang, und Sie haben keine Wahl mehr – das Schiff hat bereits abgelegt und Sie befinden sich an Bord. Ihre Aufgabe lautet, günstige Umstände für das Sterben zu schaffen und alle Fesseln der Verantwortlichkeit und Anhaftung loszulassen, die Sie zurückhalten könnten. Es ist an der Zeit, sich spirituell auf die kommende Reise vorzubereiten.

Statt das Gefühl zu haben, alle Dinge, an denen Sie sehr hängen, »aufgeben« zu müssen, stellen Sie sich vor, Sie würden sie allen Buddhas und erleuchteten Wesen »darbringen«: Ihren Körper, Ihre Gesundheit, Ihre körperliche Erscheinung und Unabhängigkeit, Ihren Besitz und Reichtum, Ihre Aufgaben und Talente, Ihre Freunde und Familie und Ihr Verantwortungsgefühl für sie. Sie können sogar Ihre Abneigungen oder Ängste darbringen – Ihre Abneigung gegen den körperlichen Abbau und den Schmerz des Sterbens, dagegen, im Krankenhaus bleiben und sich medizinischer Untersuchungen und Prozeduren unterziehen zu müssen, Angst vor Zurückweisung oder vor körperlichem oder geistigem Kontrollverlust.

Sie sollten alle Ihre geschäftlichen und finanziellen Angelegenheiten regeln und sicherstellen, daß alle Ihre Angehörigen so gut wie möglich informiert und vorbereitet sind. Listen Sie, bevor Sie sterben, sorgfältig all Ihre materiellen Besitztümer auf und wem Sie sie geben möchten, bis nichts mehr übrigbleibt. In vielen religiösen Traditionen wird es als gute und glückverheißende Tat betrachtet, vor dem Sterben eine Gabe an die Armen zu machen.

Wie bereits beschrieben, müssen Sie sich emotional vorbereiten, indem Sie Ihre Beziehungen heilen und Ihre Liebe zum Ausdruck bringen. Sie sollten auch gemeinsam mit Ihren Liebsten trauern und sich herzlich von ihnen verabschieden. Wenn Sie das bereits im voraus getan haben, kann der Moment Ihres Todes friedlich verlaufen, frei von Anhaftung und Abneigung.

Wenn Sie Kinder zurücklassen, werden Ihre Anhaftung an sie und Ihr Verantwortungsgefühl für ihr Wohlergehen Sie verständlicherweise quälen. Doch das Festhalten an Ihrer Anhaftung verstärkt nur Ihr Leid und das Ihrer Kinder. Das einzige, was Sie tun können, ist, für das körperliche, emotionale und spirituelle Wohlergehen Ihrer Kinder alles so sorgfältig wie möglich vorzubereiten. Sie können zum Beispiel sicherstellen, daß ein guter Freund oder ein Berater in ihrem Trauerprozeß für sie dasein und sie unterstützen wird. Sie können auch Ihr Verantwortungsgefühl darbringen und darum bitten, daß das Leben Ihrer Kinder glücklich sein möge, und diesem Wunsch all Ihre spirituelle Praxis widmen. Mit solch einem Mitgefühl für Ihre Kinder zu beten wird ihnen weitaus mehr helfen als Ihre anhaltende Sehnsucht und Anhaftung.

Sie sollten Ihr Möglichstes tun, die Umgebung zum Zeitpunkt Ihres Todes friedlich zu gestalten, mit so wenig Ablenkung wie möglich. Zum Sterben das Krankenhaus zu verlassen und nach Hause zu gehen – und sei es nur für die letzten paar Tage Ihres Lebens – wäre das Beste, doch wenn Sie im Krankenhaus sterben *müssen*, bitten Sie schon früh darum, daß man Sie in einen ungestörten Raum verlegt, wenn es soweit ist. Legen Sie Ihre Wünsche hinsichtlich lebensverlängernder Maßnahmen oder Wiederbelebung schriftlich in einem Patiententestament nieder und lassen Sie es notariell beglaubigen. Bestimmen Sie eine Person, die Sie vertritt und darauf achtet, daß man sich hinsichtlich der medizinischen Behandlung nach Ihren Wünschen richtet. Wenn dieser Fürsprecher nicht Ihr legaler nächster Angehöriger sein sollte, bevollmächtigen Sie die Person Ihrer Wahl, indem

Sie eine einstweilige oder vorläufige Betreuung beim Amtsgericht beantragen. Informieren Sie Ihre Ärzte und das Pflegepersonal über Ihre Wünsche.[6]

Einige Menschen treffen schon früh Vorkehrungen, daß in ihrem Raum Stille und Frieden herrschen kann, wenn sie sich dem Tode nähern. Um die emotionalen Verwicklungen zu verringern, empfangen sie gegen Ende ihres Lebens weniger Besucher und bitten darum, daß nur diejenigen Ihrer Freunde und Angehörigen anwesend sind, die durch beständige, von Herzen kommende spirituelle Praxis eine von Aufrichtigkeit und Wärme, Frieden und Gelassenheit getragene Atmosphäre schaffen können.

**»Halte deinen Geist rein«**

Die tibetisch-buddhistischen Lehren beschreiben den Tod als eine einzigartige Chance, Freiheit zu erlangen. Die höchste Stufe spiritueller Vorbereitung auf den Tod ist dann erreicht, wenn wir in der Lage sind, für uns selbst zu sorgen, das heißt, wenn wir durch engagiertes spirituelles Training und Praxis im Leben Stabilität im Erkennen der Natur unseres Geistes erlangt haben. Wenn wir dann sterben, bleiben wir einfach unabgelenkt in der Lichtheit und der alles durchdringenden Weite unserer wahren Natur.

Ein in den letzten Jahrzehnten im Westen vielbeachtetes spirituelles Buch ist *Das Tibetische Totenbuch*, ein Text der Nyingma-Schule des tibetischen Buddhismus. Der tibetische Titel dieses Werkes lautet *Bardo Tödrol Chenmo* – »Die große Befreiung durch Hören im Bardo« (wobei »Bardo« sich hier auf den Zwischenzustand, die Existenz direkt nach dem Tod bis zur nächsten Wiedergeburt, bezieht). Der ursprüngliche Verfasser des *Bardo Tödrol* ist Padmasambhava (Guru Rinpoche), der von den Bewohnern des Himalaja als ein zweiter, mystischer Buddha betrachtet wird. Padmasambhava sammelte die Lehren des Buddha einschließlich der fortgeschritteneren Weisheitspraktiken und faßte sie in sechs Bardos zusammen: Leben, Schlaf (bzw. Traum), Meditation, Sterben, Dharmata (immanente Strahlkraft) und Werden.

Das *Bardo Tödrol* ist nur ein kleiner Teil dieses größeren Lehr- und Praxiszyklus Padmasambhavas, der den Praktizierenden zeigen soll, mit welchen speziellen Mitteln sie in jedem der Bardos Befreiung erlangen können. Das *Bardo Tödrol* selbst ist dabei eine Anleitung für die Nachtodzustände, die ein Meister oder ein spiritueller Freund einem Praktizierenden vorlesen soll, wenn er stirbt. Auch während einer bestimmten Zeitspanne nach dem eigentlichen Tod soll die Lesung des Textes noch regelmäßig fortgeführt werden. Wenn man *Das Tibetische Totenbuch* liest, ohne die entsprechenden kommentierenden Belehrungen dazu erhalten oder sich in seinen Praktiken geübt zu haben, ist es sehr leicht mißverständlich.

Einige Menschen glauben zum Beispiel, in dieser Tradition bedeute »spirituelle Begleitung«, einem sterbenden Freund *Das Tibetische Totenbuch* vorzulesen. Doch im Text selbst heißt es, daß die beste Vorbereitung auf den Tod darin besteht, *noch während des Lebens Stabilität im Ruhen in der Natur des Geistes zu erlangen.* Jemand, der diese zuversichtliche Stabilität in seiner Meditation erreicht hat, braucht, wenn er stirbt, keine besondere Hilfe mehr; er meditiert einfach, ruht in der Natur seines Geistes und stirbt im ungebrochenen Gewahrsein dieses Zustands. Der ganze Ratschlag, den das *Bardo Tödrol* für einen Praktizierenden von solchem Format bereithält, besteht nur aus einer einzigen Zeile: »Ehrwürdiger (oder Ehrwürdige), jetzt scheint die Grundlichtheit vor dir auf; erkenne sie und ruhe in der Praxis.«[7]

Ist die Verwirklichung des Praktizierenden noch nicht so stabil oder ist er aufgrund körperlicher Schmerzen oder geistiger Verwirrung abgelenkt, dann kann sein Lehrer oder spiritueller Freund ihm die notwendige Hilfestellung geben und an seiner Seite meditieren und praktizieren.

Wenn ein Meister oder ein erfahrener Praktizierender am Bett eines Sterbenden in der Natur des Geistes ruht, führt er diesen Zustand dem Herz-Geist des Sterbenden buchstäblich vor. Da die Wolkenschichten der Gedanken und Emotionen des Ich sich im Tod auflösen, fällt es einem Sterbenden zu diesem Zeitpunkt wesentlich leichter, jegliche spirituelle Praxis, die für ihn ausgeführt wird, *direkt zu empfinden*. Die Fähigkeit, im stabilen Erkennen der wahren Natur unseres Geistes zu ruhen, ist nicht nur die beste Vorbereitung für unseren eigenen Tod, sie ist auch die beste spirituelle Unterstützung, die wir einem Sterbenden gewähren können.

Wenn man nicht sicher ist, ob die Meditation des Sterbenden diese Ebene von Stabilität erreicht hat, rät das *Bardo Tödrol* dazu, sich auf die *Phowa*-Praxis zu stützen. Phowa ist eine spirituelle Praxis zur Reinigung und Befreiung des Bewußtseins eines Menschen, die man ausführt, sobald der Sterbende seinen letzten Atemzug getan hat und noch für einige Zeit nach seinem Tod. Und wenn die spirituellen Freunde, die für den Sterbenden praktizieren, sich nicht sicher sind, ob die Phowa-Praxis erfolgreich gewirkt hat, wird ihnen schließlich geraten, dem Verstorbenen den Text des *Bardo Tödrol* vorzulesen.

Tracy, eine Schülerin von Sogyal Rinpoche, hatte von vielen großen buddhistischen Meistern Lehren erhalten und war von ihnen gesegnet worden. Sie hatte sich bereits viele Jahre der spirituellen Praxis gewidmet, als sie erfuhr, daß sie einen unheilbaren Hirntumor hatte. Ihre größte Angst war, daß die wachsende Beeinträchtigung ihrer Hirnfunktionen sie vielleicht daran hindern könnte, ihre spirituelle Praxis auszuführen, wenn sie sich dem Tode nähern würde. Da dies tatsächlich leicht passieren konnte, schlug ich Tracy vor, sie solle sich die Situation schon jetzt vorstellen und dann ihrem Mann und ihren Freunden sagen, was sie sich in diesem Falle wünschen würde. Zum Beispiel könnte sie sich schon jetzt Gedanken machen, auf welche Weise die anderen eine inspirierende Atmosphäre in ihrem Zimmer schaffen könnten, indem sie ihr zum Beispiel einen kleinen Schrein mit Kerzen und Opfergaben aufbauen oder besondere Fotos und geweihte Statuen in ihrem Blickfeld aufstellen würden.

Für ihre eigene Vorbereitung auf den Tod solle sie versuchen, jeden einzelnen Moment mit Meditation und spiritueller Praxis zu inspirieren, solange es ihr möglich sein würde. Für den Fall, daß sie tatsächlich ihre geistigen Fähigkeiten verlieren sollte, könnte Tracy im voraus aufschreiben, welche Kassetten mit Belehrungen oder welche inspirierenden Gesänge und Gebete sie gern hören würde.

Sogyal Rinpoche riet Tracy: »Wenn die Zeit kommt und du nicht mehr aktiv praktizieren kannst, ist es das Wichtigste, dich – im Vertrauen auf die Sicht – so tief wie möglich zu entspannen und in der Natur deines Geistes zu ruhen. Es spielt keine Rolle, ob dein Körper oder dein Gehirn noch funktionieren: Die Natur des Geistes ist immer da, himmelsgleich, strahlend, glückselig, grenzenlos und unverändert.«[8]

Sogyal Rinpoche forderte Tracy auf, mit Dankbarkeit an den Segen und die wunderbaren Belehrungen zu denken, die sie von ihren spirituellen Meistern hatte empfangen dürfen, und sich ihrer Hingabe an sie und das Mitgefühl zu erinnern, das sie ihr entgegengebracht hatten. Sie solle ihre Gegenwart in Form von Guru Rinpoche (die Verkörperung Padmasambhavas als universeller Meister wird von den Tibetern liebevoll Guru Rinpoche, »kostbarer Meister«, genannt. Anm.d.Übers.) anrufen und darauf vertrauen, daß sie ihre wahre Natur zum Zeitpunkt des Todes erkennen würde.

Kurz vor ihrem Tod zogen Tracy und ihr Mann nach Frankreich, in eine Gegend, in der es zahlreiche buddhistische Zentren gibt, in denen intensive Meditation in Zurückgezogenheit praktiziert wird. Gleich nachdem sie gestorben war, brachte ihr Mann einen tibetischen Lama, der in der Gegend wohnte, an ihr Totenbett, um die Phowa-Praxis für sie zu machen. Der Lama verharrte ein paar Minuten in Schweigen, dann sagte er ihrem Mann: »Es ist nicht mehr nötig, Phowa für sie zu machen. Sie hat ihren Weg schon selbst gefunden.«

**»Vereine deinen Geist mit dem Weisheitsgeist des Buddha«**

In der tibetisch-buddhistischen Tradition gehört Phowa zu den wertvollsten und wirksamsten Praktiken für den Tod. Das Wort *Phowa* bedeutet das Übertragen oder Ausschleudern des Bewußtseins in den Zustand der Wahrheit. Sein Erfolg beruht auf der Anrufung der Präsenz eines Buddha (eines vollständig erleuchteten Wesens), auf unserer Empfänglichkeit und Hingabe und darauf, daß wir die Praxis in unserem Leben immer wieder geübt haben und daher mit ihr vertraut geworden sind. Es gibt viele Arten von Phowa. Die eher traditionelle Form ist eine ausgefeilte Übung des inneren Yogas, die ein spiritueller Meister seinen Schüler oder seine Schülerin erst nach Jahren hingebungsvoller Praxis lehrt. Aus diesem Grund kann sie in einem Buch nicht beschrieben werden.

Sogyal Rinpoche lehrt jedoch eine essentielle Phowa-Praxis, die im Gegensatz zum traditionellen Phowa nicht nur für den Moment des Todes gedacht ist. Diese Praxis kann ebenso helfen, Dinge, die wir bedauern, und unser negatives Karma zu bereinigen, oder gar zu einer emotionalen bzw. körperlichen Heilung beitragen. Die essentielle Phowa-Praxis ist sowohl eine Praxis für das ganze Leben als auch für die Begegnung mit dem Tod. Gleichzeitig ist es die wichtigste Praxis, um anderen im Moment des Todes und danach beizustehen.

Wenn wir das essentielle Phowa wieder und wieder praktizieren, werden sich unsere mitfühlende Motivation und unsere zuversichtliche Hingabe weiter vertiefen und uns immer mehr in »Fleisch und Blut« übergehen. Wenn wir die Praxis langsam verkörpern, werden sich unser Herz und unser Geist öffnen, und wir werden freier und grenzenloser. Wenn wir in der Vorbereitung auf unseren eigenen Tod diese Tiefe des Vertrautseins, der Hingabe und der Zuversicht erreichen, werden wir auch in anderer Hinsicht belohnt. So wird sich zum Beispiel unsere Angst vor dem Tod verringern. Und selbst, wenn wir plötzlich in einen Unfall verwickelt werden sollten und ohne Vorwarnung dem Tod gegenüberstehen, werden wir wissen, wie wir am besten loslassen können, weil diese tiefgründige Praxis förmlich zu einem Reflex geworden ist.

Wenn wir regelmäßig und intensiv üben, werden wir in der Lage sein, auf einen geliebten Menschen, der eine schwere Zeit hat oder im Sterben liegt, mit all unserer Liebe und unserem Mitgefühl einzugehen und ihm oder ihr die Fülle dieser spirituellen Praxis zu widmen. Wenn wir von einem sehr tragischen Ereignis oder einer Naturkatastrophe hören, werden wir unserem Gefühl der Hilflosigkeit entgegenwirken können, indem wir aktiv für das spirituelle Wohl der Leidenden praktizieren.

**Die essentielle Phowa-Praxis**

Sitzen Sie zu Beginn der Praxis still; kommen Sie zur Ruhe und bringen Sie alle Energien Ihres Geistes und Körpers wieder heim. Entspannen Sie sich soweit wie möglich in die tiefe Präsenz und das weiträumige Gewahrsein Ihres Wesens. Bevor Sie anfangen, rufen Sie einen starken mitfühlenden Wunsch in sich wach, wie diesen, der im *Tibetischen Totenbuch* beschrieben wird:

> Durch diesen, meinen Tod will ich nur die Haltung des erleuchteten Geisteszustands einnehmen, liebende Güte und Mitgefühl entwickeln und vollkommene Erleuchtung zum Wohle aller Wesen erreichen, deren Anzahl so unermeßlich ist wie der grenzenlose Raum.[9]

Rufen Sie aus ganzem Herzen die Gegenwart eines Buddha oder erleuchteten Wesens, zu dem Sie Hingabe verspüren, im Raum vor sich an. Visualisieren Sie die Form dieser Präsenz, jedoch nicht aus Fleisch und Blut, sondern aus strahlendem Licht. Erkennen Sie, daß die Qualitäten dieses Wesens – vollendete Weisheit, grenzenloses Mitgefühl und unendliche Kraft, den Wesen zu helfen – sich von den Qualitäten Ihrer eigenen Weisheitsnatur nicht unterscheiden. Stellen Sie sich vor, daß die göttliche Präsenz, die Sie angerufen haben, *tatsächlich anwesend* ist – sie ist lebendig, atmet und schaut Sie voller Güte und Liebe an. Wenn es Ihnen nicht gelingt, einen Buddha oder ein göttliches Wesen deutlich zu visualisieren, dann stellen Sie sich einfach vor, daß eine leuchtende und liebevolle Präsenz, *die Verkörperung der Wahrheit*, sich in Form von Licht im Raum vor Ihnen befindet. Entspannen Sie sich ganz tief und bauen Sie eine persönliche Verbindung mit der von ihnen angerufenen Präsenz auf.

Öffnen Sie sich nun, und gestehen Sie sich selbst Ihre eigenen Aspekte ein, die der Reinigung, der Vergebung und des Segens bedürfen. Bekennen Sie alles, was Sie bedauern, alles negative Karma und sämtliche destruktiven Emotionen, die Sie aufgeben und bereinigen möchten. Werden Sie sich aller Krankheiten und Schwächen in Ihrem Körper bewußt und selbst Ihrer Angst vor Krankheit. Und werfen Sie Licht auf sämtliche Zweifel, Ängste und alten Wunden in Ihrem Herzen, die der Heilung und Liebe bedürfen. Dann rufen Sie die göttliche Präsenz vor sich an und bitten um Hilfe.

Der Buddha oder die göttliche Präsenz reagiert sofort und sendet Ihnen aus seinem oder ihrem Herzen einen Strom von Liebe und Mitgefühl in Form überwältigender Lichtstrahlen zu. Lassen Sie sich von diesen kraftvollen Strahlen durchdringen und reinigen und sich mit Vergebung, heilender Energie, Zuversicht und bedingungsloser Liebe füllen. Stellen Sie sich vor, daß dieses strahlende Licht der Liebe und des Mitgefühls all Ihre Ängste und Abwehrmechanismen auflöst, bis Sie völlig in Licht getaucht sind. Um empfänglicher zu werden, können Sie in diesem Abschnitt der Praxis auch ein kurzes Gebet oder ein Mantra rezitieren.[10]

Stellen Sie sich bildlich vor, wie der tiefgründige Segen, der auf Sie zuströmt, jeden Aspekt Ihres Körpers und Geistes reinigt und verwandelt – selbst Ihre schmerzlichen Erinnerungen, Ihr Bedauern und alles negative Karma. Nach einer Weile stellen Sie sich dann vor, daß die Reinigung vollständig ihre Wirkung getan hat und Ihr ganzes Wesen – Körper und Geist – sich völlig in Licht verwandelt. Jetzt schwebt Ihr Wesen in Form von Licht nach oben und löst sich im Herzen der erleuchteten Präsenz auf. Es verschmilzt vollständig mit dem erleuchteten Wesen, wie Licht, das sich mit Licht vermischt.

Ruhen Sie so lange wie möglich in diesem Zustand. Diese nichtduale, natürliche Einfachheit und inspirierte Offenheit *ist* Ihr Wesen. Wenn Gedanken aufsteigen sollten oder ein »Gefühl von einem Selbst« langsam Form annimmt, lassen Sie einfach alles sich wieder in Leerheit auflösen. Alles loslassend, ruhen Sie einfach ganz natürlich.

Zum Abschluß stellen Sie sich vor, daß Ihr Gewahrsein sich wieder in Ihrem Körper befindet. Fassen Sie den Entschluß, die eben erfahrene Präsenz des *reinen, klaren Gewahrseins* in Ihren anschließenden täglichen Aktivitäten aufrechtzuerhalten. Und wann immer Sie merken, daß sie Ihnen wieder abhanden gekommen ist, bringen Sie Ihren Geist einfach wieder und wieder sanft zu seiner wahren Natur heim.

Widmen Sie zum Abschluß Ihre Praxis und teilen das Verdienst an Segen und Weisheit mit allen fühlenden Wesen. Beten Sie, daß Sie in der Lage sein mögen, ihr Leid auf jede erdenkliche Weise zu lindern, ihnen Glück zu bringen und ihnen letztlich zu helfen, den beständigen Frieden der unsterblichen, wahren Natur ihres Geistes zu erkennen.

**Phowa für andere im Moment des Todes**

Für einen kranken oder sterbenden Menschen können Sie das essentielle Phowa auf genau dieselbe Weise ausführen, mit dem Unterschied, daß Sie den Buddha oder die göttliche Präsenz in diesem Fall über dem Kopf dieser Person visualisieren. Bitten Sie in ihrem Namen um Hilfe und visualisieren Sie, wie die Präsenz Lichtstrahlen auf sie herabströmen läßt und ihr ganzes Wesen reinigt und verwandelt. Dann stellen Sie sich vor, daß die Person, für die Sie die Praxis machen, ganz und gar rein geworden ist, sich in Licht auflöst und vollständig mit der erleuchteten Präsenz zu einer ununterscheidbaren Einheit verschmilzt.

Wenn der Kranke oder Sterbende daran interessiert ist, können Sie ihm die essentielle Phowa-Praxis beibringen und dabei versuchen, Bilder zu finden, die seinen eigenen spirituellen Grundsätzen entsprechen. Sie können das essentielle Phowa natürlich das ganze Leben über üben, seine spezielle Kraft wird allerdings besonders deutlich, wenn Sie es genau im Augenblick des Todes praktizieren. Sie können das Phowa jedesmal praktizieren, wenn Sie die sterbende Person besuchen. Die wichtigste Zeit für die Praxis ist jedoch der Todesmoment selbst oder sobald Sie von ihrem Tod informiert werden. Wenn Sie beim Tode der geliebten Person nicht physisch an ihrer Seite sein können, visualisieren Sie, daß Sie am Ort ihres Todes an ihrer Seite praktizieren.

Wenn Menschen dem Tod sehr nahe sind, sind ihr Geist und ihr Herz meiner Beobachtung nach weniger an den Körper gebunden und viel durchlässiger. Manchmal scheint es, als würde ihr Geist das ganze Zimmer füllen. Aus diesem Grunde haben alle kraftvollen Gedanken oder Emotionen, die wir mit uns in das Umfeld eines Sterbenden bringen, sehr starke Auswirkungen auf seinen Geisteszustand und können ihm zum Vorteil, aber auch zum Nachteil gereichen. Wenn wir uns also, bevor wir das Zimmer eines Sterbenden betreten, durch Meditation inspiriert oder die Präsenz eines Buddha oder göttlichen Wesens mit aller Kraft angerufen haben und weiterhin im Gebet mit dieser Präsenz verbunden bleiben, kann unsere Inspiration verständlicherweise einen äußerst positiven Einfluß auf den Geisteszustand des Sterbenden haben.

Wenn jemand ganz plötzlich stirbt und Sie nicht viel Zeit an seiner oder ihrer Seite verbringen können, dann ist auch eine Kurzform des essentiellen Phowas möglich. Rufen Sie, während Sie sich an der Seite des Verstorbenen befinden, ganz stark die strahlende Präsenz eines Buddha oder göttlichen Wesens an. Visualisieren Sie, daß von der Präsenz Strahlen des Mitgefühls ausgehen und den ganzen Raum um Sie beide füllen, Sie schützen und segnen.

Stellen Sie sich vor, daß das Bewußtsein des gerade Verstorbenen die Form einer kleinen Lichtkugel annimmt, die schnell, wie eine Sternschnuppe, aus ihrem Körper herausschießt und sich in das Herz der göttlichen Präsenz auflöst. Während Sie die Praxis widmen, bitten Sie darum, daß der Verstorbene von jeglichem mit dem Tod verbundenen Leid oder inneren Aufruhr erlöst und in die Lichtheit und den alles durchdringenden Raum der wahren Natur seines Geistes befreit sein möge, um allen Wesen von Nutzen sein zu können, besonders jenen, die er zurückläßt. Im Laufe des Tages und in den folgenden Tagen und Wochen können Sie dann die vollständige essentielle Phowa-Praxis für den Verstorbenen ausführen.

Als ich das essentielle Phowa gerade gelernt hatte, bezweifelte ich stark, daß ein Anfänger die Praxis für einen Sterbenden ausführen und etwas damit erreichen könnte. Wer bin ich, daß ich einen anderen Menschen spirituell unterstützen könnte? Was wäre, wenn ich es falsch machen würde? Sogyal Rinpoche, mit dem ich über meine Zweifel sprach, gab mir die folgenden wertvollen Einsichten zu bedenken:

Erstens wird er oder sie direkt im Anschluß an den Moment des Todes, nachdem das Bewußtsein »ohnmächtig in Dunkelheit gefallen ist«, in die lichtvolle Weite der Wahrheit erwachen. Daher ist unsere essentielle Phowa-Praxis nur eine geschickte Anleitung, die ihm oder ihr helfen kann, sich mit der wahren Natur des Geistes zu vereinen, die ja zu diesem Zeitpunkt tatsächlich in seinem bzw. ihrem Gewahrsein aufscheint.

Zweitens rufen wir mit der Phowa-Praxis die grenzenlosen erleuchteten Qualitäten eines Buddha an, eines völlig erleuchteten Wesens also, und verlassen uns auf dieses Wesen. Ein Erleuchteter besitzt unvoreingenommenes Mitgefühl, grenzenlose Liebe und die unbegrenzte Kraft, allen Wesen zu helfen und auf ihre Nöte einzugehen – und je ernster die Umstände, um so deutlicher werden diese Qualitäten. Sobald wir die Anwesenheit Gottes, Christi, des Buddha, eines Heiligen oder anderen göttlichen Wesens anrufen, sind ihr Segen und sie selbst unmittelbar anwesend. Sie werden der sterbenden Person in der Stunde ihrer Not beistehen, und *sie werden wissen, was zu tun ist!*[11]

Wenn wir das essentielle Phowa immer wieder mit starkem Mitgefühl und tiefer Hingabe praktizieren, kann es einem sterbenden Menschen auf seiner Reise zur Befreiung helfen. Jede spirituelle Praxis und alle Gebete, die wir für Sterbende ausführen, tragen auf jeden Fall dazu bei, ihr negatives Karma zu reinigen oder sie von ihrem Leid und den Schwierigkeiten ihres Todes zu befreien, so daß sie in Frieden sterben können.

Selbst wenn Sie kein fortgeschrittener Praktizierender sind, wird es einem kranken oder sterbenden Menschen auf keinen Fall schaden, wenn Sie essentielles Phowa für ihn praktizieren. Auf der spirituellen Ebene hilft die Praxis garantiert, selbst wenn Sie keinen unmittelbar spürbaren Nutzen erkennen oder messen können. Wenn Sie im medizinischen oder pflegerischen Bereich tätig sind, kann ich Sie nur dazu ermutigen, stets das essentielle Phowa zu machen, wenn einer Ihrer Patienten stirbt. Beobachten Sie selbst, welche Wirkung es hat. Ich selbst hatte nach einer Praxis manchmal das deutliche Gefühl oder es gab Anzeichen dafür, daß das Phowa dem Sterbenden wirklich genutzt hat. Ich lasse mich durch solche Anzeichen inspirieren und in meiner Zuversicht bestärken, daß die Praxis tatsächlich eine spirituelle Hilfe ist, egal, ob ich ein Ergebnis erkennen kann oder nicht.

*Denken Sie daran, daß nichts von dem, was wir tun, jemals verlorengeht.*

## *Unterstützung für Menschen ohne Religionszugehörigkeit*

Wie können wir jemandem helfen, sich sinnvoll auf den Tod vorzubereiten, wenn er behauptet, nicht an spirituelle Dinge zu glauben, und nicht einmal daran interessiert ist, darüber auch nur zu sprechen? Das Grundprinzip der spirituellen Betreuung ist, ihm dabei zu helfen, dem Tod mit reinem und friedvollem Herzen und Geist zu begegnen, frei von problematischen Emotionen wie Sehnsucht, Anhaftung, Frustration oder Wut. Wir können daher durchaus auch Menschen ohne irgendeine Religionszugehörigkeit unterstützen, indem wir ihnen einfach unsere Liebe geben und uns selbst bei jedem Besuch im stillen mit unserer eigenen spirituellen Praxis inspirieren. Wir können ihnen auch helfen, dem Tod nicht mit leeren Händen entgegentreten zu müssen.

Selbst wenn die sterbende Person keine spirituelle Praxis kennt, auf die sie sich nun stützen könnte, kann sie sich doch auf den Tod vorbereiten, indem sie ihre Anhaftung aufgibt. Denn letztlich ist es ja unsere Anhaftung und unser Festhalten, was uns ins Leid stürzt. Das gilt im Leben ebenso wie im Tod. Unsere Sehnsüchte und Anhaftungen werden um so stärker, je mehr es uns an Liebe mangelt, und es kann ja sein, daß bereits das Leben der Sterbenden von dieser Erfahrung des Mangels geprägt war. Wenn ein geliebter Mensch stirbt, ist es wesentlich, daß wir nichts mehr zurückhalten: Geben Sie Ihre Liebe voll und ganz. Wenn das Lebensende des Sterbenden von Liebe erfüllt ist, wird er endlich Zufriedenheit finden. Und wenn er sich in der Gegenwart erfüllt und sicher fühlt, erscheint auch die Zukunft – der Tod selbst – in einem weniger bedrohlichen und beängstigenden Licht.

Und geben Sie Ihre Liebe, ohne Bedingungen daran zu knüpfen. Hören Sie auf zu erwarten, daß Ihre Liebste sich dramatisch ändern und Ihnen dankbar sein wird, Sie anlächelt und glücklich stirbt. Selbst wenn sie keine sichtbare Reaktion zeigt, überschütten Sie die Sterbende mit Ihrer Liebe und vertrauen Sie einfach darauf, daß sie irgendwie zu ihr durchdringt. Denn ob ein geliebter Mensch es zeigt oder nicht, *Ihre Liebe kommt auf jeden Fall an.*

Bevor Sie jemanden besuchen, der leidet oder dem Tod entgegensieht, sollten Sie das essentielle Phowa mit aller Kraft praktizieren. Wenn Sie die daraus entstandene Atmosphäre von aufrichtiger Hingabe, klarer Präsenz und furchtloser Liebe in das Zimmer des Sterbenden mitbringen, kann Ihre ganze Art zu sein ihm viel Kraft geben. Er wird die Atmosphäre des tiefen Friedens und des tief empfundenen Mitgefühls spüren, die ihn aufgrund Ihrer Praxis umgibt. Still und ohne große Worte kann Ihre Zuversicht und Stärke alle Negativität oder Angst entwaffnen und Zuversicht und Frieden in Herz und Geist des Sterbenden entzünden.

Pauls Mutter, Isabelle, besaß keinerlei religiösen Glauben und sagte der Familie klipp und klar, daß sie über spirituelle Angelegenheiten nicht sprechen wolle. Gegen Ende ihres Lebens wurde sie ziemlich unruhig und besorgt und brauchte regelmäßig Schmerzmittel. Bei jedem Besuch saß Paul eine gewisse Zeit schweigend an ihrer Seite und praktizierte das essentielle Phowa, während sie sich ausruhte. Nachdem Paul sie einige Male besucht hatte, gestand Isabelle ihrer Tochter, daß sie sich jedesmal, wenn Paul bei ihr war, viel friedlicher fühlte und die nächste Dosis Schmerzmittel auslassen konnte. Neugierig geworden, fragte Pauls Schwester ihn, was er denn tue, und schließlich begann sie selbst, das essentielle Phowa für ihre Mutter zu praktizieren, wenn sie an ihrem Bett saß.

Nun empfand Isabelle auch jedesmal, wenn ihre Tochter sie besuchte, diesen tiefen Frieden und die Entspannung, und sie fragte sie, was sie beide denn machten, daß es ihr jedesmal so gut ginge. So erfuhr sie, daß ihre Kinder die Phowa-Praxis für sie machten, um ihr in ihrem Leid im Sterbeprozeß zu helfen. Und da sie ja selbst erfahren hatte, wie positiv diese Praxis sich bei ihr auswirkte, bat Isabelle ihre Kinder, damit fortzufahren, und sie fühlte sich immer friedlicher und zufriedener, je näher der Tod rückte.

Vor allem sollten Sie einer sterbenden Person helfen, dem Tod nicht mit leeren Händen gegenübertreten zu müssen, indem Sie ihr bestätigen, daß ihr Leben einen Sinn hatte. Helfen Sie ihr, sich daran zu erinnern, was sie erreicht hat, und konzentrieren Sie sich dabei auf ihre positiven Eigenschaften, nicht auf ihre Versäumnisse und Fehler. Dies kann ihr geistigen Frieden bringen, wenn sie stirbt. Selbst wenn der Sterbende das Gefühl hat, sein Leben habe keinerlei Bedeutung oder Sinn gehabt, können Sie ihn ermutigen, die Zeit seines Sterbens dazu zu nutzen, seinem Leben und seinem Tod einen Sinn zu geben. (Vorschläge, wie das gelingen kann, finden sich im nächsten Kapitel.)

## *Mitgefühl und Widmung*

> Ein tibetisches Sprichwort sagt: »Alles steht und fällt mit der Motivation.« Das zeigt, wie wichtig es ist, in jedem Moment altruistische, selbstlose Absichten – Bodhicitta – zu entwickeln. Von einem derart lichtvollen Herzen getragen, haben selbst die geringsten Worte, Taten und Handlungen große und nutzbringende Auswirkungen. Dies ist die magische Verwandlungskraft des Bodhicitta, des wahrhaft wunscherfüllenden Juwels …
>
> *Nyoshul Khenpo Rinpoche*[12]

Eine weitere Möglichkeit für eine sinnvolle Vorbereitung auf den Tod ist das Erwecken tiefen Mitgefühls durch Reflexion und Gebet. Dieses Mitgefühl verstärkt darüber hinaus die Wirksamkeit jeder Praxis, die wir für andere tun. Wir können einer sterbenden Person vorschlagen, jeden Tag eine gewisse Zeit an andere Menschen und deren Leid zu denken, besonders an jene, die an derselben Krankheit oder unter denselben Schmerzen leiden wie sie selbst. Wenn das Leid der anderen ihr Herz berührt, wird sie vielleicht den Wunsch verspüren, Tonglen zu praktizieren (siehe Kapitel 6), das heißt das Leid aller Kranken und Sterbenden einzuatmen und ihnen mit jedem Ausatem die eigene Liebe und das eigene Wohlbefinden in Form von Licht zuzusenden. Oder sie kann das Tonglen auch einfach in Form eines Gebetes üben: »Mögen alle Wesen mein Glück erhalten; möge ich das Leid aller Wesen auf mich nehmen.«

Wenn die sterbende Person Angst hat oder unter starken Schmerzen und Emotionen leidet, kann sie das Mantra von Avalokiteshvara rezitieren, des Herrn des Mitgefühls – *Om Mani Padme Hum Hrih* –, bis der Segen des Mitgefühls dieses Buddha sowie sein Schutz ihr ganzes Herz und ihren Geist erfüllt.[13]

Unser Sterben und unseren Tod dem Wohle anderer zu widmen ist eine weitere Art, unser Leid zu überwinden und ihm einen erhabenen Sinn zu geben. Wir können unser Leid im Sterbeprozeß auch mit dem Wunsch widmen, daß es jeglichen Schaden aufwiegen möge, den wir in unserem Leben angerichtet haben.

Jean, eine gute Freundin, rief mich ziemlich bedrückt an. Sie wollte kurz darauf ihren sterbenden Schwiegervater besuchen, und es würde wahrscheinlich das letzte Mal sein. Ed lag im Koma; Jean würde sich also nicht normal mit ihm unterhalten können. Sie sah dem Ganzen mit gemischten Gefühlen entgegen. Sie wußte, daß es gut wäre, wenn sie ihm helfen könnte, loszulassen und in Frieden zu sterben. Doch da er Alkoholiker war, hatte er seiner Familie, unter anderem auch seinem Sohn, Jeans Ehemann, ziemlich viel emotionales Leid zugefügt. In den ganzen fünfundzwanzig Jahren, die sie nun bereits Mitglied der Familie war, hatte es niemals wirkliche Nähe zwischen den Angehörigen gegeben; sie waren unkommunikativ und unterstützten einander nicht.

Nachdem wir uns gegenseitig bestätigt hatten, daß Jeans Wut normal war, überlegten wir gemeinsam, wie sie ihm ihre Frustration würde mitteilen und sich gleichzeitig davon befreien können. Ich schlug vor, sie solle, bevor sie eine Kommunikation mit Ed suchte, still an seiner Seite sitzen und meditieren und darüber nachdenken, wie gern sie ihn von seiner wahren Seite kennengelernt hätte, nicht als Alkoholiker.

Wir fanden einen Weg, die Situation mit anderen Augen zu betrachten. Wir dachten gemeinsam darüber nach, wie sehr Ed in seiner eigenen Kindheit gelitten haben mußte, um später seiner eigenen Familie solche Schmerzen zuzufügen. Außerdem schlug ich Jean vor, sich vorzustellen, wie er sich wohl fühlen müßte, wenn er – wie es im Tod ja geschehen soll – sein Leben noch einmal vor sich ablaufen sehen würde. In diesem Moment würden ihm alle Schmerzen, die er seinen Liebsten zugefügt hatte, deutlich bewußt werden; er würde all ihr Leid erleben und zusätzlich mit seinem eigenen schmerzlichen Bedauern konfrontiert sein.

Als Jean über Eds vergangenes, gegenwärtiges und zukünftiges Leid nachgedacht hatte, schmolz ihre Wut dahin und verwandelte sich in Verständnis und Mitgefühl. »Gibt es irgend etwas, das ich für ihn tun kann?« fragte sie.

»Wenn du bei ihm bist«, schlug ich vor, »denk daran, daß Ed zwar vielleicht im Koma liegt und es so aussehen mag, als würde er nicht reagieren, doch das reine Gewahrsein seiner wahren Natur ist immer noch vorhanden, und dieser Aspekt kann dich jederzeit hören. Gib ihm zu verstehen, daß er, wenn er bestimmte Dinge in seinem Leben bedauert, sein Leid und seinen Tod dem Wohle seiner Familie widmen kann. Er solle nur allen, die ihm wichtig sind, seine Liebe und seinen Segen senden, verbunden mit dem tief empfundenen Wunsch, daß sie von allen Verletzungen und Schmerzen geheilt sein mögen, die er ihnen zugefügt hat.«

Als Jean anfing, mit Ed zu sprechen, dachte sie ständig: »Was ich hier tue, ist verrückt. Er kann mich unmöglich hören. Und wenn er wach wäre und wüßte, was ich mache, würde er mich rausschmeißen!« Und doch hatte sie, als sie dasaß und meditierte und Ed ihr Verständnis und Mitgefühl sandte, das Gefühl, daß der bewußtlose Mann es dankbar annahm. Jean fuhr fort und schlug Ed vor, er könne den Moment seines Todes dazu nutzen, seine Beziehungen zu heilen und eine starke heilsame Liebe für seine Familie in sich zu wecken. Dann verabschiedete Jean sich ein letztes Mal.

Etwas später am Abend fuhr Jean nach Hause, während ihr Mann auf dem Beifahrersitz schlief. Auf einmal schreckte er auf und sagte: »Plötzlich ist alles so viel einfacher. Die ganze Bitterkeit Vater gegenüber ist einfach verschwunden.« Später erfuhren sie, daß Ed in eben diesem Augenblick gestorben war. Jean fragte sich, ob Ed wohl tatsächlich seinen Tod gewidmet hatte, um die Fehler seines Lebens wiedergutzumachen. Am nächsten Tag gab es eine weitere Bestätigung. Jean erlebte etwas, was sie in all den Jahren in dieser Familie noch nie gesehen hatte: Nach der Beerdigung versammelten sich die Familienmitglieder im Haus des Vaters, und die Gespräche zwischen ihnen waren liebevoll und voller Zuneigung, sehr fürsorglich und aufrichtig, und man spürte ihre Verbundenheit.

## *Hingabe und Gebete*

Die Ernsthaftigkeit und Tiefe unserer Hingabe kann die Wirksamkeit unserer spirituellen Praxis und Gebete verstärken. Wenn unsere Hingabe tiefer und inniger wird und unsere Gebete von einem tiefen Gefühl der Entsagung und von der Erkenntnis getragen sind, daß wir nicht alle Probleme des Lebens allein lösen können, *öffnen wir uns der Möglichkeit, Hilfe zu empfangen.* Indem wir unsere gewöhnliche Liebe in eine grenzenlose und erhabene Liebe verwandeln, reinigen wir unsere Hartherzigkeit und Negativität und beginnen, die Vollkommenheit und Reinheit unserer ursprünglichen, göttlichen Natur zu erkennen, die uns allen innewohnt.

Hingabe wird nicht selten mit blindem Vertrauen verwechselt, der Unterwerfung unseres Willens und unserer Intelligenz unter eine äußere Person oder Gottheit. Die meisten von uns sind jedoch bereits bestens darin geübt, blind auf ihr Ego zu vertrauen und sich gedankenlos seinen selbstsüchtigen Forderungen zu unterwerfen, die uns im Kreislauf des Leidens gefangenhalten. Wie tiefgründig unsere Inspiration oder wie zahlreich unsere Einblicke in die wahre Natur unseres Geistes auch sein mögen, unser Ich zieht uns, genau wie die Schwerkraft, immer wieder nach unten. Hingabe bedeutet in Wirklichkeit, in uns den Willen zu finden, uns von der Tyrannei des Ich zu befreien und zu einer größeren Kraft zu erwachen, dem Gewahrsein unserer Weisheitsnatur.

Das göttliche Wesen oder der Buddha, dem unsere Hingabe gilt, braucht sie nicht. Dankbarkeit und Hingabe inspirieren uns selbst und können uns daher helfen, auf dem Pfad voranzukommen, ein reines Herz und größere Empfänglichkeit zu entwikkeln. Unsere Hingabe macht es möglich, daß der Segen der Weisheit Einlaß in uns findet und uns erleuchten kann. Am Ende der essentiellen Phowa-Praxis zum Beispiel verschmelzen wir unseren Geist mit dem Weisheitsgeist der Buddhas oder Heiligen. Die Entwicklung einer starken Hingabe während der Praxis öffnet unser Herz und befähigt uns, den nichtgreifenden, nichtkonzeptuellen Zustand wahrer Meditation mühelos zu erreichen. In der Wärme der Hingabe entdecken wir unsere beste Seite. Alle religiösen Traditionen berichten von Heiligen, die im Laufe ihres Lebens ihr Wesen durch Hingabe und Gebet vervollkommnet haben.

Hingabe enthält auch ein Gefühl von Respekt und Hoffnung. Viele wunderbare Psalmen preisen die erstaunlichen Qualitäten Gottes, verbunden mit der Sehnsucht, Gott zu sehen oder bei Ihm zu sein. »Ich hoffe auf den Herrn, es hofft meine Seele.... Meine Seele wartet auf den Herrn, mehr als die Wächter auf den Morgen.« (Psalm 130) Hingabe wird durch Dankbarkeit geweckt, durch die Erkenntnis, daß wir gesegnet sind und bedingungslos akzeptiert werden.

*Segen strömt ständig auf uns nieder.* Doch wir spüren ihn nicht, weil wir uns selbst als getrennt empfinden, als ungeliebt, wertlos und nicht in Kontakt. Es ist so, als hätten wir uns in das dunkle Haus des Ich verkrochen, alle Türen und Fenster verschlossen, die Vorhänge zugezogen und wären dann auch noch in den Keller gegangen, um uns endgültig zu verstecken. Wenn wir mit aufrichtiger Hingabe um Hilfe bitten, reißen wir alle Türen, Fenster und Vorhänge in unserem Herzen und unserem Geist auf und lassen die frische Luft des Segens der Weisheit und des Mitgefühls in uns hineinströmen. Sowie wir Hingabe verspüren, ist der Segen spontan und natürlich vorhanden.

Der ständige innerliche Fluß greifender und selbstsüchtiger Gedanken, Urteile und negativer Emotionen, der uns im Leben Probleme verursacht, wird uns auch im Moment des Todes vom

Frieden der wahren Natur unseres Geistes ablenken. Wenn der Tod näherrückt, kann die sterbende Person sich darin üben, »ihren Geist rein zu halten«, indem sie ihren Geistesstrom und ihr gesamtes Leben in einen kontinuierlichen Fluß von Meditation und Gebet verwandelt, eine ständige Kontemplation der Hingabe und des Mitgefühls. Sie könnte zum Beispiel einen kurzen Satz oder ein Gebet aus ihrer spirituellen Tradition rezitieren, die ihre Hingabe und ihr Vertrauen am ehesten wecken.

Voller Hingabe ein Mantra oder ein kurzes Gebet zu wiederholen, öffnet unser Herz, verwandelt unseren Geistesstrom auf positive Weise und schützt uns vor Negativität. In der Nyingma-Tradition wird sich eine praktizierende Person meist mit Herz und Geist vollständig auf Padmasambhava konzentrieren und sein Mantra rezitieren, das seine Präsenz und seinen Segen mit großer Kraft herbeiruft: *Om Ah Hum Vajra Guru Padma Siddhi Hum.* Diese Sanskrit-Worte bedeuten: »Ich rufe dich an, den Vajra-Meister, Padmasambhava, mögest du uns durch deinen Segen gewöhnliche und höchste Errungenschaften gewähren.«

Die russisch-orthodoxe Tradition beschreibt das »Herzensgebet«, eine Praxis der Hingabe, bei der man die Gegenwart Jesu Christi in seinem Herzen visualisiert und sich darin übt, diese Präsenz aufrechtzuerhalten, während man in jedem wachen Moment verbal oder in Gedanken ein kurzes, inspirierendes Gebet rezitiert. Obwohl man viele Gebete für diese Übung verwenden kann, ist das häufigste: »Mein Jesus, Barmherzigkeit«. Die Praxis des kontinuierlichen inneren Gebets vertieft unsere Hingabe, unsere Zuversicht und unser Vertrauen, so daß unser Herz und unser Geist in all unseren Handlungen auf Gott gerichtet sind. Dieses Ineinanderfließen von Hingabe, Kontemplation und Gebet mit dem täglichen Leben wird uns helfen, wenn wir selbst sterben, oder uns die Inspiration und Kraft geben, andere zu unterstützen, die leiden oder sterben.[14]

Wenn wir in großer Verzweiflung inbrünstig beten und um Hilfe bitten, hat unser Gebet eine besondere Kraft. Selbst wenn der Sterbende selbst nicht betet, kann unser ernsthaftes Gebet und unsere Hingabe göttliche Hilfe herbeirufen und in der Zeit des Todes einen positiven Eindruck im Geist und Herzen des Sterbenden hinterlassen.

Gregory war achtunddreißig und im fortgeschrittenen Stadium seiner Krebskrankheit. Er und seine Frau Rachel waren entschlossen, alles in ihrer Macht Stehende zu tun, um ihn von seiner Krankheit zu heilen. Es lag ihnen daher fern, auch nur daran zu denken, daß er sterben könnte. Zu dieser Zeit schenkte eine Freundin Rachel jedoch ein Exemplar des *Tibetischen Buchs vom Leben und vom Sterben*. Sie las es und übte sich darauf in der Tonglen-Praxis, im Guru-Yoga und im essentiellen Phowa, wobei sie sich auf Padmasambhava konzentrierte. Als Gregorys Schmerzen in den folgenden Monaten zunahmen und er immer schwächer wurde, gab es ihrem gequälten Geist einen Ruhepunkt, für ihn praktizieren zu können.

Gregorys letzte Stunde schlug recht unerwartet, und als Rachel aufwachte und seinen schweren Atem hörte, wußte sie, daß das Ende nahe war. Sie setzte sich zu ihm, gab ihm all ihre Liebe und versicherte ihm, daß er loslassen könne. Die ganze Nacht über praktizierte sie das essentielle Phowa für ihn, während er dem Tod nahe war.

Ein paar Stunden später war Gregory immer noch am Leben, und Rachel ging ins Zimmer nebenan, um sich hinzulegen und auszuruhen. Sie fühlte sich überfordert und flehte Padmasambhava an, Gregory zu helfen. Sofort hörte sie, wie sein Atem sich veränderte. Sie stand wieder auf und praktizierte weiter Phowa für ihn, bis zu seinem letzten Atemzug. Rachel schreibt über diesen Moment: »Ich saß eine Weile überwältigt da, erstaunt über den Blick meines Liebsten. Seine Augen waren weit geöffnet, der Blick nach oben gerichtet, als hätte er etwas Wunderbares gesehen. Allein sein Anblick gab mir ein unglaubliches Gefühl von Frieden.«

Kurz darauf gesellte sich eine Freundin zu Rachel, und nachdem sie gemeinsam noch einmal das Phowa für Gregory praktiziert hatten, gingen sie hinaus, um den Morgenhimmel zu betrachten. Sie standen einfach schweigend beisammen und fühlten sich getröstet. Als sie ein paar Minuten später in das Sterbezimmer zurückkehrten, waren sie beide verblüfft über Gregorys verändertes Aussehen: Sein Mund hatte sich zu einem friedlichen, strahlenden Lächeln geschlossen. Die Freude, die in seinem Gesicht stand, erfüllte Rachel mit Zuversicht und bestätigte ihr, daß Padmasambhava gekommen war, um ihm im Moment seines Todes zu helfen. Während der nächsten vierundzwanzig Stunden, die Gregorys Körper noch zu Hause liegenblieb, behielt sein Gesicht diesen freudigen Ausdruck.

# *Die vierte Aufgabe: Einen Sinn im Leben finden*

## 10 Einen Sinn im Leben finden

Die physischen Leiden von Iwan Iljitsch waren entsetzlich, doch viel entsetzlicher noch als die physischen Schmerzen waren seine seelischen Leiden, ja, diese bildeten sogar seine Hauptqual.

Sein seelisches Leiden erwuchs daraus, daß ihm, als er in dieser Nacht Gerassims verschlafenes, gutmütiges Gesicht mit den starken Backenknochen betrachtete, plötzlich der Gedanke gekommen war: ›Wie, wenn in der Tat mein ganzes Leben, mein ganzes bewußtes Leben nicht das Wahre gewesen ist?‹

Ihm war der Gedanke gekommen, daß jener andere Gedanke, der ihm vormals so völlig unmöglich vorgekommen war, vielleicht doch auf Wahrheit beruhen könnte: daß er nämlich sein Leben nicht in der rechten Art geführt hätte. ...

›Aber wenn dem so ist‹, sagte er zu sich, ›und wenn ich nun mit dem Bewußtsein aus dem Leben gehe, daß ich alles zerstört habe, was mir beschieden ward, und nichts mehr gutmachen kann, was dann?‹

Da hatte er sich rücklings niedergelegt und auf eine neue Weise sein Leben zu durchdenken begonnen. Und als er am Morgen den Diener und darauf seine Frau und dann die Tochter und endlich den Arzt erblickte, da bestätigten ihm jede ihrer Bewegungen, jedes ihrer Worte nur noch mehr die furchtbare Wahrheit, die sich ihm in dieser Nacht enthüllt hatte. Denn in ihnen sah er sich selber, sah er all das, wofür er gelebt, und erkannte klar, daß all das nicht das Wahre gewesen, sondern daß all das ein entsetzlicher, ungeheurer Betrug gewesen war, der das Leben und den Tod vor ihm verborgen gehalten hatte. Diese Erkenntnis vergrößerte, ja verzehnfachte seine physischen Schmerzen. Er stöhnte und warf sich auf dem Diwan hin und her und zerrte an seiner Kleidung. Ihm war, als presse sie ihn und als wolle sie ihn ersticken. Und auch deswegen haßte er die anderen. ...

Dies geschah gegen Ende des dritten Tages, zwei Stunden vor seinem Tode. Um diese selbe Zeit hatte sich der kleine Gymnasiast heimlich zum Vater gestohlen und sich seinem Lager genähert. Der Sterbende schrie immer noch so verzweifelt wie zuvor und schlug mit den Händen um sich. Seine Hand fiel dabei auf den Kopf seines Sohnes. Der kleine Gymnasiast ergriff sie, preßte sie an seine Lippen und begann zu weinen.

Und um diese nämliche Zeit geschah es, daß Iwan Iljitsch sich abstürzen fühlte und das Licht sah und ihm klar wurde, daß sein Leben nicht das Wahre gewesen, das es hätte sein sollen, doch daß man dies noch gutmachen könne. Er hatte sich gefragt, was denn das »Wahre« sei, und war stumm geworden und horchte. Da fühlte er, wie jemand seine Hand küßte. Er schlug die Augen auf und sah seinen Sohn an. Er tat ihm sehr leid. Seine Frau trat heran. Er sah auch sie an. Mit offenem Munde stand sie da, Tränen überströmten ihre Nase und ihre Wangen, und ihr Gesicht sah so verzweifelt aus. Und auch sie tat ihm sehr leid.

›Ja, ich quäle sie‹, mußte er da denken. ›Es ist ihnen weh zumute, doch es wird ihnen leichter werden, wenn ich gestorben bin.‹ Er wollte diesen Gedanken aussprechen, aber er war nicht mehr imstande, es zu tun. ›Übrigens, warum auch sprechen, man muß es tun‹, überlegte er. Mit einem Blick wies er seine Frau auf den Sohn hin und sagte:

»Führ fort ... sehr leid ... auch du ...«, er wollte noch sagen »leb wohl«, allein er versprach sich dabei und konnte nur noch, da er nicht mehr imstande war, sich zu verbessern, eine kraftlose Handbewegung machen, wissend, daß jener, der es verstehen sollte, es verstehen würde.

> Und plötzlich wurde ihm klar, daß alles, was ihn gequält hatte und nicht heraus wollte, daß all das plötzlich und mit einem Male herausquoll, von zwei Seiten, von zehn Seiten, von allen Seiten. Jene taten ihm leid, und jetzt mußte es geschehen, damit ihnen nicht mehr weh wäre. Sie befreien und sich selber von diesen Leiden befreien. ›Wie gut, und dabei wie einfach‹, dachte er. ›Und wo ist der Schmerz?‹ fragte er sich. ›Wo ist er hin? Sag mal, wo bist du hin, Schmerz?‹[1]

Wenn wir in dem eindringlichen Bewußtsein, daß unser Leben sich dem Ende neigt, auf bedeutsame Ereignisse und Momente unserer Vergangenheit zurückblicken, fragen wir uns vielleicht: Worum ist es eigentlich gegangen? Welche Auswirkungen hat mein Leben gehabt? Was habe ich erreicht? Wie Iwan Iljitsch rufen wir uns vielleicht schmerzvolle Erinnerungen ins Gedächtnis: Entscheidungen, die wir bedauern, Dinge, die wir versäumt haben, oder selbstsüchtige und unfreundliche Handlungen. Vielleicht erkennen wir auch, daß wir so sehr mit materiellem Gewinn oder persönlichem Ehrgeiz beschäftigt waren, daß wir niemals Zeit für die Aktivitäten, Menschen und Werte gefunden haben, die uns am wichtigsten waren. Die Erkenntnis, daß unser »ganzes Leben nicht so gewesen ist, wie es hätte sein sollen«, kann unsere körperlichen Schmerzen und unsere Angst im Sterben verstärken und uns das Loslassen erschweren.

Die meisten Menschen schieben den Gedanken, in ihrem Leben einen Sinn zu suchen, beiseite und hoffen, daß ihnen dieser mit Gottes Hilfe schon irgendwie offenbart werde. Wenn wir glauben, unser Leben sei nur dann sinnvoll, wenn wir in Albert Schweitzers Krankenhäusern in Afrika oder in Mutter Teresas Heim für Sterbende in Kalkutta arbeiten, gelangen wir vielleicht zu dem Schluß, all unsere alltäglichen Aktivitäten – zur Arbeit oder zur Schule zu gehen oder Kinder aufzuziehen – seien sinnlos. Vielleicht hoffen wir auch darauf, nach Jahren der Zeitverschwendung eine Warnung zu bekommen. Zum Beispiel eine hübsch geprägte Postkarte mit der Aufschrift: »Du hast nur noch fünf Jahre zu leben. Bringe deine Angelegenheiten jetzt in Ordnung.« Mir ist niemand bekannt, der eine solche Nachricht erhalten hätte, noch dazu in einem derart komfortablen Zeitabstand. Aber ich will sie Ihnen an dieser Stelle persönlich überbringen: *Bringen Sie Ihre Angelegenheiten jetzt in Ordnung.*

Wenn wir glauben, daß wir und die Menschen, die wir lieben, ewig leben, werden wir den flüchtigen Hochs und Tiefs des täglichen Lebens unsere gesamte Aufmerksamkeit schenken, und sie werden all unsere Zeit und Energie verschlingen. Ohne das Bewußtsein, daß unser Leben vergänglich und daher kostbar ist, werden wir uns wohl kaum einem Ziel widmen, das über unsere momentanen Bedürfnisse und unsere persönliche Befriedigung hinausgeht. Statt dessen greifen wir nach den falschen Dingen, verschwenden unser Potential und werden dem Tod mit leeren Händen gegenübertreten. Wahrscheinlich werden wir uns dann betrogen fühlen, wenn wir begreifen, daß wir bald sterben werden, weil wir erkennen, daß wir niemals richtig gelebt haben. Wir verschieben unsere Freude am Leben auf eine vage Zukunft, nur, um schließlich erkennen zu müssen, daß diese Zukunft plötzlich abgelaufen ist.

Vor vierzehn Jahren begegnete ich Dr. Ben Weiniger, einem bekannten Psychiater und Pionier im Bereich der Gemeindeberatung (er bildete Menschen ohne entsprechende Ausbildung für Beratungstätigkeiten aus). Er war bereits über Siebzig und wirkte sehr gebrechlich; geistig war er jedoch sehr klar; er sprühte vor Scharfsinn und Witz. Ich erzählte ihm von meinem Traum, ein Hospiz nach den spirituellen Prinzipien der buddhistischen Lehren zu gründen, und er ermutigte mich, diese Idee weiterzuentwickeln. »Aber«, so warnte er mich, »nennen Sie es nicht ein Heim für Sterbende, denn in so etwas würde ich nicht gehen. Nennen Sie es ein Heim für Lebendige, *dann komme ich.*« Als ich ihn sechs Jahre später wiedersah, war er noch gebrechlicher geworden. Ich sagte ihm, daß ich seinen Rat nicht vergessen hätte. Mit einem Lächeln beugte er sich zu mir und vertraute mir etwas an, das mir die Essenz seines Lebenswerkes zu sein schien: »Ich verrate Ihnen etwas. Die Menschen haben keine Angst vor dem Sterben. *Sie haben Angst vor dem Leben.*«

Es ist paradox: Weil wir es nicht wahrhaben wollen, daß unser

Leben eines Tages zu Ende ist, halten wir unser Leben für selbstverständlich. Wir leben halbherzig, verstecken uns vor uns selbst, vor denen, die wir lieben, und letztlich vor dem Leben selbst. Der Management-Experte Stephen Covey stellt die provozierende Frage: »Wie viele Menschen werden auf ihrem Sterbebett wohl wünschen, sie hätten mehr Zeit im Büro verbracht?«[2] Dennoch verlassen manche Menschen sogar nicht einmal im Sterben ihr »Büro« – ein Gleichnis für die Geschäftigkeit, mit der wir unser Leben dauernd zudecken, um nur ja zu vermeiden, uns selbst ins Gesicht blicken und unseren eigenen Schmerz heilen zu müssen.

Die Gesellschaft läßt uns glauben, daß unser Leben nur dann Sinn und Wert besitze, wenn wir leistungsfähig sind, unsere Rechnungen bezahlen, unsere Freunde und Familie versorgen und uns um unsere eigenen Bedürfnisse kümmern können. Aber ob wir nun im Alter langsam schwächer werden oder unsere Kraft durch Krankheit verlieren – eines Tages werden wir alle die »Rolle« des Unabhängigen und Leistungsfähigen verlieren, mit der wir uns identifiziert haben. Und bis in die intimsten Aspekte unserer Existenz werden wir mehr und mehr von der Hilfe anderer abhängig werden. Je intensiver wir uns mit unserer früheren Rolle identifiziert haben, desto mehr werden wir während des Sterbens leiden, weil wir uns selbst nur noch als nutzlose Last betrachten und die Zeit, die wir vielleicht noch zu leben haben, eigentlich für sinnlos halten.

Wenn uns wie Iwan Iljitsch die Angst plagt, daß wir das, was das Leben uns geschenkt hat, nicht gut genutzt haben, werden wir im Sterben möglicherweise gegen das Loslassen ankämpfen und uns fragen: Hier bin ich nun, schwach und ans Bett gefesselt. *Was kann ich jetzt noch an meinem Leben ändern?*

## *Botschaften von der Schwelle des Todes*

Gewöhnlich vermeiden wir tunlichst jede Auseinandersetzung mit uns selbst, bis der Tod uns unausweichlich gegenübersteht. Würden wir aber, statt ständig davonzulaufen, bereits heute einen Blick in den Spiegel unseres Todes wagen, könnte es uns vielleicht dazu motivieren, unserem Leben eine sinnvolle Richtung zu geben. Menschen, die begreifen, daß sie nicht unbegrenzt Zeit haben, erkennen gewöhnlich auch, wie sie den falschen Dingen den Vorrang gegeben haben, und strukturieren daher ihre Zeit und ihre Aktivitäten – auch das Ausmaß ihres spirituellen Engagements – so um, daß sie ihren innersten Werten besser gerecht werden. Sie nutzen die Zeit ihres Sterbens tatsächlich als letzte Gelegenheit, sich selbst ehrlich zu betrachten und persönlich wie spirituell zu wachsen.

Viele Menschen, die klinisch »tot« waren und über eine Nahtoderfahrung berichteten, hatten nachher das Gefühl, sie müßten die Prioritäten ihres Lebens und die Art, wie sie mit anderen umgehen, noch einmal überdenken. Die Nahtodberichte geben uns wertvolle Einsichten darüber, wie wir einen Sinn im Leben finden können. Diejenigen, die einen klinischen Tod erlebt haben, beschreiben die Erfahrung folgendermaßen: Während sie einen Rückblick auf ihr Leben und jedes einzelne Ereignis erlebten, schienen ihnen zwei Fragen gestellt zu werden: *Was hast du in deinem Leben erreicht?* und *Was hast du an Liebe und Weisheit dazugelernt?*

Ein junger Mann erzählte Kenneth Ring: »Ich war mir vollständig aller Dinge bewußt, aber nicht nur auf der materiellen Ebene – all der käuflichen Dinge wie Autos, Nahrungsmittel und anderes mehr. Es geht um mehr, als das Leben nur zu konsumieren. Es geht darum, etwas zu *geben*; das ist wirklich wichtig. Und an diesem Punkt hatte ich die Gewißheit, daß ich *um des Lebens willen* mehr von mir selbst geben sollte.«[3]

Diejenigen, die an der Schwelle des Todes ihr Leben noch einmal betrachtet haben, haben erkannt, daß es nicht ihre großartigen und beeindruckenden Handlungen sind, die zum Zeitpunkt des Todes zählen, sondern die Bewußtheit und das Mitgefühl, mit denen sie selbst die einfachsten alltäglichen Verrichtungen getan haben. Wieviel Bereitschaft haben wir aufgebracht, uns wirklich um andere zu kümmern, ihnen zuzuhören und auf ihre Bedürfnisse einzugehen, wenn sie Hilfe brauchten? Wieviel Respekt und Verständnis haben wir in unseren Beziehungen gezeigt? Wie oft waren wir bereit, über unsere Grenzen hinauszugehen und uns zu verändern? Inwieweit haben wir den Mut gefunden, unsere alten Wunden zu heilen und authentischer zu leben?

Menschen, die nach einem klinischen Tod wieder ins Leben zurückgekommen sind, wurden von Wissenschaftlern befragt, ob das Leben für sie einen anderen Sinn bekommen hätte und was jetzt das Wichtigste für sie sei. In diesem Zusammenhang sagte jemand zu Kenneth Ring: »Selbsterfüllung in Liebe durch *Geben* zu finden, ebensoviel wie durch Empfangen. Und... zu erkennen, daß wir alle im gleichen Boot sitzen, daß wir alle Stärken und Schwächen haben und daß es darum geht, uns gegenseitig zu helfen.«[4]

Margot Grey bekam folgende Antwort: »Ich hatte das Gefühl, vom Dunkel ins Licht gekommen zu sein. Ich fühlte mich neugeboren. Ich weiß, daß ich zu einem bestimmten Zweck hier bin, der Teil von Gottes Plan ist. Ich fühle, daß ich hier bin, um das Gesetz Gottes und bedingungslose Liebe zu lernen. Seit meiner Erfahrung befriedigt es mich nicht mehr, nur für mich selbst zu leben. Erfüllung empfinde ich, wenn ich mein Potential entfalte, um es dem Dienst an anderen zu widmen.... Materieller Besitz ist nicht mehr wichtig. Die wirklichen Reichtümer liegen im Inneren.«[5]

Wie können uns diese Einsichten von der Schwelle des Todes dabei helfen, einem leidenden oder sterbenden Menschen beizustehen? Der Sinn der vierten Aufgabe liegt darin, uns zu zeigen, wie wir auf einen Kranken oder Sterbenden eingehen können, der sein Leben als sinnlos empfindet oder keinen spirituellen Glauben und keine Hoffnung auf ein Leben nach dem Tod hat. Der Grundgedanke einer spirituellen Sterbebegleitung ist es, dem Sterbenden zu helfen, dem Tod nicht mit leeren Händen gegenübertreten zu müssen. Dafür müssen wir ihm helfen, einen Sinn in seinem Leben zu sehen bzw. einen Weg zu finden, sein Leben gut abzuschließen und das Sterben zu einem sinnvollen Prozeß zu machen.

## *Erreichtes erkennen, Bedauern auflösen*

Die buddhistischen Lehren erinnern uns daran, daß wir zur Zeit unseres Todes die »Resultate guten Karmas verlängern« sollten. Mit anderen Worten, wir sollten uns der guten Dinge erinnern, die wir in unserem Leben getan haben, so daß unser Herz mit positiven Gefühlen wie Mitgefühl, Akzeptanz, Vergebung und Liebe erfüllt ist, wenn wir sterben. Gleichgültig, ob jemand dem Tod mit achtzehn oder mit zweiundachtzig Jahren gegenübertritt, wir können ihm dabei helfen, sein Leben Revue passieren zu lassen und einen Sinn darin zu finden. Ist der Sterbende auf sich allein gestellt, kann es passieren, daß er von seinem Versagen und seinen Fehlern wie besessen ist und Gefühle wie Reue, Angst, ungelöste Wut oder emotionale Verletzungen seinen Geist und sein Herz umnachten. Es ist äußerst wichtig, ihm dabei zu helfen, in den Dingen Trost zu finden, die er in seinem Leben erreicht und richtig gemacht hat: Erfahrungen, an denen er gewachsen ist, Augenblicke, in denen er sich mutig mit sich selbst auseinandergesetzt oder sich verändert hat, überwundene Schwierigkeiten oder Begrenzungen, Momente, in denen er Güte und Vergebung walten ließ.

Sollte der Sterbende ein Verwandter oder Freund sein, so können wir ihm helfen, erfüllt zu sterben, indem wir ihm sagen, wie er zu unserem Leben beigetragen hat. Wenn wir beruflich mit sterbenden Patienten zu tun haben und daher keine gemeinsame Vergangenheit mit ihnen teilen, können wir sie wissen lassen, was sie jetzt zu unserem Leben beisteuern. *Wir sollten unsere Beziehung mit dem Sterbenden stets als eine gegenseitige Heilung betrachten, als Geben und Nehmen.* In gewisser Weise sehen wir beide dem Tod ins Auge und haben etwas Wichtiges voneinander zu lernen. Wir können den Sterbenden vielleicht bitten, uns zu helfen, ein bestimmtes Problem oder eine Schwierigkeit zu meistern. Wir können ihn einladen, uns seine letzten Geschenke an Mut und Weisheit zu geben, während er das Leiden des Sterbens durchlebt und sein Verständnis des Lebens vertieft.

Wenn der Sterbende das Gefühl hat, es gebe so gut wie nichts in seinem Leben, das er nicht bedauere, dann ermutigen Sie ihn und zeigen Sie ihm, daß er die Zeit des Sterbens nutzen kann, um den Schaden oder das Leid, das er verursacht hat, zu bekennen und zu heilen. Sein Eingeständnis, daß er Dinge bedauert und seine Bereitschaft, vergangene Fehler gutzumachen, kann dem Ende seines Lebens Sinn verleihen. Sogyal Rinpoche schreibt: »Indem wir vergeben und indem uns vergeben wird, reinigen wir uns von den dunklen Aspekten all unserer Handlungen und bereiten uns umfassend auf die Reise durch den Tod vor.«[6]

George klammerte sich an sein Leben, obwohl alle schon seit Wochen seinen Tod erwarteten. Er litt sehr. Die Krankenschwester fragte ihn: »George, gibt es etwas, das Sie zurückhält, das Sie nicht gehen läßt?«

George schaute sie mit schmerzverzerrtem Gesicht an und sagte langsam: »Ja. Wenn ich auf mein Leben zurückblicke, dann sehe ich all die selbstsüchtigen Dinge, die ich gesagt und getan habe. Ich habe meine frühere Frau und meine Kinder sehr verletzt. Ich kann nicht loslassen und sterben, weil ich weiß, was ich mit meinem Leben gemacht habe.«

Auf Georges Bitte rief die Krankenschwester seine Exfrau, Sheila, an und erklärte ihr, warum er sie sehen wolle. Sheila war hin- und hergerissen, ob sie ins Krankenhaus gehen solle. Sie sprach mit einer Freundin darüber: »Ich glaube nicht, daß ich ihm helfen kann, friedlich zu sterben. Ich bin immer noch wütend auf ihn. George war Alkoholiker und hat während der meisten Zeit unserer Ehe getrunken. Er hat mich und unsere Kinder sehr verletzt. Ich konnte ihm das nie verzeihen, ja nicht einmal vergessen. Wenn ich ihn besuche, werde ich wahrscheinlich explodieren und ihn anschreien.«

Carol half Sheila zu erkennen, daß das, wonach sie sich all die Jahre gesehnt hatte, nun endlich geschehen war: George hatte endlich verstanden, wie sehr er andere verletzt hatte. Er wollte ihr seine Reue eingestehen und sie um Vergebung bitten. Da er sich nun des Schmerzes bewußt geworden war, den er seiner Familie zugefügt hatte, litt George ungeheuer in seinem Sterbeprozeß.

Carol ermunterte Sheila, George an ein paar positive Aspekte ihrer Beziehung zu erinnern und an das, was er beigetragen hatte, damit er nicht mit dem Gefühl sterben müsse, im Leben völlig versagt zu haben. Sie beschrieb Sheila die essentielle Phowa-Praxis und erklärte ihr, wie diese tiefgründige Meditation George helfen könne, sein Leben zu heilen und loszulassen. Als Sheila ihren Ex-Ehemann an diesem Abend besuchte, fühlte sie sich sicherer, denn sie verstand jetzt Georges Situation und hatte eine Ahnung, wie sie ihm helfen könne.

Als Sheila ins Zimmer kam, war George selbst überrascht, daß sie ihn nicht sofort anschrie. Sie setzte sich an seine Seite und betrachtete seinen abgemagerten Körper. Sheila sah George jetzt mit ganz anderen Augen. Er begann zu sprechen:

»Sheila, ich weiß, wie sehr ich dich und die Kinder verletzt habe, und ich fühle mich furchtbar. Jede Nacht werde ich von schrecklichen Erinnerungen an das, was ich euch angetan habe, verfolgt. Es tut mir sehr, sehr leid. Wirst du mir jemals verzeihen können?«

»George, ich war so viele Jahre verletzt und wütend. Ich hatte das Gefühl, daß du dir niemals über den Schmerz, den du uns zugefügt hast, im klaren warst. Ich bedauere den Zorn und die Bitterkeit der letzten Jahre. Aber ich wünsche mir, daß wir die Vergangenheit jetzt hinter uns lassen. Ja, George, ich vergebe dir.«

Sie saßen einige Zeit schweigend beieinander und teilten ihre Trauer in der neuen Atmosphäre des Verstehens. Schließlich sagte Sheila: »George, ich weiß, diese schmerzlichen Erinnerungen sind Teil unserer Geschichte, aber vergiß nicht unsere guten Zeiten. Erinnerst du dich daran, wie du Überstunden gemacht hast, damit Tim eine Zahnspange bekommen konnte? Und erinnerst du dich daran, wie du mit den Kindern einen Kurzurlaub gemacht und mit ihnen gespielt hast, als ich mich von einer Operation erholte? Du hast uns auch geholfen – vergiß das nicht. Und zu Anfang haben wir auch gute Zeiten miteinander erlebt: Wir hatten Spaß und liebten uns.«

Während sie miteinander sprachen, begann Georges Gesicht weicher zu werden, und sein Körper entspannte sich allmählich. Als er Sheilas Akzeptanz spürte, konnte er schließlich anfangen, sich selbst anzunehmen. Auch Sheila empfand eine neue Leichtigkeit. Sie tat das alles nicht nur für George. Sheila erkannte, daß es auch sie selbst von der schmerzvollen Last zorniger Erinnerungen befreite, die sie all die Jahre mit sich herumgeschleppt hatte.

Nach einer Weile fügte Sheila hinzu: »Die Krankenschwester sagte mir, daß du Schwierigkeiten hast loszulassen. Ich kenne eine Meditation für Sterbende, die dir helfen könnte, deinen Geist zu entspannen und loszulassen. Wenn es dich interessiert, könnte ich sie dir beschreiben.«

»Ich fühle mich zu schwach, um mich zu konzentrieren und etwas Neues zu lernen. Aber ich wäre dir dankbar, wenn du diese Meditation für mich machen würdest«, sagte George. Sheila saß also still an seiner Seite und machte die essentielle Phowa-Praxis für ihn, bevor sie sich verabschiedete.

Am nächsten Morgen rief die Krankenschwester sie an, um ihr mitzuteilen, daß George in derselben Nacht noch friedlich gestorben war.

## *Drei Verpflichtungen für ein sinnerfülltes Leben*

Wie können wir jemandem helfen, einen Sinn in seinem Leben und seinem Tod zu finden, der als junger Mensch im Sterben liegt, aufgrund von Schmerzen bettlägerig oder durch einen Schlaganfall bewegungsunfähig geworden ist? Elisabeth Kübler-Ross beschreibt fünf Stadien oder Reaktionsweisen auf Tod oder Verlust. Nicht jeder durchläuft diese Stadien jedoch reibungslos, denn einige bleiben in Verleugnung, Verhandeln, Wut oder Depression stecken. Wie können wir Sterbenden helfen, emotionalen Widerstand und Angst aufzugeben und ihren nahenden Tod friedvoll anzunehmen?

Mwalimu Imara, ein Pfarrer und früherer Kollege von Elisabeth Kübler-Ross, fand heraus, daß Sterbende ihren Tod nicht annehmen können, bevor sie nicht einen Sinn in ihrem Leben gefunden haben. Er zählt drei Dinge auf, zu denen wir uns verpflichten müssen, wenn wir einen Sinn im Sterben oder in irgendeiner Phase unseres Lebens finden wollen:

Wir müssen uns unserer selbst bewußt werden und uns annehmen;

Wir müssen uns um einen authentischen Dialog mit anderen bemühen;

Wir müssen uns für eine positive Wachstumsrichtung entscheiden.

**Gewahrsein und Selbstakzeptanz**

Um unser Leben als sinnvoll erleben zu können, müssen wir willens sein, uns *lebendig zu fühlen*, das heißt, wir müssen uns unserer gegenwärtigen Existenz vollkommen gewahr sein und sie akzeptieren. Statt dessen verbringen viele von uns ihr Leben damit, »Rollen« zu spielen, die ihnen von anderen – Eltern, Partner, Vorgesetzten oder Kindern – zugeteilt wurden, oder sie eifern einem selbstauferlegten Bild nach. Wir unterdrücken unsere natürlichen Gefühle, um in diese beschränkten Formen zu passen, und verlieren so immer mehr den Zugang zu dem, was wir sind und was wir wirklich fühlen.

Wenn wir leiden oder im Sterben liegen, kommen wir plötzlich in Kontakt mit Aspekten unserer selbst, die lange Zeit vergraben waren: mit Gefühlen, von denen wir nicht einmal wußten, daß es sie gibt, und mit Sehnsüchten und tiefen Ängsten, denen wir nie Ausdruck verliehen haben. Wir fürchten, »die Kontrolle zu verlieren« und fällen ein strenges Urteil über unsere schmerzlichen Emotionen. Wir haben Angst, die anderen könnten uns nicht mehr respektieren, wenn wir uns verwundbar zeigen. Wir haben keine Ahnung, wie wir diese verdrängten Anteile von uns selbst, die jetzt in unser Bewußtsein fluten, akzeptieren sollen.

Wenn wir keinen Ausweg aus unserem Leid finden können, ziehen wir uns häufig in die Isolation zurück. In dem Versuch, bedrohliche, unbehagliche Gefühle aus unserem Bewußtsein auszufiltern, beschränken wir gleichzeitig unsere Fähigkeit, all das zu erleben, was das Leben sinnvoll macht – das Gefühl von Lebendigkeit und Freude, inneren Frieden, wahres Mitgefühl, Verspieltheit und Neugierde, die Offenheit und das Vertrauen, Liebe geben und empfangen zu können.

Ein sterbender Mensch muß diese alten Begrenzungen durchbrechen; er muß sich all seinen tatsächlichen Gefühlen ausnahmslos öffnen und sie verständnisvoll und mitfühlend akzeptieren. Erst dann wird er sein Leben als sinnvoll erfahren. *Ein Sterbender wird nicht fähig sein, seine Angst, seinen Widerstand und seine Wut zu überwinden, dann mit dem Trauern zu beginnen und schließlich seinen Verlust zu akzeptieren, solange er sich nicht wirklich sicher fühlt.* Um sich aber sicher fühlen zu können, muß er wissen, daß er, wenn er seine Abwehrstrategien ablegt, so akzeptiert wird, wie er ist, trotz seiner schmerzvollen Emotionen. Was immer auch zum Vorschein kommt, er muß darauf vertrauen können, daß er es riskieren kann, ganz natürlich und er selbst zu sein.

Elisabeth Kübler-Ross hat gesagt, daß Sterbende unsere »bedingungslose Liebe« brauchen. Dies mag etwas viel verlangt scheinen, wenn wir es nicht einmal gelernt haben, uns selbst bedingungslos zu lieben, von anderen ganz zu schweigen. Was wir anderen aber geben *können*, ist unsere bedingungslose *Akzeptanz*, die *Bereitschaft*, verständnisvoll, urteilsfrei und mitfühlend zu sein, egal, was der andere auch fühlen oder sagen mag. Mwalimu Imara schreibt:

> Die fünf Stadien der Trauer zu durchlaufen, bedeutet für den todgeweihten Menschen, sich auf eine Art von Segen hin zu bewegen, nämlich »Akzeptanz«. Wir sind jedoch nur dann fähig, diesen Prozeß vollständig zu durchlaufen, wenn wir die »Akzeptanz« einer anderen Person spüren. Die eigene »Akzeptanz« unserer selbst, das heißt unser Gefühl, als Person bedeutungsvoll zu sein, hängt von dem Wissen ab, daß wir von jemandem oder etwas akzeptiert werden, das größer ist als unser individuelles Selbst.... Akzeptanz ist der Anfang des Wachstums.[7]

Margaret war durch ihre Krebserkrankung erheblich geschwächt. Ich besuchte sie zwei Wochen lang im Pflegeheim, und sie schien guter Stimmung zu sein. Eines Tages ging ich nicht direkt in ihr Zimmer, sondern fragte zuvor die Krankenschwester, wie es Margaret gehe.

»Es geht ihr gar nicht gut«, antwortete die Schwester. »Genaugenommen ist sie ausgesprochen deprimiert. Margaret tut so, als sei sie gutgelaunt und stark, wenn sie Besuch bekommt, aber wenn ihre Besucher wieder gegangen sind, ist sie deprimiert und weint ständig.«

Margarets Kummer war ein Anzeichen dafür, daß sie begonnen hatte, zu trauern und ihren Tod zu akzeptieren. Aber sie fühlte sich offenbar nicht sicher genug, ihren Schmerz mit anderen zu teilen. Margarets Angst und Einsamkeit berührten mich. Als ich den Raum betrat, wurde mir mit einem leisen Angstgefühl bewußt, daß ich nicht die geringste Ahnung hatte, was ich tun könnte, um die Oberflächlichkeit unserer Kommunikation zu durchbrechen und zu mehr Tiefe zu finden. Margaret grüßte mich fröhlich, aber ihre Stirn unter dem weichen grauen Haar war gerunzelt. Während des ersten entspannten Teils unseres Gesprächs konnte ich ihre Stimmung und die Anspannung in ihrer Stimme beobachten. Aber wie nur sollte ich die höfliche Reserviertheit unserer Unterhaltung durchbrechen?

»Margaret, Sie sehen heute ein wenig besorgt aus. Gibt es etwas, das Sie bekümmert?

»Nein«, antwortete sie, »überhaupt nichts.«

Ich nahm einen erneuten Anlauf. »Ich denke manchmal darüber nach, daß ich eines Tages vielleicht selbst Krebs bekommen könnte, und dann frage ich mich, wie ich wohl damit umgehen würde. Sie mußten sich mit dieser Krankheit ja auseinandersetzen und verschiedene Behandlungen über sich ergehen lassen. Würde es Ihnen etwas ausmachen, mir zu erzählen, wie es Ihnen dabei gegangen ist und was Ihnen geholfen hat?«

Margarets Antwort überraschte mich, da sie in gar keinem Zusammenhang mit meiner Frage zu stehen schien.

»Wissen Sie, ich hasse es, abends mit meiner Freundin Jenny auszugehen. Seit ihr Mann gestorben ist, ist es so schwierig geworden, etwas mit ihr zu unternehmen. Es fällt Jenny sehr schwer, allein in ihrem Wohnwagen zu leben. Wenn sie abends nach Hause kommt, hat sie Angst. Es ist so anstrengend, mit ihr auszugehen. Immer, wenn ich sie mit meinem Auto nach Hause bringe, überredet sie mich dazu, noch mit in den Wohnwagen zu kommen. Wir müssen dann in jeden Raum gehen und das Licht anmachen. Ich wünschte, sie könnte ihre Angst überwinden, denn ich bin es leid, jedesmal die gleiche Prozedur mitzumachen, wenn sie nach Hause kommt.«

Jede Geschichte, die uns jemand erzählt, ist ein Schnappschuß der inneren Welt des Erzählenden. Geschichten sind symbolisch – eine tiefgründige Kommunikation auf Umwegen. Sie dienen dazu, die Empfänglichkeit des Zuhörers zu prüfen. Während ich ihr zuhörte, stellte ich mir vor, ich sei an Margarets Stelle, und mir wurde klar, daß ihre Geschichte mir etwas enthüllte, was sie mir nicht direkt sagen konnte.

»Margaret, Sie sind an dem wohl schwierigsten Punkt Ihrer Lebensreise angelangt. Vielleicht denken Sie, es sei zuviel verlangt, meine Unterstützung zu erwarten. Aber wir teilen dies miteinander, und es macht mir nichts aus, jeden Ihrer dunklen Räume zu betreten und Ihre Sorgen zu lindern. Es sieht in gewisser Weise so aus, als wäre ich hier, um Ihnen zu helfen. *Aber auch Sie helfen mir*, indem Sie mir die Gelegenheit geben, zusammen mit Ihnen auf diese Entdeckungsreise zu gehen, und das ist für mich ein ganz großes Geschenk. Ich habe sicher nicht die Antwort auf alles, was Sie durchmachen, aber ich möchte, daß Sie wissen: Sie sind nicht allein. Was immer Sie fühlen, ich werde versuchen, Sie zu unterstützen.«

Weil ich ihr aufmerksam zugehört und mich in sie hineinversetzt hatte, konnte ich das, was Margaret mir mitteilen wollte, verstehen und direkt darauf antworten. Nach diesem Gespräch konnten wir beide offen unsere Trauer ausdrücken, und im Laufe der nächsten Wochen fühlte sie sich sicher genug, um mit mir über ihren Verlust, ihre Ängste und Zweifel zu sprechen. Das machte ihr die Reise in den Tod ein bißchen leichter.

**Sich um einen authentischen Dialog bemühen**

Um das Gefühl zu haben, unser Leben sei sinnvoll, müssen wir uns als zweites dazu verpflichten, uns aufrichtig um authentische Beziehungen und einen kreativen Dialog mit anderen zu bemühen. Um aber eine wahrhaftige und herzliche Kommunikation herzustellen, müssen wir das Risiko eingehen und uns mindestens einem Menschen öffnen und uns ihm offenbaren. Und wenn wir uns zu einem echten Dialog verpflichten, müssen wir ebenfalls bereit sein, dem anderen wirklich zuzuhören und ihn und seine Erfahrung anzuerkennen.

Wenn wir uns hoffnungslos fühlen, liegt es nicht an unseren schwierigen Umständen, sondern an unserer Isoliertheit in unserem Leid, unserer Angst und unserem Schmerz sowie an unserer Unfähigkeit, Kontakt zu anderen Menschen herzustellen. Früher oder später müssen wir unseren Stolz und unsere Angst aufgeben und die Wahrheit sagen. Wir müssen anfangen, unsere Hand nach der Hilfe auszustrecken, die wir brauchen. Eine aufrichtige und herzliche Verbindung mit mindestens einem anderen Menschen herzustellen kann uns sogar in den finstersten Zeiten unseres Lebens einen Hoffnungsschimmer geben. Ein junger Mann erzählte mir die folgende Geschichte:

»Nachdem meine Mutter gestorben war, fiel es mir sehr schwer, auf meinen Vater zuzugehen. Er wurde jedesmal wütend und kritisierte mich. Ich verstand ihn nicht und wußte nicht, wie ich mit seiner Reaktion umgehen sollte. Dann zog ich mich zurück und beschuldigte ihn, mir nicht zu helfen. Ich erkannte jedoch, daß ich mit dem Schmerz nicht alleine fertig werden konnte – ich fühlte mich in meinen Gefühlen und Sorgen gefangen. Ich wußte, daß ich Liebe und Unterstützung brauchte, aber es gab niemanden in meinem Leben, der sie mir geben konnte. Also überlegte ich mir, wenn ich keine Liebe empfangen kann, dann sollte ich vielleicht einen Weg finden, Liebe zu geben. Ich war mir aber nicht sicher, ob ich wußte, wie man Liebe gibt. Aber wie man freundlich ist, das wußte ich; also dachte ich mir, daß ich damit anfangen könnte.

Ich verbrachte einen Nachmittag in den Straßen meiner Stadt und traf einige Bekannte, die mir all ihre Sorgen erzählten. Ich freute mich, mir die Zeit nehmen zu können, um ihnen zuzuhören und sie zu unterstützen. Als ich an diesem Abend nach Hause ging, fühlte ich mich schon besser. Ich hatte das Gefühl, als wäre auch ich unterstützt worden.«

Die befriedigendsten Beziehungen sind die, in denen wir uns sicher fühlen, so zu sein, wie wir sind, bereit, auf den anderen zuzugehen und ihn da »abzuholen«, wo er steht, sowie offen dafür, daß der andere uns »trifft«. Eine derartige wahre »Begegnung« zweier Menschen ist gleichzeitig echte Kommunikation und unsere schönste Erfahrung von Liebe. Suzuki Roshi schreibt:

> Wenn Ihr jemandem zuhört, solltet Ihr all Eure vorgefaßten Ideen und Eure subjektiven Meinungen aufgeben. Ihr sollt ihm einfach zuhören, nur beobachten, worauf es ihm ankommt. Wir legen sehr wenig Nachdruck auf richtig und falsch oder gut und böse. Wir sehen nur Dinge, wie sie in seiner Sicht sind, und akzeptieren sie. So verständigen wir uns miteinander. Gewöhnlich hört Ihr eine Erklärung, die Ihr anhört als eine Art Echo Eurer selbst. Ihr hört tatsächlich Eurer eigenen Meinung zu. Stimmt, was Ihr hört, mit Eurer Meinung überein, werdet Ihr es annehmen; ist es aber nicht der Fall, so werdet Ihr es zurückweisen, oder Ihr werdet es nicht einmal richtig hören. Das ist die eine Gefahr, wenn Ihr jemanden zuhört. Die andere Gefahr ist, sich von der Aussage gefangennehmen zu lassen, [...] ohne den Geist zu erfassen, der hinter den Worten steht. [...]
>
> Wir sollten mit unserem ganzen Geist und Körper konzentriert sein auf das, was wir tun, und wir sollten uns selbst subjektiv und objektiv treu sein, besonders unseren Gefühlen gegenüber. Selbst wenn Ihr Euch nicht recht wohl fühlt, ist es besser, Ihr drückt Euch aus, wie Ihr Euch fühlt, ohne besondere Beifügung oder Absicht. So könnt Ihr sagen: »Ach, es tut mir leid, ich fühle mich nicht so gut.« Das ist genug. Ihr sollt nicht sagen: »Du hast mich so gemacht!« Das ist zuviel. So könnt Ihr sagen: »Ach, es tut mir leid, ich bin so ärgerlich auf Dich.« Es ist nicht nötig, daß Ihr, wenn Ihr ärgerlich seid, sagt, Ihr wäret nicht ärgerlich. Ihr solltet einfach sagen: »Ich bin ärgerlich!« Das ist genug.
>
> Echte Verständigung hängt davon ab, daß wir untereinander offen und direkt sind.[8]

Die erste Verpflichtung bedeutet eigentlich, »aufzuhören, sich vor sich selbst zu verstecken«. In der zweiten Verpflichtung sind wir aufgefordert aufzuhören, uns vor anderen zu verstecken, und statt dessen eine bedeutsame menschliche Beziehung aufzubauen. Wenn wir beginnen, uns selbst zu schätzen und zu akzeptieren, lernen wir auch die anderen schätzen. Die offenen und aufrichtigen Beziehungen, die wir während unseres Lebens gepflegt haben, sind ein kostbarer Schatz, der uns hilft, dem unvermeidlichen Leid und Verlust des Sterbens vertrauensvoll begegnen zu können.

**Sich für eine positive Ausrichtung entscheiden**

Wenn wir keine Ausrichtung oder kein Ziel haben, leben wir nicht wirklich – wir existieren bloß. Und wenn wir den unvermeidlichen Verlusten des Lebens unter solchen Umständen ins Auge sehen müssen, mag uns unsere Existenz ausschließlich als sinnloses Leid erscheinen, und wir versinken in Hoffnungslosigkeit und Verzweiflung.

Dem Psychiater Viktor Frankl fiel im Konzentrationslager der Nazis auf, daß einige alte und gebrechliche Menschen überlebten, während jüngere und stärkere Menschen starben. Er fand heraus, daß die Überlebenden sich entweder selbst ein Ziel gesetzt hatten, für das sie lebten, oder daß sie einen Sinn in ihrem Leben gefunden hatten, der die äußeren Lebensbedingungen transzendierte. Frankl konnte persönlich die Wahrheit der Spruchweisheit beobachten: »Wenn du weißt, *warum* du lebst, kannst du mit jedem *Wie* umgehen.«

Eines Abends, als seine Mitgefangenen besonders bedrückt waren, sprach Frankl zu ihnen. Er ermutigte sie, einen Sinn in dem zu finden, was sie in ihrer Vergangenheit erlebt und erreicht hatten, und Hoffnung für ihre völlig ungewisse Zukunft zu schöpfen. Er sagt darüber,

> ... daß menschliches Leben immer und unter allen Umständen Sinn habe, und daß dieser unendliche Sinn des Daseins auch noch Leiden und Sterben, Not und Tod in sich mit einbegreife. Und ich bat diese armen Teufel, die mir hier in der stockfinstern Baracke aufmerksam zuhörten, den Dingen und dem Ernst unserer Lage ins Gesicht zu sehen und trotz-

dem nicht zu verzagen, sondern im Bewußtsein, daß auch die Aussichtslosigkeit unseres Kampfes seinem Sinn und seiner Würde nichts anhaben könne, den Mut zu bewahren. Auf jeden von uns, sagte ich ihnen, sehe in diesen schweren Stunden und erst recht in der für viele von uns nahenden letzten Stunde irgend jemand mit forderndem Blick herab, ein Freund oder eine Frau, ein Lebender oder ein Toter – oder ein Gott. Und er erwarte von uns, daß wir ihn nicht enttäuschen und daß wir nicht armselig, sondern stolz zu leiden und zu sterben verstehen!

Und dann sprach ich, zum Schluß, von unserem Opfer; daß es Sinn habe, auf jeden Fall. Daß es im Wesen des Opfers liege, unter der Voraussetzung gebracht zu werden, daß scheinbar, daß in dieser Welt – in der Welt des Erfolgs – nichts damit erreicht würde. Sei es nun, daß es sich um ein Sichopfern für eine politische Idee handelt, oder sei es, daß es um die Selbstaufopferung eines Menschen für einen anderen geht. Freilich, derjenige unter uns, der im religiösen Sinne gläubig ist, der könne dies leicht einsehen; und ich sagte ihnen das auch. Und ich erzählte ihnen von jenem Kameraden, der zu Beginn seines Lageraufenthalts dem Himmel einen Pakt angetragen hatte: sein Leiden und sein Sterben möge dem von ihm so geliebten Menschen einen qualvollen Tod ersparen. Für diesen Mann war Leiden und Sterben nicht sinnlos, sondern – als Opfer – voll tiefsten Sinnes geworden. Ohne Sinn wollte er nicht leiden und sterben; ohne Sinn aber wollten es wir alle nicht![9]

Wir müssen uns einem Lebensziel verpflichten, das umfassender ist als die Erfüllung unserer persönlichen, weltlichen Wünsche; wir müssen einen Weg finden, wie wir dem Leben etwas *geben* können. Dann werden wir erkennen, was uns am wichtigsten ist. Dann wird uns, selbst wenn unser Leben seine Freuden, Veränderungen, Leiden oder Schmerzen haben mag, nichts mehr von unserem ursprünglichen Ziel ablenken können. Schmerzliche Umstände und Leiden werden uns nicht zu tragischen Opfern machen, denn wir verstehen sie als Teil unseres Lebensweges, als Möglichkeiten für Verwandlung und Wachstum. Indem wir kreativ auf jede Situation und Schwierigkeit reagieren, der wir begegnen, definieren wir täglich und stündlich den Sinn unseres Lebens.

Um den Umständen auf eine Art begegnen zu können, die Transformation fördert, müssen wir in Übergangssituationen eine Richtung finden, indem wir uns fragen: »Da ich ja ohnehin loslassen muß – wovon möchte ich mich ganz bewußt trennen und was möchte ich gerne schaffen oder werden? Wie soll mein neues Leben aussehen?« Was immer wir als den *besten Teil unseres Wesens* betrachten, dem sollten wir uns für den Rest unseres Lebens verpflichten.

Wenn wir einen Sterbenden betreuen, können wir ihm helfen, eine Lebensrichtung zu finden, indem wir mit ihm die folgenden Themen untersuchen:

*Können Sie dieses Leiden als Katalysator nutzen, um die Aspekte Ihres Lebens zu verändern, von denen Sie wissen, daß sie ohnehin verändert werden müssen?*

*Wie würden Sie den besten Aspekt Ihrer selbst beschreiben – das höchste Potential, das Sie erreichen können? Welche Schritte könnten Sie tun, um dieses Potential zu verwirklichen?*

Jede spirituelle Tradition bietet uns die Mittel, um auf die Verwirklichung unseres höchsten Potentials hinzuarbeiten. Der Sterbende erkennt vielleicht, daß er niemals wirklich gebetet oder sich die spirituellen Lehren seiner Religion zu Herzen genommen hat. Für einige Menschen kann die persönliche Verpflichtung deshalb darin bestehen, sich tiefer auf ihre eigene spirituelle Tradition einzulassen und ihren Sinn zu finden.

Aus buddhistischer Sicht ist unser höchstes Potential die vollkommene Verwirklichung unserer wahren Natur und die Erleuchtung zum Wohle aller Lebewesen. Ob der Tod uns jedoch endgültigen und bleibenden Frieden bringt, liegt an uns. Davon, wie sehr wir die Kostbarkeit des menschlichen Potentials schätzen und uns der Schulung und Vorbereitung verpflichtet fühlen, *bevor* wir sterben, hängt es letztlich ab, wie weitgehend wir an dem entscheidenden Punkt des Bardos des Todes in der Lage sein werden, unser Greifen zu lösen und uns der strahlenden und unermeßlichen Weite der Wahrheit hinzugeben. Die Zeit des Sterbens wird so zu einer bedeutsamen Gelegenheit, unser Leben zu heilen, uns von alten Gewohnheiten zu befreien und unser Mitgefühl und unsere Weisheit zu vertiefen.

Menschen, die sich keiner formellen Religion verbunden fühlen, werden vielleicht nur die beiden ersten persönlichen Verpflichtungen eingehen wollen, nämlich zu lernen, sich selbst mehr anzunehmen und eine größere Bereitschaft zu entwickeln, sich mit anderen zu verständigen und sie mit aufrichtiger Akzeptanz und mit Respekt zu behandeln. Auch wenn wir uns nur diesen beiden Zielen widmen sollten, kann man von spirituellem Wachstum sprechen, denn es wird uns zu besseren Menschen machen.

In dem Buch *The Hospice Movement* zitiert Sandol Stoddard die Erkenntnisse Lillian Prestons, einer jungen Frau mit schwieriger Vergangenheit, die im St. Christopher's-Hospiz in London mit Magenkrebs im Sterben lag:

> Es war eine Versuchung für mich – da bin ich mir jetzt sicher – zu glauben, daß ich von jetzt an perfekt sein würde und daß all die freundlichen Leute um mich herum unfehlbare Heilige wären. Sie sind aber nur Menschen. Und sie tun Dinge, die mich ärgern und die ich nicht mag. Manchmal machen sie sogar Fehler. Was ich lernen muß, ist Liebe. Liebe akzeptiert die Menschen so, wie sie sind. Ich muß das jetzt schaffen, und es ist ein ungeheurer Kampf. Aber, wissen Sie, ich glaube, das ist der Grund, warum ich noch hier bin. Da ist etwas, das ich kennen und verstehen lernen muß, sonst wäre mein Leben vergeudet. Und die einzige Möglichkeit, es wirklich kennenzulernen, ist, es selbst zu tun, egal, wie schwach mein Körper ist: Ich muß mich um Menschen kümmern und sie so lieben, wie sie sind.[10]

Jeder Mensch sehnt sich danach, vor seinem Tod »eine edle Tat« zu tun, etwas, das seinem Leben Erfüllung und seinem Sterben Sinn gibt. Da junge Menschen, die dem Tod ins Auge sehen, meist noch nicht allzuviel Gelegenheit gehabt haben, einen tieferen Sinn in ihrem Leben zu entdecken, sind sie vielleicht besonders auf unsere Anregungen angewiesen, wie sie die ihnen verbleibende Zeit sinnvoll nutzen können. Rabbi Pesach Krauss schreibt:

> Zu viele Menschen machen den Fehler, das Leben nach seiner Länge, nicht aber nach seiner Tiefe zu beurteilen, nach seinen Schwierigkeiten und nicht nach seinen verheißungsvollen Aussichten. Man ist niemals zu alt oder zu krank, um zu wachsen. Das Leben besteht aus einer Reihe von Gipfelerfahrungen. Diese unschätzbaren Augenblicke, in denen wir Würde zeigen, uns für etwas einsetzen, Liebe erfahren und uns anderen Menschen und der Welt öffnen, geben unserem Leben einen Sinn.[11]

Nachfolgend möchte ich einige Beispiele solch »edler Taten« vorstellen, die ein sterbender Mensch in Erwägung ziehen könnte:

> Die Menschen, die Sie lieben, auf ein Weiterleben nach Ihrem Tod vorbereiten
>
> Eine Organ- oder Netzhautspende verfügen
>
> Um Vergebung bitten oder Vergebung gewähren
>
> Das Gute und Schöne im Leben schätzen
>
> Leiden und Tod widmen – dem Wohle anderer oder um eigene Fehler wiedergutzumachen
>
> Anderen Ihre Dankbarkeit und Liebe ausdrücken
>
> Schenkungen machen, um Schaden, den Sie anderen in der Vergangenheit zugefügt haben, wiedergutzumachen, um Ihre Wertschätzung auszudrücken oder um die gemeinnützige Arbeit von religiösen Vereinigungen oder Wohlfahrtsorganisationen zu unterstützen
>
> Auch nur eine einzige negative oder selbstsüchtige Gewohnheit ändern

Botschaften des Mutes, der Weisheit und der Liebe für die Zurückbleibenden aufschreiben oder auf Kassette aufnehmen.

Erwachsene, die bereits als Kind ihren Vater oder ihre Mutter verloren, jedoch hinterlegte Botschaften von ihnen erhielten – Briefe, Ton- oder Videokassetten – haben mir erzählt, daß sie sich in ihrem Trauerprozeß niemals verlassen fühlten; sie konnten immer auf diese lebendige Hinterlassenschaft der Liebe und Ermutigung ihrer Eltern zurückgreifen.

## *Einen Sinn finden, bei beeinträchtigtem Bewußtsein des Sterbenden*

Eine Beziehung zu einem Menschen herzustellen, der im Koma liegt, an einem Hirnschaden leidet oder verwirrt ist, gehört zu den schwierigsten Dingen. Ein normaler Dialog ist ausgeschlossen, und die meisten Menschen haben keine Erfahrung mit anderen Formen der Kommunikation.

Oft sind wir versucht, uns für eines der beiden folgenden Verhaltensmuster zu entscheiden: Wir behandeln die Person herablassend, wie ein Kind, oder wir benehmen uns, als ob sie gar nicht mehr im Raum – im Grunde bereits gestorben – wäre. *Wir müssen den Sterbenden oder denjenigen, dessen Bewußtsein beeinträchtigt ist, unter allen Umständen mit Respekt und Güte behandeln, genauso wie wir an seiner Stelle würden behandelt werden wollen.* Ob der verwirrte oder im Koma liegende Mensch klar sprechen oder überhaupt sprechen kann oder nicht – er ist trotz allem bewußt und anwesend.

Wenn ein Mensch aufgrund von Krankheit oder Alter unter ernsthaften Hirnschäden leidet, haben die nahestehenden Angehörigen oft das Gefühl, sie hätten ihn auf einer bestimmten Ebene »verloren«, denn seine lang vertraute Persönlichkeit löst sich ja auf. Seine Liebsten werden diesen Verlust natürlich betrauern, während sie ihre Anhaftung an die alte Form der Beziehung aufgeben. Sie müssen jedoch nicht ihre Liebe für den anderen aufgeben oder ihn allein lassen, als wäre er bereits tot. Wenn sie ihrem Freund oder Angehörigen weiterhin ihre Liebe zeigen, auch wenn er in seinem Bewußtsein beeinträchtigt ist, wenn sie aufrichtig mit ihm sprechen und ihr Leben mit ihm teilen, können sie seinem Leben einen Sinn geben.

Wie können wir nun mit einem Menschen kommunizieren, der verwirrt ist oder nicht reagiert? Zuerst einmal dürfen wir trotz seines Zustandes niemals vergessen, wer er ist. Erinnern Sie sich: Die grundlegende Natur jedes Lebewesens ist reines Gewahrsein und ein »gutes Herz«. Diese innerste Essenz oder Weisheitsnatur ist der unzerstörbare Grund unseres Daseins; sie ist daher immer gegenwärtig, unabhängig von den Funktionen des Gehirns oder der Sinnesorgane. Da der verwirrte oder im Koma liegende Mensch diese tiefste Ebene des Gewahrseins niemals verliert, können wir hier eine Verbindung mit ihm aufnehmen und mit ihm kommunizieren. Das ist der Grund, warum wir ihn immer als lebendigen Menschen behandeln und ihn so respektieren müssen, als stände er in der Blüte seines Lebens.

Unsere nächste Aufgabe lautet dann, uns unsere eigene Angst oder Aversion vor dem Zustand des Menschen einzugestehen und sie aufzulösen. Dazu können die Meditationen über Mitgefühl nützlich sein (beschrieben in den Kapiteln 6 und 7). Dann können wir uns tieferer Formen der Kommunikation bedienen, um einen Kontakt mit dem Menschen herzustellen. Dazu gehören:

Berührung
Augenkontakt
Humor und Spiel
Musik oder Gesang
Gebet oder spirituelle Praxis
Das Aussenden liebevoller und positiver Gedanken
Unseren Anteil an etwaigen unerledigten Angelegenheiten auflösen

Wenn Kommunikation sowohl Geben als auch Nehmen bedeutet, wie können wir Menschen »hören«, die nicht aktiv kommunizieren können? Wie können wir sie verstehen? Wir können unseren Geist durch Meditation von Konzepten befreien und uns inspirieren, indem wir uns mit unserem klaren Bewußtsein und unserer liebevollen Empfindsamkeit verbinden. Und nachdem wir mit Aufrichtigkeit und Güte ausgedrückt haben, was uns am Herzen liegt, können wir in Stille zuhören und versuchen, intuitiv zu erfassen, was der andere erlebt und braucht. Coleman Barks hat ein Gedicht des Sufi-Mystikers Rumi übersetzt, in dem ein Richter drei Söhnen eine Frage stellt, um zu entscheiden, welcher von ihnen das Vermögen des Vaters erben soll:

> »Wenn du jemanden nicht dazu bringen kannst, etwas zu sagen, wie kannst du seine verborgene Natur erkennen?«

Und der dritte Sohn antwortet:

> »Schweigend will ich vor ihm sitzen
> und eine Leiter aus Geduld errichten,
> und wenn in seiner Gegenwart eine Sprache jenseits von Freude
> und jenseits von Gram aus meiner Brust zu strömen beginnt,
> dann weiß ich, daß seine Seele so tief und strahlend ist wie der Stern Canopus, der über dem Jemen aufgeht.
> Und wenn dann ein kraftvoller Erguß von Worten aus mir zu strömen beginnt, dann erkenne ich ihn an dem, was *ich* sage und wie ich es sage, denn es hat sich ein Fenster zwischen uns geöffnet, das die Nachtluft unserer Wesen vermischt.«[12]

Wenn wir aufrichtig mit dem Sterbenden sprechen, dann wird er uns – auch wenn er keine Worte spricht – mit seinem Herzen und seinem Geist antworten. Wir müssen kreativ sein, um »ein Fenster zwischen uns zu öffnen«, das das Leiden und die Einsamkeit des Menschen, der in seiner Kommunikation so eingeschränkt ist, lindern helfen kann.

Alex' Freund, Tony, war seit etwa zwei Wochen bewußtlos. Er lag mit Komplikationen aufgrund von AIDS im Sterben. Seine

Eltern saßen stundenlang im Krankenhaus an seinem Bett. Sie liebten ihren Sohn, fühlten sich jedoch recht hilflos. In der letzten Woche hatte sich Tonys Gesicht zu einer angespannten Grimasse verformt, und sein Körper war in einer embryonalen Haltung erstarrt, die Hände und Beine eng an seinen Körper gezogen. Das medizinische Personal vermutete darin ein Zeichen von Schmerzen und erhöhte seine Schmerzmittel-Dosis. Tonys Aussehen aber blieb unverändert.

Eines Tages, als die frustrierte Krankenschwester an ihm vorbeiging, hörte Alex sie murmeln: »Tony muß sich *entspannen*!« Alex hatte eine Idee. Tonys Eltern waren zum Essen gegangen, und Alex war einige Zeit ungestört mit seinem Freund allein.

»Tony, du mußt dich jetzt entspannen. Ich weiß nicht, ob du mich hören kannst. Aber wenn du mich hören solltest, stelle dir folgendes vor. Stell dir vor, du würdest an einem Frühlingstag auf den Gipfel eines kleinen grasbewachsenen Hügels steigen. Du streckst dich auf dem Gipfel des Hügels aus und kannst das weiche Gras unter dir spüren und die warme Sonne, die auf deinen Körper scheint. Erlaube dir einfach, alle Sorgen fallenzulassen und entspanne dich im warmen Sonnenlicht.«

Während Alex sprach, konnte er beobachten, wie Tonys Gliedmaßen sich streckten und weicher wurden. »Stell dir jetzt vor, in den klaren blauen Himmel über dir zu schauen. Betrachte deinen Geist jetzt, als sei er wie dieser weite blaue Himmel – vollkommen offen, strahlend vor Liebe, weit ausgedehnt. Fühle bei jedem Atemzug, wie dein Geist und dein Herz offener, entspannter und immer freier werden.«

Im Verlauf der Meditation begann Tonys Gesicht weicher und lockerer zu werden, bis sein ganzer Körper schließlich entspannt war. Tonys Eltern waren Alex sehr dankbar, als sie zurückkehrten. »Was immer du gerade für Tony getan hast, bitte mach weiter damit!« Bis zu seinem Tod einige Tage später blieb Tony in diesem offenen, entspannten Zustand.

Es gibt noch einen weiteren praktischen Grund, warum wir Menschen, die im Koma liegen, behandeln sollten, als wären sie bei Bewußtsein. Viele Menschen, die aus einem kürzeren oder längeren Koma wieder erwacht sind, berichten, daß ihnen tatsächlich vollkommen bewußt war, was andere im Zimmer getan oder gesagt, manchmal sogar, was sie gedacht haben. Es ist daher von größter Hilfe und größtem Trost, wenn wir – neben der bestmöglichen medizinischen Versorgung – unseren Respekt, unsere Freundschaft und unsere Liebe geben können.

Wenn ein Mensch dem Tode nahe, aber offenbar unfähig ist loszulassen, können wir ihn unserer Liebe versichern und ihm sagen, daß es in Ordnung ist, wenn er stirbt. Da wir nicht wissen, was den Bewußtlosen zurückhält, können wir ihm helfen, sich auf den Tod vorzubereiten, indem wir für ihn die Vier Aufgaben des Lebens und Sterbens aussprechen.

Meine zweite Großmutter – die Mutter meines Vaters – war eine Witwe im Alter von schon weit über achtzig Jahren. Sie war in den letzten Jahren ihres Lebens sehr gebrechlich geworden und hatte begonnen, sich auf ihren Tod vorzubereiten. Bevor sie sich einer Darmoperation unterzog, hatte sie ein Patiententestament aufgesetzt, in dem sie darum bat, auf jede künstliche Lebensverlängerung zu verzichten und sie sterben zu lassen, wenn es soweit sein würde. Als sie im Verlauf der Operation starb, wurden sofort Wiederbelebungsversuche unternommen, die schließlich auch erfolgreich waren; dabei hatte sie aber nach Einschätzung des Spezialisten einen schwerwiegenden, irreparablen Gehirnschaden erlitten. Sie lag mehrere Tage im Koma und war nicht ansprechbar. Ihr Körper war an alle nur denkbaren Apparate angeschlossen, die sie am Leben hielten, unter anderem an ein Beatmungsgerät und einen Monitor, der jeden ihrer Herzschläge aufzeichnete. Mein Vater ersuchte den Arzt inständig, die lebensverlängernden Maßnahmen doch endlich zu beenden, und zeigte ihm den schriftlichen Beweis ihrer Wünsche – vergeblich. Von der neuen Maschinerie abgesehen, die sie am Leben hielt, hatte meine Großmutter schon seit längerem einen Herzschrittmacher, und so machten mein Vater und ich uns Gedanken, ob sie unter diesen Umständen überhaupt sterben konnte.

Als ich sie auf der Intensivstation besuchte, meditierte ich für einige Momente still. Mir wurde klar, daß ich nicht wußte, wie gut sie sich auf ihren Tod vorbereitet hatte. Vielleicht gab es noch etwas, das sie zurückhielt.

»Großmutter, wir wünschten alle, du würdest wieder gesund werden und zu uns zurückkehren, aber es sieht nicht so aus, als ob das möglich wäre. Es hat den Anschein, als würdest du im Sterben liegen. Wir lieben dich und werden dich nicht allein lassen. Wir werden dich weiterhin besuchen, egal was passiert. Und wann immer du bereit bist, kannst du loslassen. Um uns brauchst du dir keine Sorgen zu machen: Wir werden schon zurechtkommen. Du kannst dich von allen Gefühlen der Verantwortung gegenüber denjenigen, die du zurückläßt, freimachen. Wir lieben dich und möchten nicht, daß du noch mehr leidest.

Du hast anderen sehr viel gegeben in deinem Leben, hast eine Familie versorgt und Menschen geholfen, die in Not oder allein waren. Du hast sogar den anderen alten Leuten in deinem Altersheim geholfen. All das inspiriert mich, in meinem eigenen Leben deinem Vorbild zu folgen. Dein Leben hat einen Sinn gehabt. Du hast zum Leben anderer beigetragen und uns gelehrt, wie man leben sollte. Wir werden das immer zu schätzen wissen.

Wenn wir etwas getan haben sollten, das dich verletzt hat, tut es uns sehr leid, und wir bitten dich um Verzeihung. Wenn du etwas getan haben solltest, daß andere verletzt hat, dann wisse, daß wir dir vergeben und dich von diesen Erinnerungen befreien.«

Während ich sprach, streichelte ich ihr Gesicht. Ich hörte, daß sich der Rhythmus der Lungenmaschine veränderte, so als habe meine Großmutter tief geseufzt. Die Linie auf dem Herzmonitor zeigte von Zeit zu Zeit keinen Ausschlag mehr, und als ich ihr ins Gesicht schaute, konnte ich sehen, wie sich ihre Augen unter den geschlossenen Lidern bewegten!

»Großmutter, du hast alle Gebote deiner Religion befolgt. Dein ganzes Leben lang hast du deine Hingabe zu Jesus Christus bewahrt. Dies wird dir jetzt, wo du dem Tod ins Auge siehst, helfen. Du kannst auf Gottes Erbarmen und Liebe vertrauen. Wisse, daß dir jede Sünde, die dir noch Kummer bereitet, vergeben wird, sobald du sie bekennst. ... Ich bin mir nicht sicher, ob du weißt, wie du im Augenblick des Todes loslassen kannst. Deswegen werde ich jetzt mit dir meditieren und dir einen Weg zeigen, der dir helfen kann.

Stell dir vor, daß sich über deinem Kopf Jesus Christus als strahlende, liebevolle Präsenz befindet. Von ihm gehen starke Lichtstrahlen aus, die deinen Körper und deine Seele berühren; sie reinigen dich von jeglichem Bedauern und von Gefühlen der Wertlosigkeit und befreien dich von aller Anhaftung an dieses Leben. Spüre, wie das Mitgefühl und die Liebe Christi dich erfüllen, während die Lichtstrahlen in dich fließen, und gestatte ihnen, dein ganzes Wesen in Licht zu verwandeln.

Von jetzt an halte die Gegenwart Christi mit all deiner Hingabe im Herzen immer bei dir. Wenn dann die Stunde deines Todes kommt, stell dir vor, daß dein Körper und deine Seele, gereinigt und in Licht verwandelt, aufsteigen und sich im liebenden Herzen Jesu auflösen. Ruhe in dieser gesegneten Einheit.«

Nachdem ich diese Meditation eine Weile schweigend mit ihr geteilt hatte, verließ ich sie. »Großmutter, ich muß jetzt gehen. Sei dir all meiner Liebe gewiß. Vergiß nicht, daß du nicht allein bist. Ich werde an dich denken und für dich beten. Auf Wiedersehen.«

Bevor ich an diesem Abend schlafen ging, praktizierte ich noch einmal das essentielle Phowa für meine Großmutter. Wir fühlten uns dankbar, als wir am Morgen erfuhren, daß sie im Laufe der Nacht friedlich gestorben war.

## *Die Vier Aufgaben des Lebens und Sterbens zum Abschluß bringen*

Den Tod vor Augen zu haben, ist eine besonders tiefgreifende Gelegenheit, die Aufgaben des persönlichen und spirituellen Wachstums anzugehen. Allerdings brauchen wir nicht bis zum Ende unseres Lebens zu warten, um anzufangen, uns mit uns selbst auseinanderzusetzen und zu wachsen. Indem wir unsere gegenwärtigen Entscheidungen im Lichte der Vorstellung treffen, auf unserem zukünftigen Sterbebett zu liegen, können wir uns von dem Bedauern und der Scham befreien, die Iwan Iljitsch so zu schaffen machten, als er erkannte, »daß all das, wofür er gelebt hatte,... nicht das Wahre gewesen, sondern daß all das ein entsetzlicher, ungeheurer Betrug gewesen war, der das Leben und den Tod vor ihm verborgen gehalten hatte«.

Jede Aufgabe enthält im Keim alle anderen. Nur eine von ihnen in Angriff zu nehmen kann uns bereits der grundlegenden Gutheit unserer Natur näherbringen. Und wenn Schmerz oder Trauer dann das nächste Mal in unser Leben treten, werden wir den Lohn für unsere Mühe ernten. Da wir damit begonnen haben, unsere eigene Beziehung zum Leben zu heilen und uns auf unseren eigenen Tod vorzubereiten, werden wir zweifellos auch wissen, wie wir andere Menschen, die eine Krise erleben oder dem Tod ins Auge sehen, mitfühlend beistehen können.

Sterben ist niemals ein »hoffnungsloser« Zustand: Selbst wenn unser Körper und unsere Lebensenergien schwinden, können wir doch unseren Geist und unser Herz zum Positiven nutzen. Wir können unsere Weisheit vertiefen, unserem eigenen Leiden und dem anderer mit Mitgefühl begegnen und unseren Mitmenschen Vergebung, Anerkennung und Liebe entgegenbringen. Dann werden wir dem Tod nicht mit leeren Händen gegenübertreten müssen, sondern bereichert sein, weil wir einen Weg durch unser Leiden gefunden haben. Bruder David Steindl-Rast sagt:

> Die Endgültigkeit des Todes soll uns zu der Entscheidung herausfordern, im Hier und Jetzt ganz und gar präsent zu sein und so das ewige Leben anzutreten. Denn richtig verstanden, ist Ewigkeit nicht die Verewigung der Zeit in eine immer weitere und fernere Zukunft, sondern die Überwindung der Zeit durch das Jetzt, das niemals vergeht.
>
> Der Wendepunkt des spirituellen Lebens ist der Augenblick, in dem die verrinnende Zeit sich in die erfüllte Zeit verwandelt. Sie ist es, die uns bleibt, gleichgültig, ob der Tod für uns ein langsames Verlöschen ist, wenn unsere Zeit gekommen ist, oder eine Explosion der Fülle der Zeit in das Jetzt der Ewigkeit. Im fünften Buch Moses sagt Gott: »Heute schenke ich dir Leben und Tod: wähle das Leben.« Wähle das Leben! Für das Leben muß man sich eindeutig entscheiden. Wenn man bloß vor sich hin vegetiert, ist man

noch nicht lebendig. Erst durch unsere Wahl, durch unsere Entscheidung, werden wir wirklich lebendig. Alle spirituellen Traditionen verstehen das Leben nicht als etwas, das man einfach so besitzt, sondern als etwas, für das man sich entscheiden muß. Und was einen dazu bringt, das Leben zu wählen, ist die Herausforderung des Todes. Man muß hier und jetzt, und nicht erst eines Tages, zu sterben lernen.[13]

TEIL 3

# RATSCHLAG FÜR BETREUER, ELTERN UND HINTERBLIEBENE

# 11 Das Verlustgefühl heilen

Während des Jahres, als mein Mann an Leukämie litt, war ich der Meinung, daß seine Krankheit und sein Sterben die schwerste Zeit meines Lebens sei. Ich hatte mich geirrt. Nichts glich dem rasenden Schmerz und der tiefen Verwirrung meiner Trauer *nach* Lyttles Tod, die noch durch den Kampf verstärkt wurden, daß ich alles alleine durchstehen mußte.

Viele von uns leiden unnötig, weil wir den normalen Verlauf eines Verlustprozesses nicht kennen und nicht wissen, wie wir Trauer heilen und zum Abschluß bringen können. Wenn wir eine große Abneigung gegen den verletzlichen Zustand der Trauer haben, unterdrücken wir unser Leid womöglich jahrelang, ohne es je aufzulösen. Alle weiteren Verluste werden dann die Last unserer unverarbeiteten Trauer verstärken und uns das Herz immer schwerer machen oder, schlimmer noch, taub und gefühllos.

Kraft des medizinischen Fortschritts werden große Teile der Bevölkerung in den Industrieländern inzwischen siebzig Jahre alt und älter. Viele von uns erreichen ein mittleres Alter, ohne je den Tod eines nahestehenden Menschen miterlebt zu haben. Kein Wunder, daß uns Tod und Trauer so unnatürlich scheinen! Aus Mangel an persönlichen Verlusterfahrungen haben wir leicht auch falsche Vorstellungen über den natürlichen Verlauf des Trauerprozesses.

Haben wir zum Beispiel den Tod eines Menschen erlebt, der uns nicht besonders nahestand, war unsere Trauer vermutlich nicht sehr intensiv und nach wenigen Wochen oder Monaten schon wieder vorbei. Nach einer derartigen Erfahrung nehmen wir höchstwahrscheinlich an, daß jeder Trauerprozeß so leicht zu

Ende gehen wird. Dann stirbt vielleicht plötzlich der Partner einer Freundin und wir reden ihr zu, schnell »darüber hinwegzukommen«. Was für einen Fehler wir damit gemacht haben, bemerken wir vielleicht erst Jahre später, wenn wir selbst mit einem persönlicheren und tieferen Verlust konfrontiert sind.

Wenn wir Angst vor dem tiefen Schmerz unserer eigenen Trauer haben, werden wir uns auch davor fürchten, dem Schmerz anderer zu begegnen. Treffen wir dann auf eine Freundin oder Kollegin, die einen geliebten Menschen verloren hat, vermeiden wir es tunlichst, das Thema anzusprechen aus Angst, ihr Leid zu berühren. Dadurch behindern wir aber ihren Trauer- und Heilungsprozeß. Hinterbliebene müssen über ihren Verlust reden und von den Menschen um sie herum ernst genommen werden, sonst fühlen sie sich mit ihrem Schmerz verzweifelt allein gelassen.

Trauer bezeichnet einen emotionalen Zustand, in dem man sich wund und aufgewühlt, einer Sache oder eines Menschen beraubt fühlt. Nie fühlen wir uns innerlich schutzloser und zerrissener, als wenn wir das erleben, was man einen »Tod mit schwerem Verlustgefühl« nennt: einen plötzlichen oder gewaltsamen Tod, einen Selbstmord oder den Tod eines Kindes. Als »Tod mit geringem Verlustgefühl« bezeichnet man die Verluste, die sich lange vorher ankündigen: der Tod eines sehr alten Menschen oder ein Verlust, über den wir bereits getrauert haben, wenn wir zum Beispiel unsere frühere Beziehung zu einem Menschen aufgrund einer Beeinträchtigung seiner Hirnfunktionen bereits verloren haben oder einen Menschen verlieren, der uns nicht besonders nahestand. Das Ausmaß des Schmerzes in einem Trauerprozeß hängt vom Grad unserer Anhaftung an den Menschen ab und davon, wie wichtig er oder sie für unser Wohlbefinden war.

Der Tod einer alten Tante zum Beispiel, zu der Sie vor vielen Jahren eine enge Beziehung hatten, wird Sie zwar sicher traurig machen, aber diese Trauer hat keine traumatische Dimension. Einen Monat später sind Sie vielleicht überrascht von der Stärke Ihrer Reaktion auf den Tod des alten Hundes ihrer Familie. Jetzt ist Ihre Trauer nämlich tief, scharf und anhaltend, doch jeder rät Ihnen, darüber hinwegzukommen, denn »es ist doch nur ein

Hund«. Und Sie wundern sich, warum dieser Verlust sie so mitnimmt.

Ob wir nun um den Verlust eines Partners durch Scheidung oder Tod trauern, um eine Fehlgeburt, um den Verlust eines wesentlichen Teils unserer Gesundheit oder sogar um ein geliebtes Haustier – *jede Trauer hat ihre Berechtigung.* Wenn die Person oder Situation, die wir verlieren, eng mit unserem täglichen Wohlbefinden und unserem Gefühl, geliebt zu werden, verbunden war, wird unsere Trauer entsprechend schmerzhaft und nachhaltig sein. Und es wird Zeit brauchen, sie zu heilen.

Wenn es zu einer Überreaktion auf einen Verlust kommt, von dem wir wissen, daß er eigentlich nicht so bedeutend ist, liegt der Grund wahrscheinlich in einer alten, ungelösten Trauer, die durch den eben erlittenen, frischen Verlust aufgedeckt wurde. Wir müssen uns selbst die Erlaubnis geben, zu trauern und unsere unerledigten emotionalen Angelegenheiten zu heilen – wie schmerzlich es auch sein mag. *Wir werden nur dann fähig sein, zu trauern und den Trauerprozeß abzuschließen, wenn wir uns sicher fühlen.* Wenn wir uns aber sicher fühlen, sollten wir uns selbst den mitfühlenden Dienst erweisen und unserer Trauer – egal, welche Ursache und selbst wenn sie für den augenblicklichen Verlust unverhältnismäßig scheint – Ausdruck verleihen und sie heilen.

## *Der normale Trauerprozeß*

Trauerprozesse verlaufen in drei Phasen, die sich zyklisch wiederholen: Schock und Unglauben, volle Bewußtwerdung des Verlustes und Erholung oder Wiederfinden des Gleichgewichts. Der Zustand von Schock und Ungläubigkeit direkt im Anschluß an einen Verlust kann unter Umständen recht lange dauern, von einigen Wochen bis hin zu mehreren Monaten.

Zwei Wochen nach dem Tod meines Mannes nahm ich mein Studium an der UCLA (University of California, Los Angeles) wieder auf. Ich sprühte vor Leben und Klarheit, fühlte mich eins mit der Natur und mit allen Menschen sehr verbunden. Ich war dankbar, am Leben zu sein. Ab und zu dämmerte mir die Erkenntnis: *Mein Mann ist gestorben.* Dieser Gedanke löste aber keinen besonderen Schmerz in mir aus, es war mehr eine »poetische Wehmut«, so, als würde ich jemand anderem zusehen. Im stillen gratulierte ich mir: »Das war ja viel einfacher, als ich gedacht hatte. Wahrscheinlich liegt es daran, daß ich Lyttle wirklich losgelassen habe, als er starb.«

Vier Monate nach Lyttles Tod brach diese relativ schmerzlose Ungläubigkeit ganz unerwartet auf. Nie werde ich den Abend im Januar vergessen, als schließlich die »volle Bewußtwerdung« meines Verlustes einsetzte. Es war, als hätte jemand an meine Tür geklopft und mir mitgeteilt: »Es tut mir leid, Ihr Mann ist soeben gestorben.«

Mein Schmerz war tief und stechend, und ich hatte das Gefühl, mir würde das Herz brechen. In der folgenden Woche spürte ich nichts als tiefe Qual, ich weinte ununterbrochen und wurde ein unfreiwilliges Opfer schierer Verzweiflung und Einsamkeit. Meine Welt schien völlig zusammenzubrechen und sich aufzulösen.

Danach schienen der Schmerz und die Verzweiflung meiner Trauer wieder nachzulassen, wie am Ende eines schweren Gewitters. Ich konnte aufatmen! Mir war, als würde ich mich von einer Katastrophe erholen und wieder auf die Beine kommen, zurück in die Welt der Lebenden. Nach einiger Zeit verwandelte sich dieses Gefühl von Erholung und wiedergefundenem Gleichgewicht unmerklich zurück in Schock und Ungläubigkeit – Lyttles Tod war wieder nur eine Illusion, ein böser Traum, aus dem ich gleich erwachen würde.

Innerhalb weniger Wochen war das »volle Bewußtsein« meines Verlustes wieder da, und der herzzerreißende Schmerz und die Verzweiflung waren genauso intensiv wie im Monat zuvor. Ich war schockiert. Warum war der Schmerz zurückgekommen, genauso frisch und tief wie zuvor?

»Na gut«, versuchte ich zu verhandeln, »vielleicht habe ich meine Trauer nicht vollständig zugelassen und ausgedrückt. Aber dieses Mal werde ich es tun, *und dann wird es endlich vorbei sein.*« Noch einmal beherrschte der plötzliche Orkan quälender Traurigkeit, Einsamkeit und Sehnsucht mein Leben. Ich ließ alles zu: Ich weinte, jammerte, schluchzte und gab jedem Gefühl Ausdruck, das in mir aufkam. Nach ungefähr einer Woche fühlte ich mich wie eine Schiffbrüchige, die am Strand wieder zu sich kommt. Ich rappelte mich auf und kehrte wieder in die Welt der Lebenden zurück. Doch ganz unauffällig driftete das Gefühl der Erholung noch einmal zurück in ein subtiles Stadium der Ungläubigkeit.

Einen Monat später kehrte der intensive Schmerz zurück, zusammen mit dem »vollen Bewußtsein« des Todesfalles, und unterbrach mein Leben von neuem. Den Monat darauf passierte es wieder. Und den nächsten Monat wieder, mit derselben tiefen Intensität wie beim ersten Mal. Allmählich beschlich mich Angst: Was ist los? Warum kann ich mich nicht in den Griff bekommen? Werde ich verrückt? Warum verschwinden diese grauenhaften Schmerzen nicht endlich? Schließlich erinnerte ich mich an eine Warnung, die mir eine Freundin der Familie zwei Monate nach dem Tod meines Mannes gegeben hatte, als sie auf meinen Sohn aufpaßte. Sie hatte selbst zwei Jahre zuvor unerwartet ihren Mann verloren, aber in den ersten Monaten meines anhaltenden Schockzustandes hatte ich ihre Warnung nicht verstanden: »Christine, erwarte nicht, daß die Intensität so bald vorübergeht.« Als ich damals ihre Worte hörte, hatte ich mich nur gefragt: *»Welche Intensität?«* Jetzt, sieben Monate später, verstand ich sie.

Viele Menschen sind sich unsicher, ob man Trauer tatsächlich zu einem Abschluß bringen kann und was »abschließen« eigentlich genau bedeutet. Indem ich meinen Weg durch meine eigene Trauer fand, lernte ich schließlich auch, daß der Prozeß des Trauerns tatsächlich zum Abschluß gebracht werden kann. Unter normalen Umständen hält die Trauer nach einem Todesfall etwa zwei Jahre an. Handelt es sich aber um einen »Tod mit schwerem Verlustgefühl« wird es länger dauern; es ist jedoch in jedem Fall möglich, sich von einem Verlust ganz zu erholen und die Trauer zu einem Abschluß zu bringen. Judy Tatelbaum, Autorin von *The Courage to Grieve* (Mut zur Trauer), schreibt: »Sich ganz von einem Verlust zu erholen bedeutet, zu einem Abschluß zu kommen und vollkommen loszulassen. Mit einem verstorbenen geliebten Menschen abzuschließen, löscht weder die Liebe noch die Erinnerungen aus. Es bedeutet schlicht, daß wir den Tod akzeptiert haben, Schmerz und Sorgen weniger geworden sind und wir uns bereit fühlen, unser eigenes Leben wieder in Angriff zu nehmen.«[1]

Ein Mensch, der einen Verlust erlitten hat, muß diese ermutigende Botschaft mehr als einmal hören: *Du wirst es überleben; Trauer kann beendet werden.*

## *Nebenwirkungen der Trauer*

Ein weiterer, ebenso normaler, aber nichtsdestoweniger beunruhigender Aspekt im Anschluß an einen Trauerfall ist der Ausbruch starker körperlicher und psychischer Symptome. Obwohl sie nur vorübergehend auftreten, können diese Symptome doch erschreckend sein und wie Vorboten eines unmittelbaren Kontrollverlustes wirken. Vorübergehend können zum Beispiel folgende körperliche Erscheinungen im Trauerprozeß auftreten: Kurzatmigkeit, Schwindelgefühl, Herzrhythmusstörungen, heiße oder kalte Schweißausbrüche, Schlafstörungen, Eßprobleme, Hyperaktivität oder Gefühle von Schwere sowie Muskelschmerzen. (Bei schweren oder chronischen körperlichen Beschwerden sollten Sie Ihren Arzt aufsuchen.)

Mögliche kognitive Veränderungen beinhalten: Desorientierung, Verlust des Kurzzeitgedächtnisses, Konzentrationsschwierigkeiten sowie ein Zustand, in dem einem die Welt »unwirklich« scheint. Da sieht eine Hinterbliebene zum Beispiel Menschen auf dem Markt, die mit aller Sorgfalt Melonen aussuchen, und fragt sich: »Was soll das? Der wichtigste Mensch meines Lebens ist gestorben. Warum tun alle so, als wäre nichts geschehen?«

Manchmal haben Hinterbliebene auch das Gefühl, sie würden den Verstorbenen sehen oder in ihren Träumen mit ihm Kontakt haben. Alle diese Phänomene sind normal. Sie beruhen auf geistigen Gewohnheiten, die nach einer einschneidenden Veränderung noch eine Weile anhalten. Manchmal können sehr beunruhigende, gewalttätige oder irrationale Gedanken und Phantasien auftauchen – zum Beispiel die Vorstellung, sich mit dem Auto über eine Klippe zu stürzen. Solange solche Gedanken nicht obsessiv oder chronisch werden, können sie als normale Begleiterscheinungen eines Trauerprozesses betrachtet werden.

## *Hindernisse beim Beenden von Trauer*

Es gibt vieles, was uns daran hindern kann, einen Todesfall zu akzeptieren und unsere Trauer zu einem Abschluß zu bringen. Wenn wir jedoch verstehen, welche Einstellungen uns im Wege stehen, können wir sie ändern, unsere Herzen heilen und wieder am Leben teilnehmen. Das häufigste Hindernis habe ich eben beschrieben: Entweder wir selbst oder unsere Familie und Freunde wissen nicht, was in einem Verlustprozeß normal ist und verurteilen oder unterdrücken so die Trauer.

### Angst, dem Schmerz allein zu begegnen

Im Verlauf einer Trauerzeit erleben wir einen gewissen »Kontrollverlust«. Die Intensität des Leidens kann unsere Ängste und unsere Verletzlichkeit daher dramatisch verstärken. Ganz gleich, ob wir nun gerade einen außergewöhnlich schmerzlichen Verlust erleben oder die aufgestaute und ungelöste Trauer eines ganzen Lebens zum Vorschein kommt, wir werden vielleicht Angst haben, zu »explodieren« oder schlicht verrückt zu werden.

Für alle, die einen »Tod mit schwerem Verlustgefühl« erleben, können die Symptome, die als normale Begleiterscheinungen von Trauerprozessen gelten, in extrem verstärktem Maße auftreten. Der völlige Zusammenbruch und die Schmerzen, die ein solcher Verlust für das eigene Leben bedeuten, lassen sich nicht in Worte fassen. (Besondere Themen im Zusammenhang mit plötzlichem Tod und Selbstmord werden in Kapitel 12 behandelt.)

Der Verlust eines geliebten Menschen wirft uns in einen Bardo, der dem des Sterbens durchaus ähnlich ist. In diesem

Zwischenzustand der Ungewißheit hängen wir zwischen Vergangenheit und Zukunft. Es kann sein, daß wir in panische Angst geraten und uns hilflos fühlen, wenn uns »der Boden unter den Füßen weggezogen wird«, weil unsere vertraute Welt sich auflöst. Unser neues Leben dagegen hat noch keine Form angenommen, daher kann uns auch die Zukunft keine Sicherheit bieten. Kein Wunder, daß wir Trauern so schwierig finden! Der Verlustprozeß verlangt von uns, unser altes Leben sterben zu lassen, und alle früheren Erwartungen, unsere Identität und alles, was wir mit dem Verstorbenen verbunden haben, loszulassen.

Wenn Familie und Freunde uns raten, unsere Tränen herunterzuschlucken und uns »zusammenzureißen«, werden wir uns von ihnen zurückziehen und uns abkapseln, ohne jedoch das Vertrauen zu haben, daß wir der Tiefe unseres Schmerzes allein gewachsen sind. Ich glaube, daß wir Menschen nicht dazu geschaffen sind, Krisen alleine zu bewältigen. Und Trauerprozesse sind sicherlich die größten Lebenskrisen, die uns widerfahren können – in ihrer emotionalen Wirkung lassen sie sich durchaus mit dem Sterben selbst vergleichen.

Wenn wir diesen »Tod im Leben« überleben und die Reise durch unsere Trauer zu einem Abschluß bringen wollen, brauchen wir – mehr als alles andere – Freunde, die uns durch ihr Verständnis, ihre Liebe und ihre Unterstützung eine Brücke zurück ins Leben bauen.

**Ungelöste Schuldgefühle**

Nach dem Tod eines uns nahestehenden Menschen haben wir nicht selten Schuldgefühle. Das ist ganz normal. Unsere Gedanken wandern zurück in die Vergangenheit, und wir entdecken verpaßte Chancen, in denen wir Verbundenheit oder Geduld hätten zeigen oder Mißverständnisse hätten klären können. Vielleicht suchen wir in unserer Erinnerung sogar nach einem »Grund« für die Krankheit oder den Tod des Verstorbenen und geben uns vielleicht selbst die Schuld. Wir nehmen einen »Fehler« zum Ausgangspunkt – wir haben ihn nicht zum richtigen Arzt gebracht, hätten ihr nie das Auto leihen dürfen, dieser letzte Streit ... –, und schnell haben wir eine lange Liste scheinbar unverzeihlicher Fehler, aufgrund derer wir uns übertrieben schuldig fühlen. Schuldgefühle zu haben ist natürlich. Es besteht jedoch die Gefahr, in ihnen steckenzubleiben und damit in der Vergangenheit gefangen zu sein. Unverarbeitete Schuldgefühle hindern uns daran, um den Verstorbenen zu trauern, ihn loszulassen und unser Leben weiterzuleben.

Es ist wichtig, unsere Schuldgefühle in »Bedauern« umzudefinieren. Schuld bindet uns an die Vergangenheit, aber Bedauern bringt uns in die Gegenwart, wo wir Verantwortung für unsere Fehler übernehmen und beginnen können, *es anders zu machen*. Es liegt an uns, die Beziehung zu heilen und zum Abschluß zu bringen. Dazu können wir die Methode zum Beenden unerledigter Angelegenheiten anwenden (siehe Kapitel 7), verbunden mit spiritueller Praxis, die uns und den Verstorbenen von quälenden Erinnerungen und Reue reinigt. Haben wir erst einmal begonnen, die Verantwortung zu übernehmen und unsere Vergangenheit zu reinigen, können wir auch den Entschluß fassen, von jetzt an aufmerksamer und liebevoller zu sein. Wir müssen alles im rechten Verhältnis betrachten – kein Mensch ist vollkommen. Das ganze Leben ist ein ständiger Prozeß, in dem wir Fehler machen, die Verantwortung für sie übernehmen und aus ihnen lernen, achtsamer und mitfühlender zu werden, um keine Anlässe für erneutes Bedauern anzusammeln.

**Chronische Frustration und Wut**

Genau wie Schuldgefühle sind auch Gefühle von Wut und Frustration nach einem Todesfall normal. Immerhin sind wir gezwungen zu akzeptieren, daß wir keinen Einfluß auf das haben, was geschehen ist. Dem Tod gegenüber sind wir machtlos. Das gilt besonders für Eltern, die fest geglaubt haben, ihr Kind vor Leid und Sterben bewahren zu können. Nach dem Tod eines geliebten Menschen gibt es viele Quellen für Frustration, angefangen bei unserer Annahme, daß es medizinische Behandlungsfehler gegeben hat, bis hin zu der Tatsache, daß wir plötzlich gezwungen sind, uns mit finanziellen und praktischen Angelegenheiten zu befassen, auf die wir nicht vorbereitet sind.

Besonders bei plötzlichen Todesfällen neigen wir dazu, Wut

und Vorwürfe auf den Menschen zu projizieren, den wir für den Tod und unsere schmerzliche Trauer verantwortlich halten. Frustration und Wut sind normal; sie werden nur dann zum Problem, wenn wir darin steckenbleiben. Wenn wir uns unsere wütenden Gedanken eingestehen und sie loslassen, haben wir emotional genügend Luft und Raum, um unseren Verlust langsam akzeptieren und betrauern zu können. Nähren wir unsere Gedanken und Gefühle der Wut jedoch über Monate oder Jahre weiter, binden wir uns an die Vergangenheit und errichten eine Mauer um unser Herz. Wir müssen eine verantwortungsvolle Art finden, unserer Frustration und Wut Luft zu machen, damit wir die Trauer abschließen können und bereit sind, von neuem zu lieben.

**Verstärktes Greifen und Anhaften**

Statt im Laufe unserer Trauer irgendwann loszulassen, können wir den Fehler begehen, uns noch stärker an den Verstorbenen zu klammern. In der Mitte des zweiten Jahres nach dem Tod meines Mannes kehrten die intensiven Schmerzen und Traurigkeit immer noch regelmäßig wieder. Erneut stieg die Angst in mir auf, daß meine Trauer nie ein Ende nehmen würde. Ein Teil von mir wollte die monatlich wiederkehrende Qual ignorieren, sie unterdrücken und möglichst vollkommen vermeiden. Doch ich hatte den Verdacht, daß Verdrängen mir auf lange Sicht nichts helfen würde; also entschloß ich mich, meine Situation bewußter in Augenschein zu nehmen. Ich fragte mich, ob ich irgend etwas tat, was den Trauerprozeß verlängerte.

Schließlich ertappte ich mich dabei, daß ich in jeder Phase tiefer Trauer und verzweifelten Schmerzes insgeheim immer wieder den Gedanken hegte: *Ich kann ohne dich nicht leben. Ich hasse das Alleinsein. Ich will dich wiederhaben.* Mein Geist war voller Greifen, voller Wünsche, die sich niemals erfüllen ließen! Ich begriff, daß meine Trauer und Verzweiflung nie ein Ende finden würden, solange ich diese Gedanken und Gefühle hegte. Ich mußte mein klammerndes Festhalten gegen eine neue Haltung eintauschen: *Ich wünsche dir alles Gute und lasse dich gehen. Ich werde überleben und stark sein. Ich werde ein neues und eigenständiges Leben beginnen.* Als ich das nächste Mal wieder tiefe Traurigkeit und Schmerz aufsteigen fühlte, versuchte ich, auf diese Weise langsam loszulassen. Nach einigen Monaten Arbeit mit dieser neuen Haltung war mein Trauerprozeß dann tatsächlich beendet.

**Selbstvorwürfe wegen Trauer und Verlustgefühlen**

Manche Menschen unterdrücken ihre Trauer mit dem Gedanken: *»Weinen ist ein Zeichen von Schwäche, und ich muß stark sein.«* Oder: *»Das ist doch nur Selbstmitleid.«* Wenn wir trauern, betrauern wir den Verlust eines Menschen und der Beziehung zu ihr oder ihm. Statt uns dafür zu verurteilen, können wir unsere Gefühle übersetzen in: *»Ich habe einfach Kummer.«* Kummer gehört, genau wie die Freude, die wir zuvor erfahren haben, unausweichlich zu unserer Erfahrung, wenn wir einen anderen Menschen lieben.

Die meisten von uns sind seit ihrer Kindheit dazu erzogen worden, stark zu sein und nicht zu weinen, wobei es Frauen in der Regel noch leichter fällt, ihren Emotionen freien Lauf zu lassen, als Männern. Da Männer sich oft für ihre »Schwäche« verurteilen oder befürchten, daß andere den Respekt vor ihnen verlieren, brauchen sie meist die ausdrückliche Erlaubnis und Ermutigung, um weinen zu können. Weil wir die Trauer so fürchten und sie daher meist unterdrücken, können wir nicht aus ganzem Herzen leben. Es ist unbedingt notwendig, daß wir für unsere schmerzhaften Gefühle einen gesunden Ausdruck finden, sonst stauen sie sich an wie ein durch Geröll und tote Äste blockierter Fluß. Tatsächlich ist es eher ein Zeichen der Stärke als der Schwäche, wenn wir fähig sind, zu weinen und zu trauern und Menschen loszulassen, die unser Leben verlassen haben. Es ist ein Zeichen unserer Vitalität und Sehnsucht nach Ganzheit. Judy Tatelbaum schreibt:

> Trauer ist eine Wunde, die Aufmerksamkeit braucht, um heilen zu können. Einen Verlustprozeß zu verarbeiten und ihn zu einem Abschluß zu bringen bedeutet, daß wir uns unseren Gefühlen offen und ehrlich stellen, daß wir ihnen

Ausdruck verleihen, ihnen Luft verschaffen und sie so lange tolerieren und akzeptieren, bis die Wunde verheilt ist. Für die meisten von uns ist das eine ziemliche Herausforderung.

Deshalb braucht man Mut, um zu trauern. Man braucht Mut, um Schmerz zu empfinden und dem Unbekannten gegenüberzutreten, besonders in einer Gesellschaft, in der Selbstkontrolle irrtümlicherweise sehr hoch eingeschätzt wird und in der wir die Ablehnung durch andere riskieren, wenn wir offen oder anders sind.[2]

**Rückzug, Abkapselung und Vereinsamung**

Wenn wir leiden, kapseln wir uns häufig ab und isolieren uns. Wir verstecken uns vor unseren Gefühlen und vor der Welt. In diesem Zustand bleibt unsere Einsamkeit versiegelt, was schließlich zu völliger Hoffnungslosigkeit und Verzweiflung führt. An einem bestimmten Punkt in meinem eigenen Trauerprozeß dachte ich daran, meinem Leben ein Ende zu bereiten, um dem tiefen Schmerz der Einsamkeit zu entkommen. Es kam mir so vor, als säße ich auf dem Grund eines sehr tiefen und finsteren Brunnens, aus dem mir niemand heraushelfen konnte. Obwohl ich damals Atheistin war und nicht wußte, ob mich jemand hören würde, begann ich, um Hilfe zu beten.

Nachdem ich einige Tage gebetet hatte, tauchte inmitten meiner tiefsten Verzweiflung plötzlich ein Bild vor meinem geistigen Auge auf. Es war ein Foto, daß während des Vietnam-Kriegs aufgenommen wurde. Es zeigt eine junge Frau, die ihr totes Baby im Arm hält und gequält in den Himmel schaut. Dieses eindringliche Bild zerbrach das Schneckenhaus, in das ich mich verkrochen hatte, denn ich verstand auf einmal, daß *wir alle leiden*. Wir alle verlieren Menschen, die wir lieben, und jeder von uns erlebt den Schmerz der Trauer. Ich war also nicht allein. Mir wurde klar: »Was ich hier durchmache, ist für jeden anderen Menschen genauso schwer wie für mich. Und andere wissen vielleicht auch nicht, wie sie ihre Trauer heilen können.« Damals beschloß ich, meinen Verlustprozeß durchzustehen und ihn auch abzuschließen, um anderen helfen zu können, dasselbe zu tun.

Dies war ein entscheidender Wendepunkt für mich. Ein Teil

unserer Aufgabe in einem Trauerprozeß besteht darin, unsere frühere Beziehung loszulassen und sich bewußt dafür zu entscheiden, ein neues, sinnvolles Leben zu beginnen. Diese Entscheidung gibt uns den Mut, unsere Trauer zu beenden. Versäumen wir sie, verbringen wir unser Leben halbherzig in einer Schattenwelt, mit unabgeschlossener Vergangenheit und ohne Verbindung zur Gegenwart. Jeder Mensch, der trauert, muß seine eigene Antwort auf die Frage finden: *Wofür will ich weiterleben?*

## *Trauer beenden: Die vier Aufgaben in einem Verlustprozeß*

Die Verlusterfahrung der Hinterbliebenen ähnelt dem Sterbeprozeß, und so entsprechen die vier Aufgaben während der Trauer auch den Vier Aufgaben des Lebens und des Sterbens. Wir müssen:

die Realität des Todes akzeptieren

die Beziehung heilen und abschließen

emotionalen Schmerz lösen und loslassen

einen Sinn in unserem neuen Leben finden

### Die Realität des Todes akzeptieren

Ein Trauerprozeß kann nicht beendet werden, wenn er überhaupt nicht begonnen wurde. Zuerst einmal müssen wir die Tatsache akzeptieren, daß jemand gestorben ist. Ohne eine reale, greifbare Erfahrung des Todes kann es geschehen, daß wir unsere Trauer jahrelang unterdrücken, weil wir den Tod nicht wahrhaben wollen. Wenn wir im Moment des Todes nicht anwesend sein konnten, ist es hilfreich, den Leichnam nachträglich zu Hause, im Krankenhaus oder in einer Aussegnungshalle anzuschauen, um die Realität unseres Verlustes langsam akzeptieren und uns daran gewöhnen zu können.

Wir sollten dafür sorgen, daß wir eine Zeitlang mit dem Toten allein sein können, um alles auszudrücken, was noch zu sagen ist, uns zu verabschieden und eine spirituelle Praxis für den Verstorbenen zu machen. Nur zu oft werden Menschen, die im Krankenhaus sterben, in hektischer Eile weggeschafft, noch bevor die Hinterbliebenen eintreffen. Stirbt ein uns nahestehender Mensch in einer entfernten Stadt, wird uns die Nachricht wahrscheinlich per Telefon erreichen. Bei plötzlichen Todesfällen können Umstände, in denen es unmöglich ist, den Körper tatsächlich zu sehen und sich mit der physischen Realität des Todes vertraut zu machen, die Verleugnung und das Gefühl von Irrealität noch deutlich verstärken.

Eines Tages wurde ich am frühen Morgen angerufen und gebeten, ins Krankenhaus zu kommen und einem jungen Paar zu helfen, dessen Baby in der Nacht gestorben war. Es mußte eine Autopsie gemacht werden, aber die Eltern weigerten sich hartnäckig, den Ärzten ihre Einwilligung zu geben. Ich setzte mich zu ihnen, stellte einige Fragen und gab ihnen Zeit, mir zu erzählen, was passiert war und wie es ihnen dabei ging. Schließlich erinnerte ich die Eltern daran, daß sie den Körper des Babys für die Autopsie freigeben müßten. Die Mutter antwortete scharf: »Mein Baby wird nicht aufgeschnitten!«

Ich fragte mich, was wohl in der Mutter vor sich gehen mochte und erkannte, das ein Teil von ihr immer noch das Gefühl hatte, ihr Baby sei am Leben. Daraufhin schlug ich den Eltern vor, nach nebenan zu gehen und den Körper ihres Babys ein letztes Mal in den Arm zu nehmen, um sich zu verabschieden. Zuerst sah mich die Mutter entsetzt an. Beklommen bot ich an, sie zu begleiten.

Als die Eltern ihr Baby sahen und es noch einmal berührten, als sie begannen, in ihren Herzen Abschied zu nehmen und die Tränen fließen zu lassen, waren sie auch in der Lage, den Körper für die Autopsie freizugeben. Für dieses junge Paar setzte das physische Be-greifen der Realität des Todes ihres Babys den Trauerprozeß in Gang.

Wir brauchen die Freiheit, über den verstorbenen Menschen reden zu können und die einschneidende Veränderung, die in der Familie ja schon eingesetzt hat, nicht verbergen zu müssen.

Über unsere Erinnerungen zu sprechen, ist eine Form der »Klärung« oder »Bereinigung« der Vergangenheit und hilft uns loszulassen. In Familien, in denen offen über den Tod gesprochen wird, können sich die Hinterbliebenen viel leichter gegenseitig in ihrem Trauerprozeß unterstützen. Wir müssen lernen, keine Angst vor unserer natürlichen Traurigkeit zu haben, denn sie ist es, die uns schließlich zur Heilung führt.

Kurz nach einem Todesfall ist es durchaus üblich, daß sich eine Menge Freunde und Familienmitglieder zusammenfinden und uns ihre praktische und emotionale Hilfe in den Tagen vor und nach der Beerdigung anbieten. Allerdings befinden wir uns in dieser Zeit sehr wahrscheinlich noch im Schock und werden von so vielen Besuchern wohl eher überwältigt sein. Wenn dann Monate später der schmerzhafte Teil des Trauerzyklus einsetzt, sind wir dagegen ganz allein. Und wenn unsere Familie beim nächsten Feiertag oder Geburtstag zusammentrifft, wird das Gespräch über den Todesfall oft sorgfältig vermieden in der irrigen Annahme, uns auf diese Weise Schmerzen zu ersparen.

Viele Hinterbliebene finden großen Trost darin, sich einige Monate nach dem Tod eines Menschen zu einer Gedenkzeremonie oder -feier zusammenzufinden. Statt uns zu verschließen und jedes Gespräch über den Tod und unsere Gefühle zu vermeiden, können wir alle Angehörigen bitten, ein Erinnerungsstück, ein Foto, einen Brief oder eine Anekdote im Zusammenhang mit dem Verstorbenen mitzubringen. Alle Freunde und Angehörigen können auch Ideen für ein schlichtes, persönliches Ritual zum Gedenken an den Verstorbenen beisteuern; das können Gebete sein, eine Meditation, Kerzen, die entzündet werden, etwas zum Vorlesen oder Singen. Wahrscheinlich wird es während dieser Gedenkfeier einige traurige Momente geben, aber hinterher werden alle Beteiligten wieder lachen und feiern können, weil sie so offen zusammen getrauert haben. (Für spirituelle Praktiken für Verstorbene siehe Kapitel 12.)

Den Besitz eines Verstorbenen zusammenzupacken und wegzugeben ist nicht einfach. Es kann einige Monate dauern, bis wir uns stark genug dafür fühlen. Doch wenn wir es schließlich tun, ist auch das ein Zeichen dafür, daß wir die Realität des Todes wirklich akzeptiert und mit dem Prozeß des Loslassens begonnen haben.

Das Grab zu besuchen kann uns ebenfalls dabei helfen, den Tod langsam zu akzeptieren. Hat ein Mensch dagegen verfügt, daß seine Urne an einem unbekannten Platz im Meer versenkt wird, kann uns das noch weiter von der physischen Realität des Todes entfernen. Viele Hinterbliebene äußern den Wunsch nach einem festen Bestattungsort, der den Tod des geliebten Menschen symbolisiert und an dem sie ihren Ablösungsprozeß fortsetzen können.

**Die Beziehung heilen und zum Abschluß bringen**

Jede Form unerledigter emotionaler Angelegenheiten, in denen wir steckenbleiben, hindern uns daran, unseren Verlustprozeß zu einem Abschluß zu bringen. Möglicherweise legen wir uns ein einseitiges Bild vom Verstorbenen zurecht, indem wir ihn entweder als eine lebenslängliche Prüfung oder aber als Heiligen sehen, der nie etwas falsch gemacht hat. Um zu einer ausgeglicheneren Sichtweise zu gelangen, sollten wir überlegen, welche Aspekte des Verstorbenen wir vermissen, aber ebenso, welche wir *nicht* vermissen.

Nach einem Todesfall, ob vorhersehbar oder nicht, stehen wir der Herausforderung gegenüber, all unsere widersprüchlichen Emotionen, Frustrationen und all unser unausgesprochenes Bedauern zum Ausdruck zu bringen. Außerdem müssen wir, wenn wir dies nicht bereits vorher getan haben, die Beziehung zu einem Abschluß bringen und Abschied nehmen.

Manche Menschen beginnen, ein Tagebuch oder Briefe an den Verstorbenen zu schreiben. Obwohl derartige Methoden hilfreich sind, können sie doch auf gewisse Weise unvollendet bleiben, weil wir unseren Problemen und Gefühlen eventuell nur teilweise Luft machen, ohne sie wirklich loszulassen. Die in Kapitel 7 ausführlich beschriebene »Methode zum Beenden unerledigter Angelegenheiten« ist außerordentlich hilfreich, um unseren schmerzlichen Gefühlen Ausdruck zu geben, sie aufzulösen und die Beziehung abzuschließen. Im Falle eines »Todes mit schwerem Verlustgefühl« ist es unumgänglich, daß wir die Unterstützung eines ausgebildeten Trauertherapeuten in Anspruch nehmen, um den starken Druck intensiver Emotionen oder unerledigter Angelegenheiten abzubauen.

Jenny, eine langjährige Freundin, zeigte mir ihren »Sterbebericht«, eine Aufzeichnung ihrer persönlichen Erfahrungen mit dem Tod, die sie für einen Kurs an der Hochschule geschrieben hatte. Auf zwei Seiten hatte sie sehr ausführlich die Krankheit ihres Vaters und seinen Tod vor drei Jahren beschrieben. Mit Bestürzung las ich einen Satz, der ganz für sich unten am Ende der Geschichte stand: »Sechs Wochen nach dem Tode meines Vaters starb auch meine Mutter.«

Als ich Jenny darauf ansprach, antwortete sie, der Tod ihrer Mutter bereite ihr solche Schuldgefühle, daß sie nicht einmal daran denken könne. Nach dem Tod ihres Vaters war Jenny einige Wochen bei ihrer Mutter geblieben, um ihr beizustehen. Ihr von jeher schwieriges Verhältnis war durch den Tod des Vaters jedoch noch stärker belastet. Schließlich flog Jenny nach Hause zurück und ging wieder ihrer Arbeit nach. Einige Wochen später starb ihre Mutter, allein, nach einem schweren Sturz.

Aufgrund unserer langen Freundschaft und durch Jennys Bereitschaft, die Vergangenheit zu heilen, willigte sie ein, mit mir an der Lösung ihrer unerledigten Angelegenheiten mit ihrer Mutter zu arbeiten. Ich bat Jenny, sich vorzustellen, daß ihre Mutter noch einmal vor ihr säße. »Visualisiere sie als wirklich offen und empfänglich, bereit zu hören, was du ihr zu sagen hast. Was möchtest du deiner Mutter mitteilen?«

Schließlich sprach Jenny alles aus, wofür sie sich schuldig fühlte. Ich forderte sie auf, auch alte Dinge aus ihrer langen Geschichte mit ihrer Mutter zum Ausdruck zu bringen: Situationen, über die sie wütend war, die ihr leid taten oder die sie verletzt hatten. Zum Schluß war Jenny in der Lage, ihrer Mutter zu sagen, daß sie sie liebte.

»Jenny, wenn du die ›beste Seite‹ deiner Mutter ansprechen könntest und sie deinen Schmerz und dein Bedauern tatsächlich hören könnte, würde sie dir verzeihen?«

»Ja.«

»Gestatte dir zu fühlen, wie deine Mutter dir vergibt und wie du diese Vergebung annimmst«, schlug ich vor. »Und wenn deine Mutter ein ähnliches Bedauern für alle Situationen spüren würde, in denen sie dir weh getan hat, würdest du ihr vergeben?«

»Ja, das würde ich.«

»Sag deiner Mutter, daß du ihr vergibst und diese Erinnerungen an die Vergangenheit jetzt wirklich losläßt.«

Während unserer Zusammenarbeit flossen Jennys nie gezeigter Schmerz und ihre Tränen frei heraus, bis sie in der Lage war zu verzeihen, Vergebung anzunehmen, zu trauern und ihre Mutter loszulassen.

**Unseren emotionalen Schmerz abbauen und loslassen**

Um zu trauern, müssen wir uns sicher fühlen. Dazu brauchen wir die Unterstützung anderer, die die verschiedenen Schichten unseres Kummers und Leidens ernst nehmen und uns ihre Liebe und ihre bedingungslose Akzeptanz gewähren. Oft erwarten die Mitglieder einer Familie diese Unterstützung voneinander und sind enttäuscht und wütend, wenn sie sie nicht bekommen. Es ist aber kaum möglich, die nötige Hilfe bei den allernächsten Angehörigen zu finden, weil diese in ihrer eigenen Krise stecken. Deshalb müssen wir über den engen Familienkreis hinaus schauen, um *die passende Unterstützung zu finden.* Wir können uns an Freunde, Therapeuten oder Menschen in einer Selbsthilfegruppe für Trauernde wenden, die keine Angst davor haben, wenn wir über unsere Erinnerungen, Gedanken und Schmerzen sprechen.

Die Versuchung, Freunde zu verurteilen, weil sie nicht wissen, wie sie uns die notwendige emotionale Unterstützung geben können, ist groß. Doch wenn sie selbst nie einen großen Verlust erlitten haben, sind unsere Freunde einfach extrem unsicher, wie sie uns unterstützen können, oder haben Angst, uns leiden zu sehen. Manchmal sind unsere Freunde einfach nicht in der Lage oder nicht bewußt genug, in extremen Situationen für uns da zu sein. Trotzdem können wir sie ab und zu um Gesellschaft bitten; wir können zusammen essen, in ein Konzert gehen, gemeinsam im Garten arbeiten oder andere einfache Aufgaben erledigen.

Auch wenn sie nicht wissen mögen, wie sie uns wirklich trösten können, sind unsere Freunde vielleicht dankbar, wenn wir ihnen einfache, praktische Dinge vorschlagen, mit denen sie uns helfen und beistehen können.

Wir sollten auch nach Hilfe von unerwarteter Seite Ausschau halten. Womöglich gibt es einen Nachbarn in unserer Straße, einen Arbeitskollegen oder jemanden in unserer Kirche oder Synagoge, der durch einen Trauerprozeß gegangen ist und sich gut davon erholt hat. Menschen, die den Prozeß nach einem Verlust am eigenen Leibe erfahren haben, sind oft glücklich, wenn sie helfen können, denn sie erinnern sich meist gut, wie sehr ihnen selbst der Beistand anderer geholfen hat.

Nach einem Todesfall können wir Hilfe von unserer Hospiz-Gruppe bekommen oder uns an Selbsthilfegruppen wenden, in denen sich Menschen mit ganz ähnlichen Verlusterlebnissen zusammengefunden haben. Männer und Frauen haben gleichermaßen bestätigt, wieviel Trost ihnen eine solche Gruppe gibt: Hier findet man Menschen, die wissen, wie schlimm ein Verlust ist; sie haben die jährlich wiederkehrende schmerzliche Erinnerung an Geburts- und Jahrestagen selbst erlebt; sie sind nicht schockiert, wenn man Wut oder Schuldgefühle zum Ausdruck bringt. Für frisch verwaiste Hinterbliebene sind die Gruppenmitglieder »Leuchtfeuer der Hoffnung«, die beweisen, daß es möglich ist, einen schweren Verlust zu überleben und einen Weg zurück ins Leben zu finden.

Wir müssen Wege finden, unsere Trauer und unsere Tränen zuzulassen. Männer haben mir erzählt, daß es ihnen, wenn sie nicht weinen können, hilft, ihrer Trauer durch Aktivität Ausdruck zu verleihen, indem sie einen Baum pflanzen, den täglichen Jogginglauf dem Verstorbenen widmen, etwas Handwerkliches gestalten oder Trost in der Natur suchen. Für andere haben sich Musik, Malen oder Schreiben als realisierbare Ausdrucksmöglichkeiten von Trauer bewährt. Was immer uns hilft, unseren Schmerz auszudrücken und aufzulösen, auf unserer Reise zum völligen Loslassen werden wir immer wieder darauf zurückgreifen müssen.

Wir müssen uns selbst die Erlaubnis geben zu trauern. Und wir müssen uns die zur Heilung nötige Zeit nehmen. Ein Teil unseres Lebens hat sich dramatisch geändert, und wir können uns nicht einfach auf dem Absatz umdrehen und weitermachen, als wäre nichts geschehen. Selbst wenn wir nach einem Todesfall bald wieder zur Arbeit gehen müssen, können wir uns jeden Tag etwas Zeit und Raum für unsere natürlichen Gefühle freihalten. In unserem Beruf müssen wir unsere Gefühle vielleicht hintanstellen. Aber wenn wir nach Hause kommen, können wir uns durchaus ein bißchen Zeit für uns selbst nehmen – selbst wenn es nur eine halbe Stunde sein sollte –, um unsere Gefühle zu klären und unserer Trauer freien Lauf zu lassen. Wenn wir uns dann den Rest des Abends entspannen oder mit unserer Familie zusammen sind, können wir dabei wirklich in uns selbst ruhen und für unsere Liebsten präsent sein.

Es gibt eine Methode, die ich besonders effektiv fand, um die emotional geladenen Erinnerungen an das letzte Lebensjahr meines Mannes aufzulösen: das bewußte erneute Betrachten jeder dieser Erinnerungen. Während ich einen bestimmten Moment im Geiste noch einmal durchlebte, beendete ich ihn so, wie ich es mir damals gewünscht hätte. Jeden Tag nahm ich mir eine andere Erinnerung vor. Und so konnte ich schrittweise die emotionalen Knoten entwirren, die mich daran hinderten, Lyttles Tod zu akzeptieren und mir selbst zu vergeben. Dieser Prozeß, in dem ich mir vorstellte, was ich gern gesagt oder getan hätte, heilte nicht nur meine Erinnerung an die Vergangenheit. Er war auch eine gute Übung, mit zukünftigen Herausforderungen des Lebens anders umzugehen.

Ein Trauerprozeß verlangt, daß wir unseren Drachen begegnen und durch unsere Schmerzen hindurchgehen. Wir müssen aber auch Wege finden, uns selbst zu trösten und für uns selbst zu sorgen. Wir tun dem Verstorbenen keinen Gefallen, wenn wir unser eigenes Wohlergehen vernachlässigen, selbstzerstörerisch handeln und uns vom Rest der Familie zurückziehen oder wenn wir künftig nicht mehr lachen und das Leben nicht mehr genießen. Eine nützliche Methode besteht darin, sich vorzustellen, was der verstorbene Freund oder Angehörige sich jetzt für uns wünschen würde.

Ein Mann von Mitte Siebzig berichtete sehr anschaulich, wie er mit dem Tod seiner Frau vor zwei Jahren seinen Frieden geschlossen hatte: »Am Anfang wäre ich am liebsten auch gestorben, und ich begann, mich zu vernachlässigen. Ich blieb nur noch zu Hause und ließ mir die Decke auf den Kopf fallen. Insgeheim fragte ich mich, wie lange es wohl dauern würde, bis ich eine unheilbare Krankheit bekommen würde, um endlich wieder bei ihr sein zu können. Doch dann dachte ich darüber nach, was meine Frau glücklich gemacht hatte, und ich fragte mich: Kann ich vielleicht jetzt noch irgend etwas tun, um sie glücklich zu machen?

Ich begriff, daß meine Frau immer dann am glücklichsten war, wenn ich selbst glücklich war. Sie würde wollen, daß ich auch weiter gut für mich sorge, daß ich am Leben teilnehme und weiter Dinge tue, die ich immer gern gemacht hatte, oder vielleicht sogar etwas ganz Neues lerne. Jetzt genieße ich mein Leben und fühle mich dabei, als würde ich meiner Frau jeden Tag sagen, wie sehr ich sie liebe.«

**Einen Sinn in unserem neuen Leben finden**

Judy Tatelbaum schreibt:

> So, wie wir wissen, daß Verlust unvermeidlich ist, wissen wir nun, daß die Überwindung unseres Kummers auch unvermeidlich sein kann. Wir können unseren Verlust sogar als einen Schritt in unserer eigenen Entwicklung nutzen, als einen positiven Wendepunkt in unserem Leben, und damit noch ein Zeichen unserer Liebe für den Verstorbenen setzen.
>
> Auf der Reise durch die schmerzvollen Erfahrungen des Lebens dürfen wir niemals vergessen, daß wir eine erstaunlich unverwüstliche Überlebensfähigkeit besitzen. Genau wie ganze Wälder durch Feuer vernichtet werden und schließlich wieder nachwachsen, genau wie jedem Winter ein Frühling folgt, ist es der Lauf der Natur, daß wir, in all unserem Leid, stets weiterwachsen. Es braucht Mut, daran zu glauben, daß wir überleben können, daß wir sogar wach-

> sen werden. Es braucht auch Mut, jetzt zu leben und das Leben nicht auf ein ungewisses Morgen zu verschieben.[3]

Um einen Menschen loszulassen, der uns sehr am Herzen liegt, müssen wir alle dieselbe bewußte Entscheidung treffen. Wir müssen beschließen, zu trauern und die Vergangenheit gehen zu lassen, damit wir unser neues Leben in Angriff nehmen können. Wir sind uns der kompromißlosen Realität von Vergänglichkeit und Tod durchaus bewußt. Aber der Versuchung, unser Herz zu verschließen und niemals wieder einen anderen Menschen lieben oder vertrauen zu wollen, müssen wir widerstehen. Wenn wir dieser Versuchung erliegen, frieren wir unser Leben in der Vergangenheit ein und bringen damit unsagbares Leid über alle, die uns lieben, besonders aber über unseren Lebenspartner und unsere Kinder. Bei dem Versuch, uns vor Schmerzen zu schützen, verlieren wir die Verbindung zur Quelle der Liebe in unseren Herzen und verursachen uns ungewollt noch mehr Leiden.

Aus dem eindringlichen Bewußtsein, daß wir früher oder später jeden Menschen verlieren, den wir lieben, können wir uns aber auch entschließen, die Menschen in unserem Leben noch mehr schätzenzulernen. Das Bewußtsein der Vergänglichkeit kann zu einem Katalysator werden, der uns erkennen hilft, daß angesichts des Todes viele unserer Probleme letztlich gar nicht mehr so groß sind. Dann wird es uns auch leichter fallen, zu verzeihen und loszulassen und anderen zu sagen, wie dankbar wir für das sind, was sie zu unserem Leben beitragen. Wenn wir es nur zulassen, wird die Wahrheit der Vergänglichkeit uns daran erinnern, geduldiger zu sein, aufmerksamer und bereiter, für andere da zu sein.

Die Überwindung unserer Trauer kann uns helfen, erfüllter zu leben und jeden Tag wie jeden Menschen als ein unvergleichliches Geschenk zu würdigen. Im Verlauf des Trauerprozesses *müssen wir zwar unsere Anhaftung an den Menschen, der gegangen ist, aufgeben, aber seine Liebe bleibt uns stets erhalten*. Wir sind in unserer Trauer nicht völlig verlassen; wir haben unsere Erinnerungen an die Momente der Liebe, die wir nähren können, und diese Liebe kann auch weiterhin in unserem Leben fließen.

Selbst wenn die Person, die wir verloren haben, der wichtigste Mensch in unserem Leben gewesen sein sollte, kann sich nach ihrem Tod die Ausdrucksweise unserer Liebe sogar erweitern. Eine Witwe erzählte mir: »Die Liebe meines Mannes zu verlieren, ist nicht das Schlimmste, denn ich kann seine Liebe immer noch fühlen, ganz gleich, wo er jetzt auch sein mag. Das Schlimmste ist das Gefühl, von jeder Möglichkeit abgeschnitten zu sein, der Liebe in mir Ausdruck geben zu können. Deshalb möchte ich gern als ehrenamtliche Hospiz-Helferin arbeiten.«

Während unsere Trauer nachläßt, müssen wir herausfinden, wie wir der Welt etwas geben und unser Leben etwas Größerem widmen können als bloß unseren persönlichen Wünschen und Bedürfnissen. Sogar unsere Arbeit können wir dem Andenken an den Verstorbenen widmen. Seien Sie jedoch gewarnt: Es ist auch wichtig, ausgewogen zu bleiben. Manche Menschen flüchten sich in neue, sinnvolle Aktivitäten und investieren all ihre Zeit und Energie. Dadurch weichen sie der Reise durch den Trauerprozeß aus und vernachlässigen ihre lebenden Angehörigen.

Die Erkenntnis der Realität von Vergänglichkeit und Tod kann uns auch bewußtmachen, daß wir unseren egozentrischen Anhaftungen und Ängsten völlig ausgeliefert bleiben, wenn wir uns nicht auf einen spirituellen Weg begeben.

Krisha Gotami war eine junge Mutter, die zur Zeit des Buddha lebte. Als ihr einziges Kind starb, suchte sie verzweifelt nach jemandem, der es wieder zum Leben erwecken könnte. Schließlich bat sie den Buddha um Hilfe. Er trug ihr auf, ihm ein Senfkorn aus einem Haushalt zu bringen, in dem noch nie ein Mensch gestorben war. Nachdem sie in der ganzen Stadt von Tür zu Tür gelaufen war, um den Auftrag zu erfüllen, erkannte Krisha Gotami schließlich die Wahrheit: Jeder Mensch erlebt den Tod eines geliebten Menschen, und infolgedessen ist auch niemand in seiner Trauer wirklich allein. Krisha Gotami erkannte, daß alles im Leben der Vergänglichkeit und dem Tode unterworfen ist und daß die sich verändernden, unvollkommenen Umstände und Menschen kein dauerhaftes Glück bieten können. Schließlich bat sie den Buddha um Belehrungen, die sie aus dem endlosen Kreislauf des Leidens befreien und ihr helfen würden, die ihr innewohnende, unsterbliche Natur zu erkennen. Der Buddha nahm sie als seine Schülerin an, und sie folgte dem von ihm gelehrten spirituellen Weg mit großer Ausdauer. Noch bevor sie starb, erlangte Krisha Gotami die Erleuchtung.

## *Einem trauernden Menschen beistehen*

Was einem Menschen in einem Verlustprozeß hilft, ist unsere Freundschaft und Anwesenheit, also einfach *in seinem Schmerz bei ihm zu sein*, selbst wenn wir zur Linderung nichts sagen oder tun können. In Kapitel 5 (»Auf das Leid anderer Menschen eingehen«) habe ich beschrieben, wie wir jemandem, der leidet, am wirkungsvollsten beistehen können. Im folgenden einige weitere Hinweise, speziell für die Unterstützung von Trauernden:

1. Bieten Sie Ihre dauerhafte Präsenz und Freundschaft an.
2. Nehmen Sie die Trauer der betreffenden Person ernst und erlauben Sie ihr, sie auszudrücken. Versichern Sie ihr, daß ihre intensiven Empfindungen und das Gefühl, sich nicht im Griff zu haben, in einem Verlustprozeß normal sind.
3. Akzeptieren Sie die Person vorbehaltlos, ungeachtet der Gedanken und Emotionen, die sie vielleicht äußert.
4. Klären Sie die Trauernde und ihre engste Familie über den normalen Verlauf und die Länge von Verlustprozessen auf. Versichern Sie ihr, daß Trauer beendet werden kann.
5. Laden Sie sie ein, über ihre Erinnerungen an den Toten zu sprechen, selbst wenn sie sich dabei wiederholt.
6. Ermutigen Sie sie, alle unerledigten Angelegenheiten zum Abschluß zu bringen.
7. Überlegen Sie, welche praktische Unterstützung ihr helfen könnte und bieten Sie Ihre Hilfe gezielt an. Sie können zum Beispiel einkaufen gehen oder kochen, Zeit mit den Kindern

verbringen, die Wohnung saubermachen oder im Garten helfen, sich um Rechnungen kümmern oder um all die Papiere, die mit dem Todesfall zu tun haben.

8. Überlegen Sie gemeinsam, ob es Freunde, professionelle Hilfe oder andere Unterstützungsmöglichkeiten in ihrer Umgebung gibt, an die sie sich wenden kann.

9. Bestärken Sie die trauernde Person darin, an sich selbst zu denken und sich die Zeit zu nehmen, die sie braucht, um wieder zu Kräften zu kommen und die tiefe Wunde heilen zu lassen.

10. Denken Sie an Aktivitäten, die ihr früher Spaß gemacht haben. Laden Sie sie ein, etwas mit Ihnen zu unternehmen, besonders Aktivitäten im Freien, die sie in Bewegung und in Kontakt mit der Schönheit der Natur bringen.

11. Umarmen und trösten Sie sie und zeigen Sie ihr Ihre Zuneigung. Erzählen Sie Geschichten aus Ihrem Leben. Seien Sie humorvoll, wenn es angemessen erscheint, und seien Sie sich dabei bewußt, daß Sie unangenehme Momente nicht werden vermeiden können.

12. Vermitteln Sie der Hinterbliebenen, wieviel sie auch zu ihrem Leben beigetragen hat. Geben Sie ihr den Raum, auch Ihnen gelegentlich emotional oder paktisch zu helfen.

Freunde machen oft den Fehler, Trauernde in Ruhe zu lassen, in der Annahme, sie würden lieber allein sein. Wir brauchen zwar alle etwas Zeit für uns allein, wenn wir leiden, doch die meisten Hinterbliebenen haben zuviel davon. Alleinstehende brauchen Freunde, die ihr endloses Alleinsein unterbrechen und in der Lage sind, sie aufzubauen, ihnen schweigend zuzuhören oder manchmal einfach nur mit ihnen zu scherzen. Eltern mit Kindern hingegen brauchen Zuspruch und vielleicht unser praktisches Angebot, einmal wöchentlich auf die Kinder aufzupassen, damit sie auch einmal in Ruhe und Abgeschiedenheit trauern und sich um ihre eigenen Bedürfnisse kümmern können.

Die Hinterbliebenen begehen leicht den Fehler, niemanden an sich heranzulassen und zum Beispiel nicht ehrlich zu sein, wenn Freunde fragen, wie es ihnen geht und ihre Zuwendung anbieten. So kann es passieren, daß sie nach einiger Zeit vollkommen allein dastehen. Die meisten Freunde sind guten Willens und würden sich freuen zu hören, wie sie helfen und was sie konkret tun können. Wenn wir unsere Trauer überleben wollen, müssen wir Stolz und Angst überwinden und lernen, andere zu bitten, für uns da zu sein und uns zu helfen; wir sollten sogar genau sagen können, was wir von ihnen am meisten brauchen.

Im ersten Trauerjahr scheint die eigene Vernunft oft kristallklar und sehr überzeugend zu sein. Schnell hat man dramatische Pläne entwickelt und umgesetzt: man verkauft das Haus und zieht in eine ganz andere Gegend, bindet sich in einer neuen Partnerschaft oder macht andere, abrupte Veränderungen im eigenen Lebensstil oder Beruf. In einem solchen Fall kann der Hinterbliebene unabsichtlich den natürlichen Lauf der Trauer unterbrechen und sich völlig von verläßlichen Quellen der Liebe und Unterstützung abschneiden. Was als rationale, geistige Klarheit erscheint und derartige impulsive Entscheidungen auslöst, wird manchmal der »Wahnsinn des ersten Jahres« genannt. Wir sollten Trauernden zureden, alle großen, lebensverändernden Entscheidungen wenigstens so lange aufzuschieben, bis sich der Tod zum erstenmal jährt.

Sofern wir darauf Einfluß nehmen können, sollten wir Hinterbliebene bitten, professionelle Hilfe in Anspruch zu nehmen, wenn sie Zeichen einer abnormalen Trauerreaktion zeigen – Verhaltensweisen, die das Wohlergehen der Betreffenden selbst und das ihrer Familie gefährden. Zu den entsprechenden Alarmzeichen zählen: anhaltende Niedergeschlagenheit und Depression, beiläufig fallengelassene Bemerkungen über Selbstmord, neue oder verstärkte Phobien, Vernachlässigung der eigenen Gesundheit oder die der Kinder, extremer Rückzug oder anhaltende Verleugnung des Todesfalles. Nicht alle BeraterInnen und PsychologInnen sind in Trauerarbeit ausgebildet, aber eine örtliche Hospiz-Gruppe oder Beratungsstelle kann geeignete Hilfe vermitteln.

Erinnern Sie die trauernde Person vor allem daran, daß sie mehr ist als nur ihr Leid. Wir müssen unser Herz offenhalten und sie voller Liebe in ihrem Leid unterstützen, dürfen dabei jedoch niemals den Blick auf das Ganze verlieren. Jeder von uns lebt in einer Welt voller Leiden: Verlust, Krankheit, Tod und Trauer sind nichts Ungewöhnliches. Gleichzeitig sind sie jedoch machtvolle Durchgangsstadien, in denen wir die Möglichkeit haben, aus unserer selbstsüchtigen, materialistischen Lebensweise zu erwachen.

Ein Trauerprozeß kann eine Zeit der Verzweiflung und Auflösung sein, doch ebenso eine überraschende Erneuerung unseres Glaubens und Vertrauens bewirken. Das hat auch C. S. Lewis, ein inspirierender Autor und gefragter Dozent zu Themen christlichen Glaubens, erkannt und in seinem Buch *A Grief Observed* (Beobachtung einer Trauer) niedergeschrieben.[4] Nachdem seine Frau an Krebs gestorben war, brachte er in den folgenden Monaten seine Wut und Trauer zu Papier. Er durchlief eine Phase derartig tiefer Verzweiflung und Einsamkeit, daß alles, woran er bis dahin geglaubt hatte, nur noch leere, hohle Worte zu sein schienen. Er fühlte sich von Gott verlassen und verlor seinen Glauben. Lewis gab jedoch nicht auf, zu fragen und zu suchen und langsam seinen schmerzvollen Verlust zu heilen. So konnte er aus der Asche seiner Trauer und Verzweiflung Schritt für Schritt einen erneuerten, machtvollen und lebendigen Glauben aufbauen.

Wenn wir das verlieren, was uns am meisten am Herzen liegt, so hatte Lewis beobachtet, bleibt uns nichts anderes übrig, als es zu betrauern und loszulassen. Schließlich müssen wir wieder Boden unter die Füße bekommen – und welcher Boden könnte besser sein als der Boden der Wahrheit? Wir können einen trauernden Menschen dazu anregen, sein Leiden mit seinem spirituellen Leben zu verbinden. Inmitten unserer tiefsten Schmerzen eine endgültige Zuflucht zu finden ist, als würde man in einem lange leerstehenden, muffigen Haus endlich die Fensterläden aufreißen.

Vor allen Dingen dürfen wir eine trauernde Person niemals aufgeben. Freundlich und geduldig sollten wir immer wieder unsere Liebe und Unterstützung anbieten, über die vielen Monate hinweg, in denen sie den schwersten Abschnitt ihrer Trauer erlebt. Und wir sollten auf keinen Fall darauf warten, daß die Hinterbliebene uns anruft und uns um Hilfe bittet. In der Regel wird es ihr sehr, sehr schwerfallen zuzugeben, daß sie unglaublich einsam und verängstigt ist, selbst wenn wir uns von uns aus bei ihr melden. Sie hat Angst zuzugeben, daß sie sich völlig am Ende fühlt, daß sie fürchtet, wahnsinnig zu werden. Sie hat Angst, daß wir mit ihr und ihrem Schmerz nichts zu tun haben wollen. Und sie hat Angst vor den ersten Schritten zurück ins Leben.

Es liegt daher an uns, fürsorglich und offen auf sie zuzugehen, so daß sie sich sicher genug fühlen kann, ihre Abwehr fallenzulassen und unsere Liebe und Hilfe anzunehmen.

Die folgende Geschichte zitiert Sogyal Rinpoche gerne, und auch ich finde sie wegen ihrer speziellen Botschaft an alle, die Hinterbliebene unterstützen, besonders hilfreich. Ein Jahr nachdem ihr Mann gestorben war, wurde eine Witwe gefragt: »Hat Ihnen in diesem Jahr Ihrer Trauer etwas ganz besonders geholfen?«

Sie antwortete: »Ja, die Menschen, die immer wieder anriefen und vorbeikamen, *obwohl ich ›nein‹ gesagt hatte.*«

Die Antwort der Witwe ist aus zwei Gründen bedeutsam. Erstens kann es sein, daß wir die Hinterbliebene in der Phase der »Ungläubigkeit« oder »Erholung« des Trauerzyklus anrufen, in der sie unsere Hilfe und Anwesenheit vielleicht tatsächlich nicht braucht. Doch wenn wir weiter anrufen oder vorbeikommen, werden wir sie schließlich auch in den schmerzhaftesten und verzweifeltsten Zeiten antreffen und ihr beistehen können, wenn sie nicht mehr fähig ist, den Telefonhörer in die Hand zu nehmen und um Hilfe zu bitten.

Zweitens haben wir normalerweise ein gewisses Widerstreben, die Verzweiflung anderer mitzuerleben. Vielleicht sind wir aber trotz unserer Angst, mit der Trauernden zusammenzusein, noch guten Willens und überwinden uns. Wenn sie dann aber sagt: »Nein, komm nicht«, ist es verführerisch, erleichtert den Hörer aufzulegen und es nie wieder zu probieren! Trotzdem wieder anzurufen und anzubieten, gemeinsam durch ihre »dunkle

Nacht der Seele« zu wachen, ist das, was am meisten hilft. Mit der Liebe und beständigen Präsenz wahrer Freunde spüren Hinterbliebene, daß ihr Leben einen neuen Sinn hat und eine hoffnungsvolle Zukunft bereithält.

# 12 Die spirituelle Dimension der Trauer

Alle großen Weltreligionen versichern uns zwar, daß es nach dem Tod des physischen Körpers eine Existenz gibt, der tibetische Buddhismus jedoch beschreibt sogar die möglichen Formen dieser Existenz und die zahllosen Erfahrungen, die Teil der Reise durch die Nachtod-Bardos sind, in großer Ausführlichkeit. Diese Lehren fördern unser Verständnis dafür, wie es einem Verstorbenen ergehen kann und wie Familie und Freunde ihm in diesem Prozeß äußerst wertvolle spirituelle Unterstützung geben können.

Wie der Bardo des Sterbens selbst, so kann auch der Bardo nach dem Tod entweder von großer Unsicherheit und tiefem Leiden geprägt sein oder sich als außergewöhnliche Chance erweisen – je nachdem, ob wir erkennen, was vor sich geht, und ob wir an diesem »Scheideweg« zwischen Tod und nächstem Leben unsere Richtung mit Weisheit wählen. Bitte, lesen Sie die folgenden Informationen vom Überleben des Bewußtseins nach dem Tode mit offenem Herzen und in dem Wissen, daß Sie für einen geliebten Menschen, der gestorben ist, wirklich nützlich sein können. Wenn wir trauern, denken wir oft nur an unsere eigenen Bedürfnisse und nicht an die des Verstorbenen. Diese Lehren zeigen auch, welch tragende Rolle Ihnen zukommt, um Ihrem Freund oder Angehörigen zur völligen Befreiung von Leid zu verhelfen oder zumindest zu einer Wiedergeburt mit einer besseren Chance für Glück und spirituelle Entwicklung.

Selbst wenn Sie nicht an Wiedergeburt glauben, hoffe ich, daß die hier vorgestellten Lehren Ihnen bewußtmachen können, daß Sie fähig sind, einem geliebten Menschen, der gestorben ist, wertvolle spirituelle Unterstützung zu geben. Sollten einige

Aspekte der Lehren nicht mit Ihren eigenen religiösen Grundsätzen übereinstimmen, machen Sie sich bitte keine Sorgen. Halten Sie sich in diesem Falle einfach nur an die Einsichten, die Ihnen helfen, die Lehren und Praktiken, die Ihre eigene spirituelle Tradition für den Tod bereithält, besser zu verstehen und wertzuschätzen.

Die tibetisch-buddhistischen Lehren betonen besonders den folgenden Punkt: Der Moment des Todes und die Zeit danach sind von größter spiritueller Bedeutung. Wenn Sie eine religiöse Praxis oder Gebete für einen Verstorbenen ausführen, tun Sie es mit besonderer Aufmerksamkeit und der aufrichtigen Absicht, helfen zu wollen. Nehmen Sie Rituale oder Gebete nicht als selbstverständlich hin und vollziehen Sie sie nicht einfach nur pro forma und aus Pflichtgefühl.

Während Sie dieses Kapitel lesen, wird Ihnen vielleicht bewußt, daß Sie einem Menschen nach dessen Tod ungewollt Leiden verursacht haben. Als ich diese Lehren zum erstenmal hörte, bedauerte ich zutiefst, was ich in den Monaten nach dem Tode meines Mannes getan bzw. nicht getan hatte. Denken Sie immer daran, daß Sie zu dieser Zeit das Beste getan haben, was Sie mit Ihrem damaligen Wissen tun konnten. Wenn Sie nicht in der Lage gewesen sind, Ihren Lieben vor ihrem Tod spirituell beizustehen, so können Sie selbst jetzt noch etwas für sie tun. Vergessen Sie nicht: *Es ist niemals zu spät, einem geliebten Menschen zu helfen, gleichgültig, wie lange er schon tot ist.*

## *Eintritt in die Nachtod-Bardos*

Was nach dem Tod mit uns geschieht, ist kein willkürlicher Schicksalsschlag. Jeder gegenwärtige Moment ergibt sich aus dem vorigen, und genauso ist unsere Existenz nach dem Tode – im Guten wie im Schlechten – eine komplette Entfaltung der Muster, die wir zu Lebzeiten in unserem Herzen und Geist gesät haben.

Unsere Erfahrungen nach dem Tod bewegen sich in einem weiten Feld von Möglichkeiten, abhängig davon, wie wir gelebt haben und in welcher geistigen Verfassung wir uns zum Zeitpunkt des Todes befunden haben. In seinem *Tibetischen Buch vom Leben und vom Sterben* beschreibt Sogyal Rinpoche den kompletten äußeren und inneren Auflösungsprozeß im Sterben. Ich möchte hier einige wichtige Punkte aus seinen Erklärungen zusammenfassen. Nachdem wir unseren letzten Atemzug getan haben, beginnen unsere Lebenskraft und Energie sich aufzulösen und nach innen zu kehren, in Richtung unseres Herzzentrums. Nach ungefähr zwanzig Minuten fallen wir in eine Art »Ohnmacht«, einen friedvollen Zustand völliger Dunkelheit. Dies ist der eigentliche Todesmoment, der Abschluß des »schmerzvollen Bardo des Sterbens«. Unser Körper sowie unser Ich, das »Greifen nach einem Selbst«, sind gestorben.

Aus dieser Ohnmacht heraus erwachen wir in die Weite und Lichtheit unserer wahren Natur. Hier befinden wir uns genau auf der Schwelle zwischen dem vergangenen Leben und den Nachtodzuständen. Da alles, was Bewußtsein hat, die essentielle Natur in sich trägt, wird jeder, der stirbt, diese grenzenlose Lichtheit erleben. Was jedoch danach geschieht, hängt davon ab, wie weit wir uns spirituell vorbereitet haben.

So kann ein erfahrener Praktizierender die Lichtheit des Todes, das Dämmern der »Grundlichtheit«, erkennen und sich mühelos mit ihr vereinen. Und indem er in diesem Zustand verbleibt, ist er befreit. Sehr erfahrene Praktizierende können sogar mehrere Tage in diesem speziellen Nachtodzustand verweilen. Die meisten Menschen werden die Grundlichtheit jedoch nicht erkennen, weil sie mit der wahren Natur des Geistes nicht vertraut sind. Sie fallen statt dessen in einen unbewußten Zustand, der im Schnitt etwa dreieinhalb Tage andauert. Sogyal Rinpoche schreibt:

> Wenn die Grundlichtheit aufscheint, ist es ausschlaggebend, inwieweit es uns im Leben gelungen ist, unsere absolute Natur mit unserem Alltagsleben in Einklang zu bringen und wieweit wir unsere gewöhnliche Konditionierung in den Zustand ursprünglicher Reinheit haben klären können.[1]

Sobald die Weite unserer wahren Natur aufscheint, befinden wir uns in einer reinen Erfahrung von Nichtdualität, einem grenzenlosen Zustand. Da gibt es nichts, woran wir uns festhalten oder worauf wir uns beziehen könnten, nicht einmal ein »Ich«. In diesem Zustand haben wir nun zwei Möglichkeiten: uns der Essenz unserer erleuchteten Natur hinzugeben (»eins mit Gott zu werden«) oder mit Greifen, Aggression und Angst zu reagieren. Reagieren wir, entfernen wir uns von dieser reinen Essenz und beginnen allmählich, unser früheres »Ich« mit seinem konditionierten geistigen Leid wieder zu inkarnieren.

Die Grundlichtheit im Tode läßt sich mit dem hellen Himmel bei Tagesanbruch vergleichen, und was dann folgt, ist wie der Sonnenaufgang in all seiner Pracht. Dieser Bardo wird »der lichtvolle Bardo der Dharmata« genannt. Das Wort *dharmata* bedeutet »die immanente Natur der Realität«. In diesem Bardo flammt die unverfälschte Energie oder innewohnende Strahlkraft der essentiellen Natur des Geistes auf. Strahlende Lichter und Farben, stechende Lichtstrahlen und donnernde Klänge werden manifest. Können wir die Entfaltung dieser »reinen Erscheinungen« als die Strahlung unserer eigenen Weisheitsnatur erkennen, so bietet sich uns eine weitere Gelegenheit zur Befreiung. Doch ohne spirituelles Training wird dieser Bardo wie ein Blitz an uns vorbeifliegen, und wir werden ihn nicht einmal wahrnehmen. Genau wie in unserem Alltag werden wir auch hier auf die scheinbar realen Projektionen unseres Geistes reagieren, indem wir uns in unsere Emotionen flüchten und so die Voraussetzungen für unsere nächste Geburt schaffen.

Die Betrachtung der Lehren über den dritten Bardo des Todes, den »karmischen Bardo des Werdens«, mag uns schwerfallen. Dort wird nicht nur erklärt, daß wir nach dem Tode weiterexistieren, sondern auch, daß wir möglicherweise in noch größeres Leid als zu Lebzeiten geraten und uns noch hilfloser und unfähiger fühlen, uns daraus zu befreien. Unser Karma entfaltet sich in aller Eindeutigkeit; unsere geistigen Gewohnheitsmuster können uns blitzschnell von einer geistigen Realität in die nächste schleudern. Hilflos gejagt von »karmischen Winden«, so wird gesagt, finden wir nirgendwo Ruhe.

Die meisten Menschen lieben die Beschreibungen von positiven Nahtoderfahrungen, in denen vom Eintauchen in ein strahlendes, liebevolles Licht berichtet wird, von Glückseligkeit und vollkommenem Frieden. Doch der wirkliche Tod dauert viel länger als ein paar Augenblicke. Wenn wir uns eingehender mit Berichten von Nahtoderfahrungen beschäftigen, finden wir auch Hinweise auf Leiden, das uns im weiteren Verlauf nach dem Tod bevorsteht. So erleben Menschen während ihres klinischen Todes zum Beispiel die tiefe Trauer und Qual ihrer Freunde und Angehörigen, die von ihrem »Tod« erfahren. Das bereitet ihnen große Sorge und sie fühlen sich für sie verantwortlich. Dr. Michael Sabom beschreibt den stärksten Eindruck einer jungen Frau während ihres Nahtoderlebnisses: »Ich saß da oben und sah auf meinen zuckenden Körper hinunter. Meine Mutter und mein Hausmädchen schrien und weinten, weil sie dachten, ich sei gestorben. Sie taten mir so leid ... tiefe, tiefe Traurigkeit. Aber ich fühlte mich frei da oben; es gab keinen Grund zu leiden.«[2]

In dem Lebensrückblick, der fast immer Teil eines Nahtoderlebnisses ist, fühlten sich viele von Scham und Schuld gequält wegen des Leides, das sie über andere gebracht hatten. Sie wünschten sich sehnlichst, ihre Fehler wiedergutmachen zu können. Einige verurteilten sich ob ihrer eigenen Handlungen so sehr, daß sie meinten, die bedingungslose Liebe, die ihnen entgegenströmte, nicht verdient zu haben.

Nur selten erreichen uns Berichte über die dunkleren Nahtoderfahrungen. Diejenigen, die scheußliche oder furchteinflößende Erfahrungen machen, berichten nur ungern davon, aus Sorge, was andere von ihnen denken könnten. Sie versuchen, die Erinnerung so schnell wie möglich zu verdrängen. Doch einige der veröffentlichten Nahtodberichte beschreiben durchaus trostlose Landschaften, entsetzliche Erfahrungen, in denen der klinisch Tote verfolgt oder verwundet wurde, oder ganze Welten voller Wesen in verschiedensten leidvollen Zuständen.

Ähnliche Erfahrungen werden auch in den Beschreibungen des »karmischen Bardos des Werdens« dargestellt. In diesem Bardo reifen die Konsequenzen unserer Handlungen im Leben zu scheinbar realen und lebendigen Erfahrungen von Freude oder Leid heran. Obwohl wir im Bardo keinen physischen Körper mehr besitzen, sind wir noch immer überzeugt, wir würden existieren, und haben daher Angst, verletzt zu werden.

Wenn das Bewußtsein vom Körper befreit ist, wird es sehr leicht beeinflußbar, äußerst sensibel und offen – so offen, daß jeder Gedanke und jedes Gefühl sofort zur Realität wird. Eine ähnliche Situation wurde in einer Folge der Fernsehserie *Startrek: Das nächste Jahrhundert* in Szene gesetzt: Das Raumschiff *Enterprise* geriet in ein fremdes Energiefeld, in dem die Gedanken oder Emotionen der Besatzungsmitglieder spontan zur Realität wurden. War das ein Chaos und Spektakel! Feuer brach aus, ehemalige Liebhaber erschienen plötzlich wieder, Aggressionen wurden sehr intensiv.

Als der Raumschiffkommandant schließlich erkannte, was los war, gab er eine Nachricht an die gesamte Besatzung durch, die den Instruktionen im *Tibetischen Totenbuch* für den Bardo des Werdens sehr ähnlich war: *Alles, was Ihnen erscheint, ist das Ergebnis Ihres eigenen Geistes. Es existiert nicht tatsächlich, reagieren Sie also nicht darauf. Was Sie erleben, sind Ihre eigenen Projektionen.*

Um uns wirklich auf den Tod vorzubereiten, müssen wir unseren Geist und unsere Emotionen trainieren und zähmen – und zwar solange wir noch leben. Wir brauchen eine disziplinierte Schulung, die uns schon im Leben allmählich vom Leiden befreit, besonders aber nach unserem Tod. Die Bardo-Lehren sagen: »In einem Augenblick völlige Erleuchtung; in einem Augenblick völlige Verwirrung.«

## *Warum wir Verstorbenen helfen können*

Nachdem sich das Bewußtsein vom Körper getrennt hat, nimmt es die extrem leichte, lichte Form eines »Geistkörpers« an. Von dieser Form heißt es, sie sei jugendlich, gesund und völlig frei von Beschränkungen oder Behinderungen. Befreit von den Zwängen der grobstofflichen, physischen Form, ist das Bewußtsein siebenmal klarer als im Leben und besitzt einige übernatürliche Kräfte, zum Beispiel eine rudimentäre Hellsichtigkeit, die Fähigkeit, augenblicklich durch Gedankenkraft zu reisen und sich durch feste Gegenstände zu bewegen, sowie eine extreme Sensibilität.

In gleicher Weise spricht auch die Literatur der Nahtoderfahrungen davon, daß gewisse übernatürliche Kräfte, die das *Tibetische Totenbuch* dem »Geistkörper« zuschreibt, bereits an der Schwelle des Todes auftreten können: zeitweilige Abtrennung vom Körper mit Wahrnehmung der Wiederbelebungsversuche von außen, direktes Erfassen der Gefühle und Gedanken von Angehörigen, Beobachten von Ereignissen an entfernten Orten, die Fähigkeit, an beliebige Orte zu reisen, indem man einfach nur an das Ziel denkt, sowie die Fähigkeit, Menschen zu sehen, die zuvor verstorben sind, und mit ihnen zu kommunizieren.

Alle diese Fähigkeiten werden in den tibetischen Lehren im Zusammenhang mit dem Bardo des Werdens beschrieben. Diejenigen, die mit Sterbenden arbeiten, haben festgestellt, daß einige dieser Erfahrungen sogar schon im Vorfeld des Sterbens auftreten können.[3] Gerade wegen dieser besonderen Fähigkeiten und Sensibilität können die Lebenden einen eben Verstorbenen – zu seinem Vor- oder Nachteil – durch die Dinge, die sie denken, sagen und tun, beeinflussen.

Wenn das Bewußtsein eines Verstorbenen nach der Trennung vom Körper wieder erwacht, wird der Betreffende sich fühlen, als sei er soeben aus einem schlechten Traum aufgeschreckt. Im Glauben, noch am Leben zu sein, wird er nach Hause gehen und mit seinen Angehörigen kommunizieren wollen. Wenn er sie weinen sieht und mitbekommt, daß seine Besitztümer aufgeteilt werden und ein Begräbnis geplant wird, begreift er mit Bestürzung und Angst, daß er gestorben ist. Durch die hohe Empfänglichkeit für die Gedanken anderer erkennt der Verstorbene die wahren Gefühle und Motivationen seiner Familienmitglieder und Freunde und sogar des Pfarrers bei der Beerdigung. Seine emotionalen Reaktionen auf diese Erfahrung können sehr intensive Gefühle von Verletztsein oder Wut auslösen.

Je nachdem welche geistigen Gewohnheiten wir im Leben entwickelt haben, können wir nach unserem Tod tatsächlich eine himmlische oder höllische Existenz erschaffen.

Dr. George Ritchie, ein Christ, hatte 1943 als neunzehnjähriger Armeesoldat eine längere Nahtoderfahrung.[4] In seinem Bericht über dieses außergewöhnliche Erlebnis beschreibt Ritchie, wie ihm Jesus Christus erschien. Zusammen reisten sie durch verschiedene Daseinsbereiche, in denen Wesen nach dem Tod im Leid gefangen waren. Die Form ihrer Existenz und ihres Leidens waren das Ergebnis ihrer stärksten Anhaftungen und Süchte aus dem vorangegangenen Leben oder ihrer größten negativen emotionalen Neigungen. Dr. Ritchie verstand in diesem Moment die grundlegende Botschaft und Verbindung zwischen Leben und Tod in Jesu Christi Worten aus der Bergpredigt: »Strebt nicht nach den Besitztümern der Welt. *Denn wo euer Besitz ist, da ist auch euer Herz!*« Wo unser Herz ist – das, woran wir am stärksten hängen –, ist die Quelle für Leid in diesem Leben und für unsagbares weiteres Leid, wenn wir gestorben sind.

In den dramatischen und manchmal sogar schrecklichen Erfahrungen dieses Bardo wird sich das Bewußtsein eines verstorbenen Menschen verzweifelt nach Hilfe sehnen und somit noch empfänglicher für jede Unterstützung sein, die wir anbieten.

Stellen Sie sich vor, Sie erwachen in einer stockdunklen Höhle mit furchterregenden Geräuschen überall um Sie herum. Nun zündet jemand ein Streichholz an. Wäre Ihr Geist nicht sofort zu diesem Licht hingezogen und würde Zuflucht suchen? In gleicher Weise wird der Geist eines geliebten Verstorbenen von unserer Meditation und unseren aufrichtigen Gebeten angezogen, die wir mit all unserer Liebe für ihn ausführen. Die Wahrheit und das Gute dieser Praxis können dann zu seiner neuen Realität werden.

Die Lehren sagen, daß es relativ einfach ist, einem Verstorbenen spirituell beizustehen. Da der Geist nicht mehr mit dem Körper verbunden ist, ist das Bewußtsein wesentlich leichter beeinflußbar. Ein riesiger Baumstamm, der auf der Erde liegt, ist nur schwer zu bewegen, schwimmt er hingegen im Wasser, läßt er sich ganz leicht führen. Welche spirituelle Praxis wir nach dem

Tod eines Menschen auch ausführen, sie hat einen starken Einfluß, weil das Bewußtsein des Betreffenden nun viel empfänglicher und klarer ist. Diese Empfänglichkeit ist auch vorhanden, wenn der Mensch im Leben nicht an spirituellen Dingen interessiert war oder in verwirrtem Zustand gestorben ist.

Eine Freundin erzählte mir von der Nahtoderfahrung eines Mannes während eines Autounfalls auf einer vielbefahrenen Straße. Er hatte dabei mehrere Knochenbrüche sowie lebensbedrohliche innere Verletzungen erlitten und war klinisch tot. Er fühlte, wie sein Bewußtsein sich über seinen Körper erhob und die Unfallszene von oben betrachtete. Der nachfolgende Verkehr war vollständig zum Erliegen gekommen, und Rettungsfahrzeuge mit Blaulicht und Sirenen rasten zum Unfallort.

In dem Verkehrsstau, der sich gebildet hatte, befand sich auch eine Frau. Sie konnte den Unfall zwar nicht sehen, spürte jedoch, daß es sich um etwas ziemlich Ernstes handeln mußte, und begann, intensiv zu beten. Das Bewußtsein des klinisch toten Mannes wurde von ihren Gebeten angezogen, und er fühlte, daß sie ihm Kraft gaben. Schließlich gelang es den Notärzten, den Mann wiederzubeleben. Als er in seinen Körper zurückkehrte, hatte er unvorstellbare Schmerzen. Nach monatelangen Operationen und Rehabilitationsmaßnahmen konnte er schließlich das Krankenhaus verlassen.

Dankbar für die Gebete der ihm unbekannten Frau und dafür, daß er noch am Leben war, suchte der Mann sie kurz nach seiner Entlassung auf, um sich bei ihr zu bedanken. Die Frau, die den Mann nicht kannte, war überrascht, da sie sich nicht erinnern konnte, irgend etwas Besonderes getan zu haben. Woher wußte er überhaupt, daß sie für ihn gebetet hatte? Und wie hatte er sie ausfindig gemacht? Während das Bewußtsein des Mannes sich über der Unfallszene befunden und die Liebe und positive Kraft der Gebete dieser Frau gespürt hatte, war er so von Dankbarkeit für ihr Mitgefühl erfüllt gewesen, daß er sich das Nummernschild ihres Autos gemerkt hatte, um sich später persönlich bedanken zu können!

Die Lehren zeigen uns, daß wir für einen Verstorbenen sehr viel tun können, wenn wir ihn lieben und den aufrichtigen

Wunsch verspüren, ihm zu helfen. Jeder Gedanke und jede spirituelle Praxis, die wir ihm widmen, kann das Bewußtsein des Betreffenden positiv beeinflussen. Es kann ihn von potentiellem Leid in den Bardos befreien oder ihm auf dem Weg zur Befreiung helfen.

Es geht hier nicht darum, sich sorgenvoll zu fragen: »Leidet der von mir geliebte Mensch?« Sondern zu erkennen, *daß wir in der einzigartigen Lage sind, einem Verstorbenen mit unserer spirituellen Praxis hier und jetzt zu helfen.*

## *Spirituelle Unterstützung nach dem Tod*

Die beste Unterstützung für einen verstorbenen Menschen ist die Tiefe unserer eigenen spirituellen Praxis und die Kraft unserer positiven, mitfühlenden Absichten. Wenn wir durch unsere Praxis mit der Natur des Geistes vertraut sind und unabgelenkt in diesem Zustand verweilen können, kann eine Meditation unserem verstorbenen Freund seine eigene wahre Natur »zeigen«. Padmasambhava sagte:

> Sobald unser Körper sich in Geist und Materie aufgespalten hat, entsteht eine Lücke, in der der Geist und seine magische Entfaltung keine konkrete materielle Grundlage hat – bis er wieder im Netz eines zukünftigen Körpers gefangen ist. Solange er keine materielle Basis hat, sind wir frei und können erkennen. Diese Kraft, Stabilität einzig durch das Erkennen der Natur des Geistes zu gewinnen, gleicht einer Fackel, die in einem einzigen Augenblick die Dunkelheit von Äonen vertreibt.[5]

Ein weiterer, höchst kraftvoller spiritueller Beistand, den wir einem kürzlich Verstorbenen geben können, ist die konzentrierte Praxis des essentiellen Phowa. Die essentielle Phowa-Praxis hat das Potential, den Geist eines Sterbenden zu heilen, ihm zu helfen, die Dinge zu bereinigen, die er bedauert, und ihn auf den Weg zur Befreiung oder zu einer besseren Wiedergeburt zu führen. Deshalb sollten wir nach einem Todesfall diese Praxis wieder und wieder mit tiefem Mitgefühl und von Herzen kommender Hingabe wie folgt ausführen:

Nachdem Sie die Motivation des Mitgefühls in sich erweckt haben, stellen Sie sich vor, daß der oder die Verstorbene vor Ihnen sitzt. Nun rufen Sie aus ganzem Herzen die strahlende Präsenz eines Buddha oder göttlichen Wesens an. Visualisieren Sie dieses Wesen über dem Kopf des Verstorbenen. Bitten Sie es, alle Spuren negativer Handlungen in dem Betreffenden zu reinigen und ihn von jeder Qual und jedem Leid im Zusammenhang mit seinem Tod zu befreien.

Stellen Sie sich nun vor, daß die göttliche oder erleuchtete Präsenz dem Verstorbenen voller Liebe Licht in unermeßlichen Strahlen sendet, die ihn segnen und reinigen. Das Rezitieren eines Mantra oder ein kurzes Gebet kann die Reinigung verstärken. Schließlich ist der Betreffende ganz in Licht verwandelt. Sein Wesen – Körper und Geist – steigt nun nach oben und löst sich in das Herz der göttlichen bzw. erleuchteten Präsenz auf.

Wenn Sie diese Praxis oder Ihre Gebete dem geliebten Verstorbenen widmen, denken Sie dabei nicht nur an ihn, sondern an alle, die einsam, in großer Angst oder unter traumatischen Bedingungen gestorben sind: in Hungersnöten, Katastrophen, Kriegen oder ähnlichen Umständen. Dehnen Sie Ihr Mitgefühl auf alle Wesen aus und beten Sie, daß alle von ihrem Leid im Leben und im Tod gereinigt sein mögen; mögen sie alle Glück und Frieden erfahren und völlige Befreiung vom Leiden erlangen.

### *An die Lehren erinnern*

Ein Mensch, der gerade gestorben ist, kann verwirrt sein und nicht wissen, was er tun soll. Inspirierende Belehrungen, die die Natur des Geistes vorstellen oder Gefühle von Mitgefühl und Hingabe wachrufen, vorzulesen oder von Kassette abzuspielen, kann den Geist des Betreffenden positiv beeinflussen. Nur ein oder zwei Zeilen der Lehren zu hören, kann das Schicksal eines Menschen in den Bardo-Zuständen nach dem Tod verändern oder ihn sogar zur Befreiung führen.

Aus eben diesem Grund heißt *Das Tibetische Totenbuch* ursprünglich *Bardo Tödrol Chenmo*, die »Große Befreiung durch Hören im Bardo«. Werden wir im Bardo durch eine Belehrung oder Praxis wachgerüttelt und an die Wahrheit erinnert, kann sich alles klären. Unsere Verwirrung und unser Leiden können plötzlich durchschnitten werden, so wie eine laute Glocke uns aus einem furchtbaren Alptraum wecken kann. Ruht ein Praktizierender oder eine Praktizierende beim Lesen der Instruktionen zudem in der wahren Natur seines oder ihres Geistes, kann der Verstorbene diesen Zustand erfassen, die tiefe Meditation des Praktizierenden direkt erleben und dadurch Befreiung erlangen.

Das *Bardo Tödrol* gibt für den Nachtodzustand folgende grundlegende Anweisungen:

> Erinnern Sie sich daran, daß alles Leerheit ist – »Sie« existieren nicht, und so kann Ihnen kein Schaden zugefügt werden. Alle Phänomene, die Sie erleben, seien sie verführerisch oder beängstigend, sind nur Projektionen Ihres Geistes. Da »Leerheit Leerheit nicht verletzen kann«, gibt es nichts zu befürchten.
>
> Erinnern Sie sich an Ihre spirituelle Hauptpraxis und führen Sie sie jetzt mit aller Inbrunst aus.
>
> Nehmen Sie Zuflucht zu den »Drei Juwelen«. Dies ist eine buddhistische Praxis, in der wir uns ganz und gar auf den Buddha (der uns zur Befreiung führt), das Dharma (den spirituellen Pfad) und die Sangha (spirituelle Freunde und diejenigen in der Übertragungslinie, die Befreiung erlangt haben) verlassen. In anderen Glaubensrichtungen würde Zuflucht bedeuten, daß wir unser Herz und unseren Geist auf Gott, Jesus Christus, die Jungfrau Maria oder etwas anderes ausrichten, das für uns die höchste Quelle von Segen und Schutz darstellt.
>
> Rufen Sie den Herrn des Mitgefühls, Avalokiteshvara, an. Seine Gegenwart und sein Segen werden dasein, sobald wir an ihn denken. Rufen Sie seinen Namen an oder rezitieren Sie sein Mantra: *Om Mani Padme Hum Hrih.*

Vor allem aber: »Seien Sie nicht abgelenkt.«

Der Hauptteil des *Bardo Tödrol* beschreibt die Visionen der hundert friedvollen und zornvollen Gottheiten. Sie erscheinen dem Bewußtsein im zweiten Bardo des Todes, dem Bardo der Dharmata, der immanenten Strahlkraft der Natur des Geistes. Diese Anweisungen sind für jemanden gedacht, der in dieser Tradition geübt ist. Sie fungieren als Gedächtnisstützen und sind dazu gedacht, daß sich das Bewußtsein eines Praktizierenden, wenn es diese Anweisungen nach dem Tode noch einmal hört, darüber klar wird, was geschieht, und sich daran erinnert, was zu tun ist, um Befreiung zu erlangen. Obwohl es sich um eine äußerst tiefgründige Belehrung handelt, kann ich Ihnen nicht empfehlen, das *Tibetische Totenbuch* einem Menschen vorzulesen, dem die Grundlage eines vorangegangenen Trainings und Studiums in dieser Tradition fehlt. Sie würden den Betreffenden in seinem Sterbeprozeß eventuell nur zusätzlich verwirren und irritieren.

## *Positive Handlungen widmen*

Wir können alles Verdienst aus positiven, lebensbejahenden Handlungen unserem verstorbenen Freund oder Angehörigen widmen. Zu diesem Zweck können wir aktiv Menschen helfen, die in Schwierigkeiten sind, oder Kranke, Gefängnisinsassen oder Sterbende besuchen. Wir können Menschen Essen, Kleidung und Obdach gewähren; wir können das Leben eines Tieres retten, das geschlachtet werden soll, oder durch finanzielle Unterstützung einem Menschen eine Zeit intensiver spiritueller Praxis ermöglichen. Welche positiven Handlungen wir einem geliebten Menschen auch widmen, sie werden sofort gute Auswirkungen auf das Karma des Verstorbenen haben, gleichgültig, ob er oder sie sich noch im Bardo befindet oder bereits eine neue Geburt angenommen hat. Wir handeln gewissermaßen stellvertretend für den Verstorbenen.

Wenn wir im Namen des Verstorbenen Geld spenden oder

Teile des Erbes an wohltätige oder spirituelle Organisationen geben, wird auch dieses Verdienst dem Betreffenden zugute kommen. Eine schöne traditionelle Praxis für die Toten, die es in allen großen Religionen gibt, ist das Darbringen von Licht. Beim Entzünden einer Kerze oder Lampe können Sie ein Wunschgebet sagen: »Möge dieses Licht den von mir geliebten Menschen zur lichtvollen Natur seines Geistes führen; möge es ihn durch den Bardo geleiten.«

Sich aktiv zum Nutzen anderer zu betätigen, nimmt auch viel von der Hilflosigkeit, die Hinterbliebene normalerweise verspüren, ganz besonders nach einem plötzlichen und unerwarteten Tod.

Einer amerikanischen Familie widerfuhr während eines Urlaubs in Italien eine Tragödie: Sie wurde auf einer Landstraße überfallen, und die Räuber stahlen das gesamte Geld der Familie und töteten den jüngsten Sohn. Als der Leichnam des Jungen in das örtliche Krankenhaus gebracht wurde, verfügten die Eltern, daß alle Organe ihres Sohnes für Organspenden genutzt werden dürften. Trotz ihres schweren Verlustes, der Trauer und des Schmerzes gaben sie der Presse Interviews und erläuterten, was sie zu dieser Handlung veranlaßt hatte. Ihr Sohn konnte nicht wieder lebendig gemacht werden, aber vielleicht würde sein Tod einen Sinn haben, wenn andere durch ihn weiterleben konnten. Dieses Mitgefühl berührte viele Menschen in ganz Italien tief. Als Folge dieses mutigen Fanals der Liebe hat sich eine vorher nie dagewesene Anzahl von Italienern spontan zur Organspende bereit erklärt.

Diese mitfühlende Handlung gab den Eltern das Gefühl, daß ihr Sohn nicht umsonst gestorben war. Doch darüber hinaus kam die positive Kraft ihrer liebevollen Tat auch dem Sohn selbst zugute. Und da ihr Beispiel zusätzlich so viele andere Menschen dazu inspiriert hat, an der Schwelle ihres eigenen Todes Leben zu schenken und zu empfangen, wächst der Nutzen ihres Mitgefühls immer weiter.

### *Beziehungen heilen*

Da Verstorbene sich durch die Handlungen, Worte und Gedanken von Angehörigen und Freunden leicht beeinflussen lassen, ist es wichtig, daß sich die Hinterbliebenen ihrer Gedanken bewußt sind und mit Mitgefühl und Liebe negative Emotionen möglichst schnell verwandeln. Aus demselben Grund ist es auch von entscheidender Bedeutung, daß sich die Hinterbliebenen alle negativen Gefühle eingestehen, die sie früher in der Beziehung mit dem Verstorbenen empfunden haben, und daß sie bereit sind, diese Haltungen zu heilen.

Wenn wir überlegen, was unser Freund oder Angehöriger nach seinem Tod wirklich braucht, werden wir erkennen, daß jeder Versuch, mit ihm in regelmäßigem Kontakt bleiben zu wollen, nur seine Anhaftung ans Leben verstärken und sein Weitergehen erschweren wird. Wenn unsere Beziehung aber durch alte oder neue negative Emotionen gestört sein sollte, ist es eminent wichtig, daß wir die unerledigten Angelegenheiten um unserer beider Frieden willen heilen. Dazu können wir die Methode zum Beenden unerledigter Angelegenheiten benutzen (siehe Kapitel 7). Stellen Sie sich vor, daß der verstorbene Mensch vor Ihnen sitzt – nicht, um ihn festzuhalten, sondern mit der Absicht, wirklich alles zu vergeben und die Vergangenheit loszulassen. Diese Übung können wir dann mit der essentiellen Phowa-Praxis abschließen, in der wir den Betreffenden zur endgültigen Freiheit seiner wahren Natur führen.

### *Der beste Zeitpunkt für die Praxis*

Der ideale Zeitpunkt, um für einen Sterbenden zu praktizieren, ist genau der Augenblick, in dem er seinen letzten Atemzug getan hat, sowie regelmäßig in der Zeit danach. Das Bewußtsein kann bis zu dreieinhalb Tagen nach dem Tod noch im toten Körper verweilen. In der tibetischen Tradition wird empfohlen, einen Leichnam während dieser Zeit möglichst ungestört zu lassen und immer wieder Phowa zu praktizieren, bis bestimmte Zeichen dafür sprechen, daß die Praxis gewirkt oder das Bewußtsein den Körper verlassen hat.

Zum Zeitpunkt des Todes kann unsere spirituelle Praxis Geist und Herz des Sterbenden auf außergewöhnliche Weise beeinflussen. Wenn wir in der lebendigen Präsenz der Natur des Geistes ruhen oder die strahlende, liebevolle Anwesenheit eines Buddha oder göttlichen Wesens anrufen, können wir eine heilige Umgebung für sein Sterben schaffen. Unsere aufrichtige spirituelle Praxis kann für den Sterbenden zur vorrangigen Erfahrung im Tod werden. Sie kann einen starken Eindruck in seinem Geist hinterlassen – und mit diesem letzten Eindruck wird er nach dem Sterben wieder zu Bewußtsein kommen.

Da wir jedoch zum Zeitpunkt des Todes vielleicht nicht an seiner Seite sein werden, sollten wir bei jedem Besuch so für den Sterbenden praktizieren, als sähen wir ihn zum letzten Mal. Und sobald wir von seinem Tod erfahren, können wir die Praxis regelmäßig wiederholen. Praktizieren Sie das essentielle Phowa (oder die Praxis und Gebete für Verstorbene, die in Ihrer spirituellen Tradition empfohlen werden) in den ersten drei bis vier Tagen, so oft Sie können. Tun Sie das mit dem starken Wunsch, daß der Betreffende von aller Anhaftung an sein Leben befreit sein möge sowie von allem Leiden, das mit seinem Tod zusammenhängt, und daß er sich mit der Lichtheit und dem alles durchdringenden Raum seiner wahren Natur vereinigen möge.

Generell sollten wir über einen Zeitraum von neunundvierzig Tagen nach seinem Tod für den Verstorbenen beten und praktizieren. So helfen wir ihm dabei, sein Bewußtsein zu befreien, bevor er die Reise zu einer neuen Geburt in einem neuen Daseinsbereich antritt. (Man wird nicht unbedingt im menschlichen Daseinsbereich wiedergeboren. Es gibt sechs mögliche Bereiche der Existenz. In welchem wir wiedergeboren werden, hängt von unseren emotionalen und geistigen Gewohnheitsmustern ab.)

Wir sollten unsere Praxis jedoch besonders auf die ersten einundzwanzig Tage konzentrieren, in denen das Bewußtsein noch stärker mit diesem Leben verbunden ist und sich dadurch auch einfacher anleiten läßt. Denken Sie ganz besonders daran, das essentielle Phowa in jeder Woche nach dem Tod auszuführen, und zwar genau an dem Wochentag und zu der Stunde, in der die Person gestorben ist. Da der Betreffende zu dieser Zeit seinen Tod für einen Moment wiedererlebt, besteht eine größere Chance, daß unsere Praxis ihm helfen kann.

In der Zeit, in der der Partner oder die engen Freunde eines Verstorbenen sich im Schock befinden und noch nicht das ganze Ausmaß des Verlustes spüren, sollte man sie zu intensiver spiritueller Praxis ermutigen. Denn wenn sie sich schon zu einem relativ frühen Zeitpunkt im Verlauf des Trauerprozesse einer spirituellen Praxis zuwenden, verfügen sie bereits über einen tragfähigen und verläßlichen Grund, wenn später die tieferen Ebenen von Schmerz und Trauer zum Vorschein kommen.

Auch einem Menschen, der schon vor langer Zeit gestorben ist, kann man noch helfen. Sein Karma entfaltet sich ja weiterhin und bleibt durch unsere aufrichtige Praxis und das Widmen positiver Handlungen stets beeinflußbar. Selbst wenn jemand bereits eine neue Wiedergeburt angenommen hat, wird ihn unsere Widmung erreichen, wo immer er auch sein sollte. Unsere Praxis kann Hindernisse in seinem Leben beseitigen und ihm helfen, sich spirituell weiterzuentwickeln. Sollte derjenige, für den wir praktizieren, bereits Erleuchtung erlangt haben, so werden unsere Gebete und Praxis zu seiner Arbeit, anderen zu helfen, beitragen. *Die enge Verbindung zu den Gefährten unseres Lebens reißt im Tod nicht ab.*

Es kommt vor, daß Freunde oder Angehörige eines Verstorbenen mit einem Begriff wie *Gebet* nichts anfangen können. Wir können sie statt dessen dazu ermutigen, dem Verstorbenen ihre Liebe zu senden und ihn mit den allerbesten Wünschen gehen zu lassen. Auch wenn der Tote nicht sonderlich spirituell oder gläubig war, können unsere Gebete und unsere Praxis ihn nicht verletzen oder kränken. Gebete werden von Toten nicht als aufgezwungene Last, sondern als Handlungen der Liebe empfunden, es sei denn, sie haben einen Beigeschmack von Anhaftung, dem starken Wunsch, den Verstorbenen bei sich behalten zu wollen.

Karen, eine junge Engländerin, befand sich in einem lebensbedrohlichen Zustand und sollte sofort operiert werden. Der Chirurg erklärte Karens Familie, daß sie den Eingriff möglicherweise nicht überleben würde, und die Familienmitglieder setzten wiederum andere Angehörige von der Krise in Kenntnis. Im Verlauf der Operation trat der klinische Tod bei Karen ein. Nach wenigen Minuten konnte sie jedoch wiederbelebt werden. Sie erholte sich bestens, und nachdem sie wieder bei Kräften war, reiste sie nach Kanada zu ihrer Schwester Jane.

Karen erzählte ihrer Schwester von der Operation und ihrem klinischen Tod, und Jane erkundigte sich, ob sie in diesen wenigen Minuten etwas Außergewöhnliches erlebt habe.

»Ja, und es war sehr positiv und sehr heilsam für mich«, antwortete Karen. »Ich erhob mich über meinen Körper und fühlte mich umringt von einem Kreis von Wesen, die mir Liebe in Form von Licht zusendeten. Nachdem ich wieder in meinen Körper zurückgekehrt war, empfand ich jedesmal, wenn ich an dieses Erlebnis dachte, einen tiefen Frieden, obwohl mein Gesundheitszustand noch eine Zeitlang sehr kritisch war. Die Erfahrung war sehr real und blieb mir erhalten.«

Jane hatte plötzlich eine Eingebung: »Ich weiß nicht, ob es etwas mit deinem Erlebnis zu tun hat, aber während deiner Operation habe ich eine Gruppe von Leuten aus meiner Kirchengemeinde gebeten, sich mit mir in einen Kreis zu setzen und in diesen Stunden für dich zu beten.«

Aufrichtige Gebete, die dem »höchsten Wohl« eines geliebten Menschen gewidmet werden, gewähren ihm Schutz, Segen und Gnade, ob er nun weiterlebt oder stirbt.

## *Starke und sinnvolle Praxis*

Wir können nicht genau wissen, ob unser Freund oder Angehöriger nach seinem Tod Leid erlebt oder nicht. Um aber ganz sicherzugehen, können wir regelmäßig für sie oder ihn praktizieren, und zwar so intensiv, als würde alles davon abhängen. In gewisser Weise ist unsere tiefempfundene Praxis wie ein spiritueller »Notruf«, der potentiell die Kraft hat, jemanden im Bardo aus großer Qual retten zu können. Die Lehren sagen, daß die Buddhas oder erleuchteten Wesen in Zeiten der Not noch schneller herbeikommen. Sobald wir sie anrufen, sind sie auch schon anwesend, und ein Verstorbener in Not empfängt ihre Hilfe augenblicklich.

Wenn Tibeter an einen Toten denken oder an einer Stelle vorbeikommen, an der jemand gestorben ist, rezitieren sie das Mantra des Herrn des Mitgefühls, Avalokiteshvara: *Om Mani Padme Hum Hrih.* Das Mantra erweckt die tatsächliche Gegenwart dieses Buddha und die Strahlkraft seiner Weisheit und seines Mitgefühls. Wenn wir das Mantra sagen, bringen wir diese heilige und mitfühlende Präsenz direkt in den Geist und das Herz desjenigen, für den wir praktizieren, und helfen so, sein Leid aufzulösen.

Die traditionellen Lehren sprechen davon, daß unser Jammern und Weinen, besonders zum Zeitpunkt des Todes, einen Sterbenden quälen und ihn zurückhalten kann. Darum ist es sehr wichtig, daß sich die Familie schon früh mit dem Tod auseinandersetzt, daß sie ihre Tränen miteinander teilt und sich einer vom anderen verabschiedet, damit der Zeitpunkt des Todes dann friedlich verlaufen kann. Im anschließenden Trauerprozeß ist es hingegen natürlich und sogar wichtig, daß wir unsere Trauer fühlen und unsere Tränen auch zulassen. *Das Problem sind nicht unsere Tränen, das Problem ist unsere Anhaftung.* Während wir trauern, ist es wichtig, immer wieder in Liebe loszulassen. Die Dichterin Mary Oliver schrieb:

> Um in dieser Welt zu leben
> mußt du dreier Dinge fähig sein:
> mußt lieben, was sterblich ist;
> mußt es so innig halten,
> als hinge dein Leben davon ab,
> und wenn es an der Zeit ist, es wieder loszulassen,
> mußt du es lassen.[6]

## *Plötzlicher Tod und Selbstmord*

Stirbt ein geliebter Mensch plötzlich, durch Gewalt oder Selbstmord, ist unser Leid besonders überwältigend. Wir fühlen uns jeder Möglichkeit beraubt, die Beziehung noch zu heilen oder abzuschließen. Wir stellen uns vor, daß der Mensch unter großen Schmerzen und emotionalen Qualen gestorben ist, ohne Unterstützung und Liebe, und daß wir nun endgültig nichts mehr für ihn oder sie tun können. Es ist auch möglich, daß wir schwere Schuldgefühle haben, ja sogar in Panik verfallen, weil wir glauben, wir hätten diesen Tod irgendwie verhindern müssen.

Selbst wenn jemand vor einem gewaltsamen oder plötzlichen Ende körperliche Schmerzen hatte, hören diese mit dem Tod auf. Viele Menschen mit Nahtoderlebnissen haben einen plötzlichen Tod, zum Beispiel einen Unfall, überlebt. Sie berichten, daß, obwohl die Umstände für den Körper schmerzhaft zu sein schienen, ihr frei schwebendes Bewußtsein keinerlei körperliche Schmerzen empfand.

Ein dreijähriger Junge wurde von einem Auto überfahren und starb. Die Eltern blieben in der Notaufnahme bei dem Leichnam. Noch ganz im Schock hielten sie ihn und badeten ihn sogar. Als drei Tage später die Verbrennung stattfinden sollte, ermutigten Freunde die Eltern, in die Leichenhalle zu gehen und den Körper ihres Sohnes noch einmal anzuschauen. Meg, die Mutter, sagte danach: »Ich kann Ihnen gar nicht sagen, wie wichtig es für uns war, den Leichnam unseres Sohnes noch einmal zu sehen. Ich konnte mich nur daran erinnern, wie sein Körper direkt nach seinem Tod ausgesehen hatte. Ständig stellte ich mir vor, daß er noch immer litt und Schmerzen hatte. Doch als ich seinen Leichnam drei Tage später sah, war es ganz klar, daß dort nur noch eine leere Hülle lag und daß mein Sohn nicht mehr da war. Er war von den Schmerzen seines Todes befreit, und deshalb konnte ich mich von dieser Erinnerung befreien.«

**Verlust durch Selbstmord**

Kaum etwas zieht größere Zerrissenheit und heftigeren Schmerz nach sich als ein plötzlicher Tod in Form des Selbstmordes eines Freundes oder Familienmitgliedes. Worte können der Intensität und dem enormen inneren Aufruhr, die die Hinterbliebenen in diesem Fall erleben, nicht gerecht werden. Sie sind meist einer großen Palette starker, widersprüchlicher Emotionen ausgesetzt: Frustration, Ablehnung, Schuldgefühle, Traurigkeit, Hoffnungslosigkeit und Wut. All diese Gefühle sind nach einem Selbstmord ganz natürlich und verständlich, aber sie können einen dramatischen Verlauf nehmen, wenn ein Hinterbliebener sich zusätzlich Selbstvorwürfe macht oder Angst vor der Verurteilung durch andere hat – oder diese Verurteilung tatsächlich stattfindet.

Man braucht daher sehr viel Zeit und mitfühlendes Verständnis, um sich den starken Reaktionen auf einen solchen Todesfall stellen und sie verarbeiten zu können. Geben Sie Ihren schmerzlichen Emotionen mit der Hilfe guter Freunde oder eines Therapeuten Ausdruck. Wenn Sie beginnen, sich Ihren Schmerz einzugestehen und ihn aufzulösen, behalten Sie stets im Herzen, daß Sie das in der Absicht tun, sich selbst und den Verstorbenen von allen Leidensmustern der Vergangenheit zu befreien. Für die schrittweise Klärung von Kummer und Leid aller Betroffenen eines Selbstmords sind die Tonglen-Praxis und die essentielle Phowa-Praxis besonders gut geeignet.

Wir dürfen jemanden, der sich das Leben genommen hat, niemals verurteilen; wir können das Ausmaß des Leidens, der Einsamkeit und Verzweiflung, die sie oder ihn zu dieser Tat getrieben haben müssen, einfach nicht nachvollziehen. Wir können jedoch über sein mögliches Leid der Vergangenheit und Gegenwart nachdenken und ihm mit tiefempfundenen Mitgefühl, mit Vergebung und Liebe unser Herz öffnen, *denn das ist es, was er jetzt von uns braucht.*

Ein Mensch, der sich das Leben nimmt, möchte sich von unerträglichem Leiden befreien – ein verständlicher Wunsch. Vielleicht hat er keinen anderen Ausweg mehr gesehen. Die Lehren sagen uns jedoch, daß das Leiden in unserem Geist und Herz nach unserem Tod nicht aufhört. Tatsächlich kann es im Bardo sogar noch stärker werden und unsere Hilflosigkeit und Unfähigkeit, uns davon zu befreien, noch größer. Selbstmord erlöst einen Menschen also nicht automatisch von dem Leid, dem er entfliehen wollte.

Derjenige, der sich umgebracht hat, fühlte sich wahrscheinlich in der Falle und sah keinen anderen Ausweg. Aber wir, die wir weiterleben, sind nicht gefangen. Vielleicht waren wir nicht in der Lage, unseren Freund oder Angehörigen zu Lebzeiten zu erreichen, oder er wollte sich nicht helfen lassen. Doch wir können die Tiefe unseres Bedauerns und die Energie unseres Mitgefühls in wirkliche spirituelle Praxis für ihn verwandeln. Statt in der Vergangenheit und in destruktiven Emotionen steckenzubleiben, können wir die ganze Energie unseres Geistes und Herzens auf das konzentrieren, was wir für diesen Menschen jetzt noch tun können.

**Emotionales Leiden nach dem Tod**

Obwohl die körperlichen Schmerzen mit dem Tod sicher aufhören, können die emotionalen Schmerzen eines Menschen weitergehen. Er kann genauso darunter leiden, plötzlich aus seinem Leben gerissen zu werden, wie wir darunter leiden, ihn verloren zu haben. Und genau wie wir, die weiterleben, kann jemand, der unerwartet starb, sich schmerzlich aller unerledigten Angelegenheiten bewußt sein, all jener Dinge, die er bereut und die er jetzt anscheinend nicht mehr mitteilen oder lösen kann. Unabhängig davon, wie schwierig unsere Beziehung zu dem Verstorbenen gewesen sein mag, können wir uns doch vorstellen, daß er sich nun möglicherweise in einer Extremsituation befindet und ein verstärktes Interesse daran hat, alte Mißverständnisse zu klären und Groll aufzulösen. Die »beste Seite« des Verstorbenen wird auf Vergebung und Aussöhnung von unserer Seite hoffen.

Alles, was wir vor dem Tod eines geliebten Menschen nicht mitteilen konnten, können wir nach seinem Tod immer noch zum Ausdruck bringen: Wir können um Verzeihung bitten für den letzten Streit, unsere Dankbarkeit und Liebe ein letztes Mal zum Ausdruck bringen, uns verabschieden und ihm das Beste wünschen. Manche Trauernde fassen diese letzten Mitteilungen in Worte, wenn sie den Leichnam noch einmal sehen und mit ihm allein sind, andere tun dies am Grab oder angesichts eines Fotos des Verstorbenen. Liebe und Vergebung tatsächlich auszusprechen kann eine sehr heilende Wirkung haben.

Wenn die unerledigten Angelegenheiten nach einem plötzlichen Tod besonders schwerwiegend sind, können und sollten wir uns nach Hilfe umschauen. Wir haben vielleicht selbst nicht die Mittel, mit einem Leid umzugehen, das womöglich alles übersteigt, womit wir je haben fertig werden müssen. Und es ist auch keine Situation, die man im »Alleingang« meistern kann. Ich bin der Überzeugung, daß es möglich ist, jeden Schmerz aus einer früheren Beziehung zu heilen und aufzulösen. Doch es ist notwendig, die richtige Unterstützung zu finden, damit wir uns sicher genug fühlen, es tatsächlich zu tun. Diese Hilfe kann uns eine Selbsthilfegruppe geben oder auch ein guter Therapeut mit Erfahrung in Trauerarbeit.

Die Hinterbliebenen bei einem plötzlichen Todesfall quälen sich oft mit dem Gedanken, sie hätten den Tod verhindern können. Das Buch *Ordinary People* (Ganz normale Leute) und der nach diesem Buch entstandene Film bringen diese Situation sehr gut zum Ausdruck. Es geht um zwei Brüder, die im Teenageralter einen Bootsunfall haben, den nur einer von beiden überlebt. Genau wie der überlebende Bruder in dieser Geschichte haben viele von uns die unrealistische Vorstellung, daß sie eine Tragödie oder den Tod des Freundes oder Angehörigen hätten verhindern können. Unsere tiefe Hilflosigkeit nach einem plötzlichen Todesfall kann die Form von Wut und Schuldzuweisungen annehmen, die wir auf jeden projizieren, den wir für beteiligt halten. Eltern leiden besonders, wenn ihr Kind stirbt, und geben sich oft heimlich gegenseitig die Schuld daran. Diese Art von Wut ist unangebracht und kann sehr destruktiv werden. Tatsächlich enden viele Ehen nach einem so schweren Verlust in einer Scheidung.

Andere Hinterbliebene fressen die nagenden Vorwürfe in sich hinein und werden in der Folge chronisch depressiv, krank oder selbst suizidgefährdet. Daher ist es für die Betroffenen absolut notwendig, sich im Falle eines Selbstmordes geeignete Hilfe zu suchen.

**Das Leid eines plötzlichen Todes reinigen**

Nach einem plötzlichen Todesfall sollten wir unsere ganze Willenskraft und all unser Mitgefühl in unsere Meditation oder unsere Gebete legen, um den Verstorbenen von jedem etwaigen Leid im Zusammenhang mit seinem Tod zu reinigen. Damit unterstützen wir ihn darin, seine Anhaftung an dieses Leben aufzugeben und seine Reise zur Befreiung fortzusetzen. Wenn es geht, können wir die essentielle Phowa-Praxis direkt am Ort des Todes ausführen oder den Verstorbenen in unserer Praxis an diesem Ort visualisieren. Wir sollten uns vorstellen, daß der Buddha oder das göttliche Wesen, das wir anrufen, tatsächlich anwesend ist, und sie oder ihn inbrünstig um Mitgefühl und Segen für den geliebten Menschen bitten.

In der tibetisch-buddhistischen Tradition wird neben der eigenen intensiven Praxis zusätzlich oft ein verwirklichter spiritueller Meister gebeten, für den Verstorbenen zu praktizieren. Durch das Mitgefühl und die Kraft seiner spirituellen Verwirklichung kann ein Meister spezielle Meditationen und Rituale ausführen, die dazu beitragen, das Bewußtsein des Toten zu reinigen, zu segnen und zu befreien.

Doch sollten wir unsere eigene Praxis keinesfalls unterschätzen. Als Freunde oder Verwandte haben wir eine enge Verbindung mit dem Verstorbenen. Die Intensität unserer Liebe und die Kraft und Aufrichtigkeit unserer Motivation geben unserer Praxis und unseren Gebeten zusätzliche Kraft.

*Daher ist spirituelle Praxis das Beste, was Hinterbliebene in einem Trauerprozeß tun können.* Sie ist ein ausgezeichneter Ausdruck unserer Liebe für einen Verstorbenen und wird uns helfen, unsere schmerzliche Anhaftung leichter aufzugeben und unseren Kummer schneller zu heilen. Während wir die essentielle Phowa-Praxis, Gebete oder irgendeine andere Praxis ausführen, können wir auch für uns selbst beten und wünschen, daß wir immer weniger Leid erleben und uns immer mehr der Weisheit und dem Mitgefühl unserer wahren Natur öffnen mögen.

Der Verlust eines geliebten Menschen kann uns nachhaltig auf einen spirituellen Weg führen, da er uns dazu bringt, tiefere Ebenen unseres Mitgefühls zu wecken, uns selbst und anderen zu vergeben sowie positive Handlungen und spirituelle Praxis auszuführen. All das befähigt uns, uns vertrauensvoller und tiefer mit der innersten Essenz unseres Seins zu verbinden – der grundlegenden Gutheit, die unser ganzes Leben erhellt und durchdringt. Gelingt es uns, einen Verlust auf diese Weise zu erleben, kann unser gesamtes Verhältnis zum Leben transformiert werden.

## *Niemals den Mut verlieren*

Ihr Kind wird vermißt oder stirbt, Sie müssen die Schrecken eines Krieges überstehen, eine lebensbedrohliche Krankheit streckt Sie mitten im Leben nieder, Sie hören vom gewaltsamen Tod eines Freundes, Sie verlieren mehrere geliebte Menschen innerhalb kurzer Zeit – wenn Sie mitten in einer derartigen Katastrophe stecken, werden Sie sich fragen, ob Gott Sie wohl völlig verlassen hat. In Ihrer Verzweiflung und Ihrem überwältigenden Schmerz fühlen Sie sich vielleicht jeder Liebe und Hoffnung beraubt. Ich habe drei Dinge gelernt, die uns durch eine derartige »dunkle Nacht der Seele« helfen können. Erstens: Finden Sie einen Ruhepunkt, nur eine einzige Erinnerung an einen Moment der Liebe, mit der Sie sich wieder und wieder verbinden können. Zweitens: Bringen Sie die Bescheidenheit und den Mut auf, einen anderen Menschen um Hilfe zu bitten. Und schließlich: Beten Sie um Gnade.

Um die Saat der Liebe und Freude in sich zu nähren, können Sie die Meditation der liebevollen Güte aus Kapitel 6 anwenden oder die folgende Meditationpraxis zur Heilung Ihres Herzens ausprobieren:

Rufen Sie im Himmel vor sich die strahlende Präsenz eines göttlichen Wesens oder eines Buddha an, zu dem Sie Hingabe verspüren. Stellen Sie sich vor, daß diese Präsenz die Weisheit, das grenzenlose Mitgefühl und die Liebe aller erleuchteten Wesen, Heiligen und Meister verkörpert. Fühlen Sie, wie diese Präsenz *wirklich hier*, im Raum vor Ihnen, anwesend ist. Öffnen Sie sich und gestehen Sie dem Wesen all Ihr Leid, Ihren Schmerz, Ihre Einsamkeit und Verzweiflung ein und bitten Sie ihn oder sie aus tiefstem Herzen um Beistand. Wenn Tränen aufsteigen, lassen Sie sie fließen – gestatten Sie sich diesen natürlichen Ausdruck Ihrer Traurigkeit.

Stellen Sie sich vor, daß die liebende Präsenz wirklich für Sie da ist, Ihnen zuhört und Sie vollkommen versteht wie ein Freund, dem Sie vertrauen können. Nun stellen Sie sich vor, wie das erleuchtete Wesen auf Ihre Bitte reagiert und Ihnen unermeßliche Lichtstrahlen zusendet, die Sie ganz mit seiner Liebe, seinem Mitgefühl und seiner Weisheit erfüllen. Visualisieren Sie das Licht als goldenen Nektar, der in Sie hineinströmt, Ihr Herz füllt und all Ihr Leiden in Glückseligkeit verwandelt. Während Sie visualisieren, wie der Nektar in Sie hineinfließt, können Sie ein Mantra oder ein Gebet rezitieren, um sich noch aufnahmefähiger für den Segen und die Liebe zu machen, die Ihr Herz erfüllen.

Fühlen Sie, wie der Nektar Ihre Einsamkeit, Anspannung, Ängste und Anhaftungen auflöst. Sie fühlen sich bedingungslos akzeptiert und geliebt und mit schützendem Segen und Gnade erfüllt. Lassen Sie die Tränen fließen und jede strenge Selbstverurteilung wegspülen, jedes Gefühl der Entfremdung oder Wertlosigkeit.

Sie sind in Kontakt, Sie werden geliebt. Das strahlende Herz und der strahlende Geist in Ihnen sind immer gut, immer heil, immer fähig, Liebe zu geben und zu empfangen. Während Ihre Sorgen in Segen verwandelt werden, lassen Sie die Quelle von Weisheit und Liebe – Ihr Bodhicitta – noch strahlender scheinen, als universales, grenzenloses Mitgefühl für alle Wesen.

Ein anderes Bild für die Transformation von Leid ist die Meditation auf das heilige Herz Jesu. Von Dornen umgeben, strahlt es trotzdem helles Licht voller Mitgefühl und Weisheit für alle Wesen aus.

Wir wissen nicht, wie oder wann uns der Segen erreicht. Nähren Sie weiterhin all Ihre Erinnerungen an Momente der Liebe;

beten Sie, daß Mut und Weisheit in Ihnen anwachsen mögen, und öffnen Sie sich völlig. Bitten Sie, daß Ihr Herz von Segen und Liebe erfüllt werden möge. Langsam werden Sie in großen und kleinen Dingen überrascht feststellen, daß das Universum Ihnen selbst in tiefster Trauer zur Seite steht. Während wir durch die Herausforderungen des Lebens, die »großen Tode« gehen, haben wir die Gelegenheit, alle Last unseres Ichs abzuwerfen und unbeschwerter und freier zu werden. Rabbi Pesach Krauss schreibt:

> An Yom Kippur werden die Gottesdienste mit einem Gebet beendet: »Öffne uns eine Tür, selbst wenn alle Türen verschlossen sind.« Es gibt immer eine Tür. Wir müssen sie nur finden und niemals aufgeben. Wir brauchen den Mut und die Einsicht, daß das Leben ein Geschenk ist. Wir müssen für jeden Moment und allen Segen der Vergangenheit und Gegenwart dankbar sein. Wir müssen auch erkennen, daß Verluste ein integraler Bestandteil des Lebens sind. Wir müssen die unvermeidlichen Verluste auf kreative Weise nutzen, wie Stufen einer Leiter, um ein höheres Bewußtsein in unserer Wahrnehmung, unseren Gefühlen, Emotionen und unserer Menschlichkeit zu erlangen.[7]

## 13 Wie Kinder den Tod verstehen

Im Laufe ihrer Entwicklung begegnen Kinder dem Tod in vielerlei Gewand: Sie sehen ein totes Tier am Straßenrand, hören vom Tod in den Nachrichten, sie verlieren ein Haustier oder erleben, wie der Großvater oder die Großmutter stirbt. Hier bietet sich uns die Gelegenheit, ihnen zu helfen, den Tod als natürlichen Teil des Lebens zu verstehen. Wir erweisen Kindern einen unschätzbaren Dienst, wenn wir versuchen, ihnen den Tod begreiflich zu machen, und ihnen schon von klein auf den Raum geben zu trauern.

Unter dieser Voraussetzung werden unsere Kinder, wenn jemand aus der engsten Familie stirbt, nicht das Gefühl haben, Sterben sei etwas Unnatürliches. Wir können Kinder mit einbeziehen, wenn die Familie sich mit dem Tod auseinandersetzt, und Wege finden, sie am Alltag der Sterbenden teilhaben zu lassen. Die meisten Kinder fürchten sich weitaus mehr davor, verlassen zu werden, als vor dem Tod selbst. Wenn sie sich in einer liebevollen und harmonischen Familie aufgehoben fühlen, die mit der Sterbenden ganz natürlich umgeht und Lachen und Weinen gleichermaßen miteinander teilt, wird der Tod keine sonderliche Angst in ihnen hervorrufen.

Versuchen wir jedoch, ein Kind vor Tod oder Trauer abzuschirmen, werden wir das gegenteilige Ergebnis erzielen. Ist das Thema Tod und Sterben in einer Familie tabu oder weigern sich die Angehörigen, offen zu trauern, wird das Kind trotzdem seine eigene innere Trauer erleben. Zusätzlich wird es aber auch eine schmerzliche emotionale Distanz zu den Eltern und Geschwistern spüren, die ihre natürliche Trauer verbergen. So lernt es, daß Sterben etwas Unnatürliches und Schlechtes ist und Trauer etwas, das man unterdrücken muß.

Nimmt ein Kind unverarbeitete Trauer (oft vermischt mit irrationalen Schuldgefühlen nach einem Todesfall) mit ins Erwachsenenleben, wird es sehr wahrscheinlich auch in zukünftigen Beziehungen Schwierigkeiten haben, zu lieben oder zu vertrauen. Spätere Verluste werden seine unterdrückte Trauer weiter verstärken. Viele Erwachsene, die als Kinder oder Jugendliche einen Todesfall in der Familie erlebten, tragen noch immer die Last unverarbeiteter Trauer und ungelöster Schuldgefühle in ihrem Herzen.

### *Die Quelle von Mißverständnissen*

Bei einem Todesfall lernen Kinder aus der Einstellung ihrer Eltern und übernehmen sie. Ob die Eltern den Tod nun als etwas Negatives betrachten, das um jeden Preis vermieden werden muß, oder als etwas Natürliches, als einen unvermeidlichen Aspekt des Lebens und unserer Liebe für andere Menschen, der *Kontext* also, in dem die Familie den Tod betrachtet, prägt und beeinflußt die *Reaktion* des Kindes – zu seinem Vor- oder Nachteil.

Deshalb ist es wichtig, darauf zu achten, welche Worte wir wählen, wenn wir von Krankheit, ihrer Behandlung, von Sterben und Tod sprechen. Viele Begriffe und Konzepte sind für ein Kind neu, und wenn wir sie nicht ausreichend erklären, kann es bei dem Gedanken an das, was seiner Vorstellung nach passiert, in Panik geraten. Ein Kind sieht zum Beispiel seinen Großvater im Sarg liegen, aufgebahrt und frisch geschminkt. Für das Kind sieht es aus, als würde er schlafen. Stellen Sie sich sein Entsetzen vor, wenn es erfährt, daß er am nächsten Tag verbrannt oder beerdigt werden soll!

Erwachsene müssen sich Zeit nehmen und ihre Antworten abwägen, sonst erklären sie den Tod womöglich in allzu simplen und ungenauen Worten, die im Kind heftige Reaktionen hervorrufen können. Wenn wir sagen, daß jemand »im Schlaf gestorben« ist oder weil »Gott ihn zu sich geholt hat«, wird das Kind befürchten, daß man vom Schlafen sterben kann, oder es wird auf Gott böse werden, weil er ihm seinen Papa weggenommen hat. Selbst wenn Erwachsene über einige Aspekte von Krankheit, Tod und Sterben sehr offen sprechen, dann unter Umständen doch in Worten oder Bildern, die einem Kind vollkommen neu sind. Ohne weitere Erklärung kann auch dieser Sprachgebrauch zu Mißverständnissen und unnötiger Angst führen.

Als mein Sohn Donovan fünf Jahre alt war, nahm ich ihn mit in die Aussegnungshalle, um den Leichnam meines Großvaters anzusehen. Mein Großvater lag friedlich aufgebahrt in seinem Sarg, aber mein Sohn weigerte sich, ihn anzuschauen. Ich glaubte, seine Angst zu verstehen, und versuchte ihm zu erklären, daß der Körper meines Großvaters nicht verletzt oder furchtbar aussehe, sondern ganz friedlich. Er weigerte sich trotzdem hinzusehen. Ich bot ihm an, auf die andere Seite des Raumes zu gehen und ihn auf den Arm zu nehmen, so daß er den Körper aus der Entfernung ansehen könne, doch er weigerte sich weiterhin. Kinder in diesem Alter haben gewöhnlich eine natürliche Neugier, was den Tod betrifft, deshalb war mir seine Reaktion ein Rätsel. Als wir schließlich wieder ins Auto stiegen, erfuhr ich, was das Problem war. Donovan fragte: »War Großvater angezogen?«

**Unnötige Schuldgefühle**

Kinder neigen zu »magischem Denken«, wann immer ein Todesfall in der Familie auftritt, besonders aber bei einem plötzlichen Tod. Eine jüngere Schwester ist vielleicht so wütend auf ihren Bruder, daß sie ihn eines Tages anschreit, sie wünschte, »er würde tot umfallen«. Wird der Bruder dann plötzlich krank oder hat einen Unfall, wird das kleine Mädchen sich dafür verantwortlich fühlen und sich mit Schuldgefühlen quälen, ohne ihre eingebildete Straftat jemals zu offenbaren.

Anhaltende Schuldgefühle sind einer der schmerzhaftesten und überflüssigsten Aspekte unausgelebter Trauer eines Kindes. Kleinkinder leben in einer Welt, die immer ein bißchen magisch zu sein scheint: Ständig erscheinen und verschwinden Situationen und Menschen ohne jede Erklärung. Leben und Tod müssen ihnen wie die ersten Teile eines riesigen Puzzles erscheinen.

Jeden Tag sammeln sie viele kleine Teile und bemühen sich, diese zu einem einheitlichen Bild zusammenzufügen. Manchmal kombinieren sie dabei Dinge, die nicht zusammengehören, oder die Teile ergeben ein unvollständiges Bild. Es kann Jahre dauern, bis ein Kind zu einem bestimmten neuen Teil des Puzzles kommt, das ein altes Mißverständnis korrigieren kann.

Hat ein Kind etwas falsch gemacht, wird es vielleicht ausgeschimpft, weil es »böse« war. Bestraft man es, wird es verletzt und traurig sein, sich abgelehnt und abgeschnitten fühlen. Wenn später jemand aus dem engsten Familienkreis stirbt, kann es sein, daß das Kind ähnliche Gefühle erlebt. Weigern sich die Familienmitglieder, über den Tod zu sprechen oder ihre Trauer zu zeigen, fühlt sich das Kind mit seinen Gefühlen und Ängsten nur noch mehr allein gelassen. Ganz leicht kann es zu dem Schluß gelangen, daß dies eine »Strafe« ist und daß der Verwandte gestorben ist, weil es etwas Böses getan hat.

### *Klare und offene Kommunikation*

Wenn ein Familienmitglied den Tod vor Augen hat, sind sich Kinder der veränderten Situation und emotionalen Spannung sehr bewußt. Wir müssen uns die Zeit nehmen, ihnen in angemessener und für sie verständlicher Weise zu erklären, was Sterben und Tod bedeuten. Kinder müssen sich sicher genug fühlen, um Fragen stellen und ihre Gefühle und Ängste wieder und wieder zum Ausdruck bringen zu können.

Aber selbst wenn wir alles so klar und deutlich erklären, wie wir nur können, bleibt noch genug Raum für Mißverständnisse. Wir können prüfen, ob wir uns verständlich gemacht haben, indem wir das Kind bitten, uns wiederzuerzählen, was es gehört hat. Macht ein Kind dabei einen ängstlichen oder nervösen Eindruck, sollten wir immer direkt fragen, was es denkt oder fühlt, anstatt anzunehmen, es hätte dieselben Probleme wie wir.

Kinder müssen wissen, wie andere mit dem Sterben umgehen und daß auch andere Familienmitglieder verwirrt und traurig sind. Wir können ihnen vermitteln, daß sie mit ihren negativen

Gedanken und wütenden Ausdrücken nicht allein dastehen. Gleichzeitig sollten wir ihnen versichern, daß ihre negativen Gedanken den Tod eines Menschen nicht *verursachen*.

Spricht ein Kind von Schuldgefühlen oder Bedauern, können wir es dazu anregen, die Sterbende oder Verstorbene um Verzeihung zu bitten, ihr einen Brief zu schreiben oder ihr seine Liebe zu zeigen. Fünf Tage nach seinem Tod diktierte eine Fünfjährige folgenden Brief an ihren Großvater:

»Ich liebe Dich, Großvater. Ich wünschte, Du wärst nicht gestorben. Ich habe ein oranges Hündchen, und ich habe es in die Schule mitgenommen. Er heißt Orangey. Ich liebe Dich, Großvater, und ich wünschte, Du wärst nicht gestorben. Ich liebe Dich, Großvater. Ich habe Dir schöne, orange Blumen gepflückt. Ich weiß, Deine Großmutter ist einsam, Großvater, und Großvater, es ist so schade, daß Du gestorben bist; ich wünschte, Du wärst nicht gestorben. Großvater, ich pflücke Dir jeden Tag Blumen, weil ich Dich liebe. Ich male Dir ein lachendes Gesicht.«

## *Kinder in das Leben der Sterbenden einbeziehen*

Wenn ein Familienmitglied im Sterben liegt, lassen Sie Kinder an seinem Leben und seiner Pflege teilhaben. Sie können dem Sterbenden das Essen ins Zimmer bringen oder ihm ein Bild zeigen, daß sie gemalt haben; sie können ihm die Hände eincremen oder einfach am Bett sitzen und eine Geschichte erzählen. Besucht das Kind jemanden, der sehr schwer krank ist, wählen Sie dafür eine Tageszeit, in der das Kind etwas ruhiger ist. Kinder lieben es, etwas *tun* zu können. Wenn sie dem Sterbenden etwas schenken dürfen, ihm Briefe schreiben oder diktieren können oder jede Nacht für ihn beten, werden sie sich nützlich und einbezogen fühlen.

Tod und Sterben sind für Kinder gar kein großes Problem. Sie leiden wesentlich mehr daran, wenn sie sich aus dem Familiengeschehen ausgeschlossen fühlen. Ein kleiner Junge wurde von einem Auto überfahren, während sein Vater und sein älterer

Bruder hilflos zusehen mußten. Die Eltern stürzten ins Krankenhaus, doch ihr tödlich verletzter Sohn konnte nicht mehr gerettet werden. Mehrere Wochen danach traf sich ein auf Trauerarbeit spezialisierter Therapeut mit Tommy, dem überlebenden Bruder. Tommy sagte, er könne den Tod, den er mit angesehen hatte, nicht malen. Statt dessen zeichnete er eine gezackte Linie über das ganze Papier, die die Ereignisse dieses Tages darstellen sollte. An einer Stelle der Zeichnung kreuzte die Linie sich selbst. Der Therapeut fragte: »War das der schwerste Teil des Tages für dich?«

»Ja«, antwortete Tommy.

»War das der Moment, als du gesehen hast, wie dein Bruder von dem Auto angefahren wurde?«

»Nein«, sagte er, *»der schwerste Teil des Tages war dann*, als meine Eltern mich bei den Nachbarn ließen und ich nicht wußte, was los war.«

Später wurde in der Familie offen über den Tod gesprochen, und alle Betroffenen tauschten sich über ihre widerstreitenden Gefühle von Trauer, Wut und Schuld aus. Die Eltern fanden einen Weg, Tommy in alles mit einzubeziehen, was mit dem Todesfall zu tun hatte: Er bemalte den handgefertigten Holzsarg mit Bildern für seinen Bruder; er half dabei, die Trauerfeier zu planen, und fuhr mit seinen Eltern ans Meer, um die Asche seines Bruders zu verstreuen.

## *Sicherheit und Verständnis*

Kinder spüren die angespannte Atmosphäre, die entsteht, wenn Erwachsene ihre Gefühle unterdrücken, und reagieren entsprechend. Offener Ausdruck von Trauer und Schmerz hat eine erleichternde und heilende Wirkung und erlaubt auch dem Kind zu trauern. Trotzdem kann es sich extrem verunsichert und verletzlich fühlen. Deshalb brauchen Kinder besonders viel Bestätigung, Zuwendung und Trost in ihrer Trauerzeit. Eltern, die selbst trauern, sind nicht unbedingt in der Lage, sich um all diese Bedürfnisse zu kümmern. Daher sollten sie Verwandte und

Freunde bitten, regelmäßige Besuche oder Aktivitäten mit den Kindern zu planen, um ihnen die notwendige Unterstützung zu geben.

Wenn ein Elternteil stirbt, braucht ein Kind die ganz klare Sicherheit, daß sein eigenes Leben weitergehen und sich jemand um es kümmern wird. Als sein Vater starb, schien mein Sohn sich mit seinen vier Jahren keine großen Sorgen zu machen. Doch als Donovan sieben war, sprachen wir darüber, wie wir uns bei einem Erdbeben verhalten sollten, um uns zu schützen. Plötzlich wurde ihm mit großer Bestürzung klar, daß ich unerwartet sterben könnte. »Was wird dann aus *mir*?« fragte er. Ich versicherte ihm, daß die Nachbarn oder das Krankenhaus andere Mitglieder unserer Familie ausfindig machen würden und daß ich schon seinen Onkel gebeten hatte, im Falle meines Todes sein Vormund zu sein. Es ist für ein Kind wichtig zu wissen, daß seine Eltern für den Fall ihres Todes vorgesorgt haben und daß sich jemand, den das Kind kennt, um es kümmern wird.

Es ist nicht ungewöhnlich, daß Kleinkinder davon berichten, die Verstorbene gesehen oder sogar mit ihr gesprochen zu haben. Statt diese Wahrnehmung abzutun, sollten wir sie respektieren und dem Kind erlauben, darüber zu sprechen. Wir sollten auch zugeben, daß wir nicht alles über den Tod wissen.

Genauso wie Erwachsene ihre Beziehung mit der Verstorbenen heilen und zu einem guten Ende bringen müssen und sie spirituell durch ihre Meditation und Gebete unterstützen sollten, so können wir auch Kinder anregen, dasselbe zu tun. Die meisten Kinder empfinden es als ganz natürlich und angebracht, für eine Verstorbene zu beten oder einfache Rituale auszuführen; es kann ihnen auch helfen, ihre Unsicherheit zu verringern.

Es kommt vor, daß Kinder nach einem Todesfall außerordentlich stark leiden und keine Worte für ihre Gefühle oder Ängste finden. Zwei Wege, etwas über die innere Welt von Kindern zu erfahren, sind Malen und Spielen. Wir können sie bitten, ein Bild von ihrem Zuhause und ihrer Familie zu malen, und sie dann fragen, was die einzelnen Personen in dem Bild tun oder fühlen. Eine alltägliche Familiensituation, mit Puppen nachgespielt, kann die Quelle eines Problems sichtbar werden lassen.

Auch einfach nur Zeit miteinander zu verbringen kann Vertrauen aufbauen, so daß ein Kind sich schließlich sicher genug fühlt, Fragen zu stellen oder auszudrücken, was ihm zu schaffen macht.

Kinder brauchen unser Verständnis und unsere Akzeptanz, wenn sie leiden. Es ist wichtig, im Sinn zu behalten, daß ihre Gefühle vielleicht anders sind als unsere und daß sie ihre Trauer anders erleben und auch anders äußern als nur durch Traurigkeit und Tränen. Ihre Reaktion auf Tod und Verlust hängt auch von ihrem Alter und davon ab, wie häufig sie damit in Berührung kommen.

**Wie Kleinkinder auf den Tod reagieren**

Kinder unter vier Jahren glauben häufig, daß der Tod nur ein vorübergehender Zustand ist; sie erwarten dann, daß die verstorbene Person wieder lebendig wird. Genauso wie sie verschwunden ist, taucht sie vielleicht wieder auf. Deshalb muß man Kleinkindern *vor* einer Verbrennung oder Bestattung deutlich erklären, daß ein verstorbener Mensch keine körperlichen Empfindungen mehr hat und daher auch keine Schmerzen spürt. Ebenso müssen wir ihnen klarmachen, daß der Verstorbene nicht wieder zum Leben erwachen wird.

Die Hauptangst vor dem Tod besteht für Kleinkinder in erster Linie darin, eine Trennung zu erleben oder verlassen zu werden. Oft werden Kinder von den Ereignissen im Zusammenhang mit Tod und Sterben ausgeschlossen und dürfen nicht mit der übrigen Familie an Beerdigungen oder Gedenkzeremonien teilnehmen. Ich halte es für richtiger, Kinder jeden Alters soweit wie möglich in alle Rituale und Stadien des Trauerprozesses der Familie mit einzuschließen. So können sie sich spirituell und emotional in den gesamten Ablauf des Familienlebens einbezogen fühlen.

Vergessen Sie nicht, daß Kinder ein anderes Zeitgefühl haben als Erwachsene. Wenn wir ihnen sagen, daß jemand im Sterben liegt, werden sie davon ausgehen, daß es sich höchstens um ein paar Wochen handelt. Ist abzusehen, daß sich der Sterbeprozeß länger hinziehen wird, kann es besser sein, es ihnen erst zu sagen, wenn die Betreffende dem Tod wirklich nahe ist.

Die Trauer eines Kleinkindes läßt sich nicht mit der Traurigkeit eines Erwachsenen über den Verlust einer Beziehung vergleichen. Ihre Trauer äußert sich überwiegend in erhöhter Unsicherheit und Verletzlichkeit. So kann es passieren, daß Kleinkinder vorübergehend Rückschritte in ihrer Entwicklung machen und wieder ein Fläschchen haben und bei den Eltern schlafen möchten oder daß ihre Emotionen in Form von unkontrollierten Stimmungswechseln zum Vorschein kommen. Wir sollten ein Kind für sein launisches Verhalten in den Wochen und Monaten nach einem Todesfall nicht ausschimpfen, sondern erkennen, daß dies eben seine Art ist zu trauern; wir sollten ihm aber unbedingt besondere Aufmerksamkeit und Sicherheit geben.

Es war ein schöner Septembermorgen, und Donovan bestand darauf, mit seinem Onkel an den Strand zu gehen und nicht zu seinem Vater ins Krankenhaus. Er war vier Jahre alt, und ihm war nicht bewußt, wie wichtig dieser Tag war. Ich erklärte Donovan, daß er ins Krankenhaus fahren und seinen Vater besuchen müsse, nur für zehn Minuten, bevor er mit seinem Onkel an den Strand könne. Und da sein Vater im Sterben lag, erklärte ich ihm, daß er ganz besonders aufmerksam sein solle, da es vielleicht das letzte Mal sei, daß er seinen Vater sehe. An diesem Tag bekam Donovan im Krankenhaus von seinem Vater eine Packung seiner Lieblingskaugummis geschenkt, und das ist die einzige Erinnerung an seinen Vater, die ihm bis heute im Gedächtnis geblieben ist.

Nachdem sie einen wunderschönen Nachmittag am Strand verbracht hatten und sein Onkel ihm sagte, daß es nun Zeit sei, nach Hause zu fahren, weigerte Donovan sich strikt, ins Auto zu steigen. Eine halbe Stunde lang war er fast hysterisch und wollte nicht nach Hause, bis mein Bruder schließlich energisch wurde und ihn ins Auto setzte. Als mein Bruder mir davon erzählte, war uns dieses ungewöhnliche Verhalten ein Rätsel. Später wurde mir klar, daß Donovan sich vorgestellt hatte, daß sein Vater tot sein würde, wenn er nach Hause käme, und daß er aus seiner Trauer, seiner verstärkten Unsicherheit und Angst heraus mit einem Wutanfall reagiert hatte.

**Reaktionen von Vier- bis Siebenjährigen**

Kinder von vier bis sieben Jahren verstehen, daß der Tod ein endgültiger und andauernder Zustand ist, aber sie stellen sich vor, daß sie ihm unter entsprechenden Umständen entgehen können. Sie betrachten den Tod als eine äußerliche Bedrohung, wie ein Gespenst oder einen Einbrecher, einen furchterregenden Eindringling, der ausgetrickst oder besiegt werden kann, wie in einem Zeichentrickfilm. In diesem Stadium ihrer Entwicklung haben Kinder ein gesteigertes Interesse am physischen Körper und an allem, was mit ihm geschieht. Sie können voller Fragen sein, die sie immer wieder stellen: Wie sieht der Tod aus? Wie stirbt man? Was passiert, wenn man gestorben ist? *Warum* stirbt man?

Da Kinder in diesem Alter herausbekommen wollen, wie sie ihren eigenen Tod verhindern können, werden viele unserer ehrlichen Antworten ihnen keine Sicherheit bieten. Wir können einen Einblick in die unausgesprochenen Gedanken und Gefühle von Kindern bekommen, indem wir ihren Geschichten oder Träumen – Botschaften in symbolischer Sprache – besondere Aufmerksamkeit schenken.

Während er heranwuchs, fragte ich meinen Sohn in regelmäßigen Abständen, ob er über seinen Vater oder den Tod seines Vaters sprechen wolle. Als er sechs Jahre alt war, fragte Donovan mich wiederholt danach, wie sein Vater gestorben sei, und ich erklärte ihm dabei jedesmal, daß niemand wisse, was die Ursache für Leukämie sei. Irgendwann fiel mir auf, daß er stets auf gleiche Weise auf diese Erklärung reagierte. Nachdem ich ihm den »Grund« für die Krankheit und den Tod seines Vaters nicht nennen konnte, beschrieb Donovan mir in großer Ausführlichkeit, was er tun würde, wenn ein Bankräuber in unser Haus einbrechen würde. In jedem Szenario lockte er den Eindringling heroisch in eine Falle oder entwaffnete ihn. Zuerst bemühte ich mich, ihm klarzumachen, wie unwahrscheinlich es sei, daß ein Bankräuber in unser Haus einbräche; wir hatten einen großen Hund, der Fremde laut anbellte, und wir besaßen nichts, was zu stehlen sich lohnte.

Eines Tages wurde mir klar, daß Donovan symbolisch seine

Angst vor dem Tod beschrieb. Ich ermutigte ihn, Bilder von seinen Vorstellungen zu malen und eines von seinem Vater im Himmel. Sobald wir seine Phantasien vor uns hatten und darüber reden konnten, verschwanden seine Ängste.

Wenn Kinder im Alter zwischen vier und sieben Jahren trauern, sind sie vielleicht ab und zu einen Moment lang betrübt und gehen dann wieder hinaus zum Spielen. Genau wie Kleinkinder drücken Vier- bis Siebenjährige ihre Angst und Trauer oft in unerwarteten oder besorgniserregenden Verhaltensänderungen aus: Sie stehlen, schwänzen die Schule, machen wieder ins Bett oder zeigen eine erhöhte Aggressivität und Verschlossenheit gegenüber der Familie. Läßt man sie über den Tod und ihre Gefühle sprechen und gibt ihnen genügend Aufmerksamkeit und Bestätigung, legen sich diese vorübergehenden Verhaltensweisen jedoch allmählich wieder. Lehrer und Eltern sollten besser über die Trauerprozesse von Kindern informiert werden, um die Ursachen dieser Verhaltensweisen zu verstehen und menschlichere Alternativen zu Verurteilung und Strafe zu finden.

**Ältere Kinder**

Kinder ab acht Jahren verstehen, daß der Tod sowohl endgültig als auch unausweichlich ist und daß auch sie eines Tages sterben werden. Sie erleben den Tod eines Angehörigen oder Freundes als schmerzlichen Verlust einer geschätzten Beziehung. Direkt nach dem Tod meines Mannes empfand Donovan seinen Verlust nicht als besonders schmerzhaft und traurig. Mit seinen vier Jahren erwartete er noch nicht, daß die Dinge anders sein sollten, als sie waren. Doch als er neun Jahre alt war, gab ich Donovan einige Sachen, die seinem Vater gehört hatten. Er begann mich nach der Bedeutung bestimmter Orden zu fragen, die seinem Vater im Dienst für die Marine während des Vietnam-Krieges verliehen worden waren. Ich hatte vergessen, was der Anlaß für jeden einzelnen Orden war, und entschuldigte mich dafür bei Donovan. Das war das erste Mal, daß ich ihn um seinen Vater weinen sah. Er sagte: »Ich wünschte, mein Vater wäre hier; er könnte mir sagen, wofür er die Orden bekommen hat.«

Ältere Kinder und Jugendliche sind oft wütend darüber, wie

sehr eine lange Krankheit oder ein Todesfall in der Familie ihr gewohntes Leben unterbricht oder ihre Aktivitäten einschränkt. Ihre Frustration ist normal und sollte ernst genommen werden.

Genau wie Erwachsene trauern ältere Kinder und Jugendliche um den Verlust ihrer Beziehung zu einem Verstorbenen. Allerdings zieht sich ihre Trauer nicht so lange hin, es sei denn, sie wird durch unerledigte Angelegenheiten verkompliziert. In diesem Alter ist es besonders wichtig, daß Kinder ihre Gefühle Eltern und Geschwistern mitteilen dürfen. Werden sie ermutigt, auf ihr Leid mit Mitgefühl und Gebeten zu reagieren, fühlen sie sich in dieser Zeit der Trauer weniger isoliert und hilflos.

**Jugendliche**

Die Pubertät ist die denkbar schwerste Zeit für den Trauerprozeß um einen geliebten Menschen. Teenager befinden sich zwischen der Verletzlichkeit der Kindheit, die sie hinter sich lassen wollen, und der Reife und Verantwortung der Erwachsenenrolle, in die sie hineinwachsen wollen. Daher scheuen sie sich, ihre tiefe Trauer und ihren Schmerz zuzulassen oder zu äußern, aus Angst, sie könnten in den Zustand kindlicher Verletzlichkeit und Abhängigkeit zurückfallen.

Nach dem Tod oder Verlust eines Freundes oder Angehörigen erleben Jugendliche extreme Entfremdung, großen Streß und schmerzhafte, verwirrende Trauer. Besonders, wenn ein Elternteil stirbt oder die Familie verläßt, erleben Teenager nicht nur den Verlust eines sehr wichtigen Menschen in ihrem Leben, sondern gleichzeitig das Ende eines intakten Familienlebens; daher sind sie doppelt betroffen.

Ohne ein spirituelles Verständnis von Leben und Sterben betrachten Jugendliche den Tod als eine destruktive, chaotische Macht, die wahllos zuschlägt. Teenager sehen in den Nachrichten täglich Katastrophen, Tragödien und Attentate. Und sie erfahren vielleicht sogar in ihrem eigenen Leben, daß Freunde plötzlich sterben, zum Beispiel bei einem Unfall.

Da der Tod ohne Vorwarnung kommen kann, überwiegt bei vielen Jugendlichen die Wut im Trauerprozeß, und sie kommen zu dem Schluß, daß das Leben sinnlos sei. So eignen sie sich schließlich eine nihilistische Einstellung an: »Was interessiert mich das Leben, wenn wir sowieso alle sterben?« Andere wiederum entwickeln eine eigenartige Faszination für den Tod und setzen sich großen Risiken aus, um sich selbst zu beweisen, sie hätten ihn unter Kontrolle.

Teenager sind besonders suizidgefährdet. Auch Jugendliche, die keinen Selbstmordversuch unternehmen, haben in Zeiten schwerer und schmerzhafter Emotionen und Entfremdung meist zumindest mit dem Gedanken gespielt. In der Pubertät erscheinen Emotionen oft wie unter einem Vergrößerungsglas; Kummer und emotionale Probleme werden äußerst intensiv erlebt. Jugendliche haben noch nicht unbedingt gelernt, mit emotionalem Leid umzugehen bzw. es lindern zu können; Selbstmord kann ihnen folglich wie der einzige Ausweg erscheinen.

Wenn ein Teenager nach einem schweren Verlust von Selbstmord spricht, sollten wir das ernst nehmen und ihm professionelle Hilfe durch einen Psychologen oder über ein Krisenzentrum zukommen lassen. Eine Selbstmorddrohung ist oft ein Hilfeschrei, und wir müssen lernen, diese subtilen »Schreie« als Hinweis und Warnung zu erkennen, daß Jugendliche mit ihrem Leid allein nicht mehr fertig werden.

Wut und Schuldgefühle sind oft sehr intensiv. Besonders wenn ein guter Freund bei einem Unfall stirbt, können Jugendliche Schuldgefühle haben, weil sie noch am Leben sind, oder wütend auf diejenigen werden, die sie für verantwortlich halten. Sollten sie beginnen, diese Wut in lebensbedrohender Weise an jemandem abzureagieren oder sich zu verschließen und chronisch depressiv zu werden, müssen die Menschen, die sie lieben, ihnen helfen. Die Bezugsperson, ein Berater oder Angehöriger, der von der Jugendlichen respektiert wird, muß eventuell eingreifen und ihr helfen, die Wut herauszulassen, so daß sie den Verlust langsam betrauern und annehmen kann.

Ein trauernder Teenager kann von Gleichaltrigen kaum emotionale Unterstützung erwarten. Wenn er Glück hat, gibt es vielleicht eine Freundin, die ihm den Raum zum Trauern gibt. In der Regel werden die Klassenkameraden ihn jedoch nur dazu ermutigen, den Schmerz zu unterdrücken, da es unangenehme Gefühle von Verletzlichkeit in ihnen wachruft. Obwohl eine Jugendliche sich nach der Aufmerksamkeit und dem Trost der Eltern sehnt, wird sie diese doch gleichzeitig vermeiden oder ablehnen, sich verschließen, rebellieren oder physisch und emotional unzugänglich sein.

Wenn eine Heranwachsende durch den Verlustprozeß gehen soll, ohne sich selbst zu zerstören, sich dabei aber nicht an die Eltern wenden kann, weil diese ebenfalls trauern, liegt es an anderen, ihr zu helfen, Unterstützung zu finden. Das kann eine Selbsthilfegruppe sein, ein Therapeut oder ein anderer Erwachsener in ihrem Leben, dem sie vertraut. Vielleicht erklärt sich auch ein enger Freund der Familie oder ein Angehöriger bereit, mit dem Teenager in der Freizeit etwas zu unternehmen. So kann sich langsam ein Vertrauen aufbauen, das es der Jugendlichen ermöglicht, ihre Gefühle offen mitzuteilen. Wie jeder trauernde Mensch braucht auch ein Teenager ein Gefühl der Sicherheit, um trauern zu können. Er muß sich ernstgenommen fühlen. Oft entsteht ein gutes Verhältnis nicht durch Reden, sondern durch gemeinsame Aktivitäten und Spaß.

Die Verbindung zu Natur, Sport oder künstlerischer Betätigung kann die intensive Energie der Trauer auf lebensbejahende Weise kanalisieren. Man kann einen Teenager dazu ermutigen, sein eigenes Ritual zu planen oder dem Verstorbenen etwas zu widmen, das er selbst gemacht hat.

Ein trauernder Teenager macht seinen Eltern oft Vorwürfe, weil sie seinen Schmerz nicht lindern. Die kleinen Wehwehchen und den Kummer der Kindheit schienen die Eltern doch auch immer innerhalb weniger Tage wegzaubern zu können. Wenn eine Jugendliche von den Eltern erwartet, daß sie ihr auch jetzt den Schmerz abnehmen können, so ist das natürlich unrealistisch, aber das ist ihr nicht unbedingt klar. Zum erstenmal erlebt sie einen schweren, schmerzlichen Verlust genau wie ein Erwachsener. Es braucht Zeit, Liebe und Mut, um diesen Verlust zu heilen.

## *Wenn ein Kind stirbt*

Nichts ist schmerzlicher, als ein Kind zu verlieren. Betroffene Eltern leiden zutiefst auf verschiedenen Ebenen: Sie wünschen, sie wären an der Stelle ihres Kindes; sie befürchten, versagt zu haben, weil sie ihr Kind nicht besser beschützt haben; sie machen sich Vorwürfe, ihrem Kind kein besseres Leben oder eine stärkere Gesundheit gegeben zu haben, und haben das Gefühl, nicht nur ein Kind, sondern einen wesentlichen Teil ihrer Zukunft verloren zu haben.

Gelingt es den Eltern schon nicht, ihr Kind vor Krankheit und Schmerzen zu bewahren, so versuchen sie oft, es wenigstens vor emotionalem Leid zu schützen, indem sie ihm nicht die Wahrheit über seinen Zustand sagen und in seiner Anwesenheit ihre Trauer unterdrücken. Doch wie wir schon gesehen haben, schaffen wir, wenn wir uns verstecken und verstellen, mehr Probleme, als wir verhindern. Wenn ein Kind fragt, was mit ihm los ist, und sich alle vor der Wahrheit drücken, bekommt es aufgrund der Heimlichtuerei Angst, daß es etwas Schlimmes getan hat und nun dafür bestraft wird. Ein Kind, das den Tod vor Augen hat, befürchtet eventuell, von den Eltern verstoßen zu werden, wenn sie erfahren, daß es sterben wird. Und so tut es genau wie die Eltern so, als sei alles in Ordnung, und verbirgt seine wahren Gefühle.

Jedes kranke oder sterbende Kind weiß viel genauer, als wir uns klarmachen, darüber Bescheid, was mit ihm los ist. Es durchläuft denselben emotionalen Prozeß der Auseinandersetzung mit dem Tod bis hin zur Akzeptanz wie Erwachsene, jedoch viel schneller. Das Leid wird zusätzlich verstärkt, wenn dem Kind nicht gesagt wird, daß es sterben wird. Deshalb müssen wir in einer derartigen Situation über uns selbst hinauswachsen und allen Mut und alle Kraft aufbringen, die wir haben.

Wenn wir dem Kind die Nachricht übermitteln, sollten wir uns ganz auf seine Bedürfnisse und Ängste einstellen, Raum für Fragen lassen und diese auch klar und überlegt beantworten. Da es die größte Angst des Kindes ist, verlassen zu werden oder Schmerzen zu haben, sollten wir von Anfang an wissen, wie wir auf diese Ängste eingehen können. Im Krankenhaus zu liegen zum Beispiel ruft bei einem Kleinkind die tiefste Angst hervor, nämlich von seinem Zuhause und den Eltern getrennt zu sein. Wird ein krankes oder sterbendes Kind über längere Zeit allein gelassen, fühlt es sich wahrscheinlich abgelehnt. Zu dem Gefühl der Trennung kommt die Befürchtung, daß seine schmerzvolle Krankheit und das Sterben eine Strafe dafür sind, daß es etwas Böses getan hat.

Eltern sollten es so einrichten, daß sie abwechselnd bei ihrem Kind im Krankenhaus übernachten können, um es nicht allein zu lassen. Sie sollten ihm auch immer wieder versichern, daß es nichts Schlimmes getan hat und keine Schuld an seiner Krankheit hat. Und wo immer möglich, sollten sie die Hilfe einer Hospiz-Gruppe in Anspruch nehmen und das Kind in den letzten Wochen zum Sterben nach Hause holen.

Sterbende Kinder haben dieselben Bedürfnisse wie Erwachsene (siehe Kapitel 3). Aber Kinder haben zusätzlich auch Angst vor der ungewohnten Krankenhausumgebung und vor schmerzhaften medizinischen Behandlungen. Diese gesteigerte Angst und Frustration äußert sich oft in Form von Schimpfworten, Wutanfällen, Weinen oder Quengeln. Es ist wichtig, diese Gefühle zu verstehen und ernst zu nehmen, dem Verhalten aber trotzdem klare Grenzen zu setzen.

Die Versuchung, ein krankes oder sterbendes Kind übermäßig zu verwöhnen, ist groß. Gelegentliche Geschenke bringen kurzzeitige Freude, aber wenn wir jeder Forderung des Kindes nachgeben, verliert es sein Gefühl für Grenzen. Außerdem werden seine Geschwister im Verlauf der Krankheit zunehmenden Groll entwickeln. Was ein Kind wirklich braucht, um die Schwierigkeiten und Schmerzen zu verkraften, ist unsere ehrliche, offene Kommunikation, unsere Zuwendung und Liebe. Beschränken wir uns darauf, das Kind mit materiellen Geschenken zu beschwichtigen, werden wir unserer wichtigsten Rolle nicht gerecht: dem Kind bei der Entwicklung eines guten Herzens zu helfen.

Sterbende Kinder leiden aus vielerlei Gründen. Eine Hauptursache ist jedoch die starke Anhaftung ihrer Eltern sowie deren blockierte Emotionen und Trauer. Für Eltern ist es deshalb unumgänglich, sich des Beistands Dritter zu versichern, um die aufgestauten Emotionen abzubauen, mit dem Trauern zu beginnen und mit dem bevorstehenden Verlust zurechtzukommen. Wenn sie versuchen, alles im »Alleingang« durchzustehen, erzeugen ihre Qual und ihre Anhaftung einen starken inneren Druck, der sowohl ihr eigenes Leiden als auch das Leiden des sterbenden Kindes und seiner Geschwister unnötig verstärkt. Mit der Hilfe Dritter können Eltern lernen, die Vorgänge in einer größeren Perspektive zu sehen, mehr Mitgefühl für sich selbst zu entwikkeln und besser zu verstehen, wie wichtig es ist, das Kind in der Zeit des Sterbens liebzuhaben und zu unterstützen.

Um mit friedlichem Geist sterben zu können, braucht ein Kind den Trost der Eltern, ihre Anwesenheit und liebevolle Bestätigung, daß es loslassen darf. Diese Bestätigung zu geben ist nicht einfach; wahrscheinlich ist es der schmerzlichste Ausdruck von Liebe, den man sich vorstellen kann. Doch wenn wir beginnen, unsere Anhaftung und Angst loszulassen, entdecken wir, was beständig und wahr ist: die wirkliche Liebe zu unserem Kind. Unser Kind stirbt zwar, doch wie Elisabeth Kübler-Ross uns erinnert: »Wahre Liebe stirbt nie.« Das ist die Herausforderung an die Eltern – sich vorzubereiten, mit ganzem Herzen loszulassen und ihr Kind in Freiheit gehen zu lassen, wenn die Zeit gekommen ist.

Stephen Levine berichtet von einer Krankenschwester, die in einem seiner Seminare folgende Geschichte erzählte. Mark, ein achtjähriger Junge, lag seit sechs Monaten im Koma, und selbst als die lebensverlängernden Maßnahmen eingestellt wurden, starb er nicht. Marks Körper blieb ein regloses Fleischbündel und magerte bis auf elf Kilo ab. Er sah so furchtbar aus, daß seine Eltern es kaum noch übers Herz brachten, ihn zu besuchen, und niemand verstand, warum er nicht starb.

> »Aber eines Tages«, erzählte uns die Krankenschwester, »nahm ich mir extra Zeit für Mark. Ich massierte ihn, sprach mit ihm und spielte ihm Musik vor. Da spürte ich etwas, fast wie eine Kommunikation, daß es die Sorge um das Wohler-

gehen seiner Eltern war, die ihn daran hinderte zu gehen. Nach der Arbeit rief ich seine Eltern an und erzählte ihnen von meinem Erlebnis. Ich sagte ihnen, daß ich den Eindruck hatte, Mark sei noch am Leben, weil er ihnen mit seinem Tod nicht weh tun wolle.«

Die Krankenschwester berichtete, daß die Mutter noch am selben Abend weinend zurückrief: »Wir sind zu ihm gegangen, haben eine Kassette mit seiner Lieblingsmusik aufgelegt und haben ihm gesagt, daß es ihm gutgehen wird, wenn er stirbt, und uns auch. Dann legte die Krankenschwester seinen dünnen, mageren Körper in meine Arme. Ich wiegte ihn mit aller Liebe und versicherte ihm, daß alles in Ordnung sei. Plötzlich herrschte eine große Ruhe im Raum. Mark ließ einfach los und starb in meinen Armen.«

**Weitere Sorgen sterbender Kinder**

Ältere Kinder haben große Probleme mit den körperlichen Einschränkungen, die ihre Krankheit mit sich bringt. Sie sind eifersüchtig auf gesunde Gleichaltrige und chronisch frustriert, was dazu führen kann, daß sie widerspenstig und vorwurfsvoll werden oder sich völlig verschließen. Diese Gefühle sind normal, besonders, wenn ein Kind vorher aktiv und gesund war. Gleichzeitig trauern sie um den Verlust ihrer Beziehungen und leiden darunter, wenn Freunde nicht mehr zu Besuch kommen und sie nicht mehr an ihrem Leben teilhaben lassen. Je mehr ältere Kinder von anderen abhängig werden, je weniger sie ihre Körperfunktionen während des Sterbeprozesses unter Kontrolle haben, desto stärker haben sie meist auch mit Schamgefühlen zu kämpfen.

Sterbenden Jugendlichen ist schmerzlich bewußt, daß sie die lang ersehnte Freiheit des Erwachsenenlebens mit all seinen Verheißungen nicht mehr werden genießen können, und sie leiden unter der Angst, daß ihr Leben, ihr Leiden und ihr Tod sinnlos sind. Eine sterbende Jugendliche trauert um den Verlust der Zukunft, den Verlust des früheren Lebens, den Verlust von Freunden, die sich abgewandt haben, und den bevorstehenden Verlust aller anderen Menschen in ihrem Leben. Diese Trauer ist normal und berechtigt. Selbst wenn man Jugendlichen nicht sagt, daß sie sterben, haben sie diese Gefühle und erleben sie um so schmerzlicher, je weniger sicher sie sich fühlen, sie zu äußern.

Man kann ältere Kinder oder Teenager dazu anregen, sich mit einer oder allen Vier Aufgaben des Lebens und Sterbens zu befassen. Das gibt ihnen das Gefühl, selbst in ihrem kurzen Leben etwas erreicht zu haben, und es gibt auch ihrem Tod einen tieferen Sinn.

Kinder jeden Alters brauchen Anregungen, um Symbole und Bilder der Hoffnung in ihrer eigenen religiösen Tradition zu finden, die ihnen helfen, ihr Leid und ihren Tod in einem positiven Licht zu sehen. Wenn wir ihnen Vorschläge machen, wie man auf Leid positiv und spirituell reagieren kann, zum Beispiel mit Hingabe, indem man Zuflucht nimmt, oder mit Mitgefühl, werden wir feststellen, daß unsere Kinder aufnahmebereite Gefäße für diese entscheidende Form der Hilfe sind. Einige Kinder wollen vielleicht Gebete oder Psalmen von ihren Eltern lernen, auf die sie sich stützen können, oder Meditationen wie Tonglen oder die essentielle Phowa-Praxis. Andere möchten einfach nur ein liebevolles, strahlendes und kraftvolles Bild von Gott, Buddha oder einer göttlichen Kraft visualisieren, die sie um Hilfe anrufen können.

Sich auf den Tod vorzubereiten, zusammen zu trauern und Beziehungen zu heilen, kann schmerzliche Belastung abbauen und dazu beitragen, zum Zeitpunkt des Todes eine liebevolle Atmosphäre des Friedens und Loslassens zu schaffen. Wenn Eltern ihre lebendige spirituelle Tradition mit ihren Kinder teilen, wenn sie sich in Krisenzeiten ganz auf ihren Glauben, ihr Vertrauen und ihre spirituelle Praxis verlassen, lernen auch die Kinder die größere spirituelle Perspektive schätzen, die sowohl Leben als auch Tod umfaßt. Sie werden nicht daran zweifeln, daß sie, was auch geschehen mag, nie allein sind. Ein größeres Geschenk können wir unseren Kindern nicht machen.

## 14 Betreuung als spirituelle Praxis

Marisa, eine lebenslustige, gutaussehende Ärztin Mitte Dreißig, fragte mich, wie sie mit einer Patientin umgehen solle, die ständig verärgert und sehr fordernd war. Ich schlug ihr vor, es mit einer der buddhistischen Meditationen zu versuchen, die sie gelernt hatte – besonders bevor sie in das Zimmer der Patientin ginge.

Marisa nahm sich Zeit für die Mitgefühlsübungen, »andere als einem gleich zu sehen« und »sich in die Lage des anderen zu versetzen« (siehe Kapitel 7). »Als ich mich in meine Patientin hineinversetzte, war ich auf einmal diese alte Frau, die ständig Schmerzen hatte und sich häßlich, hilflos und unerwünscht fühlte«, erinnerte sich Marisa. »Und als ich diese attraktive, junge Ärztin lächelnd in mein Zimmer kommen sah, haßte ich sie mehr als alles auf der Welt.«

Als Marisa das nächste Mal in das Zimmer der Patientin ging, hatte sie kein fröhliches Lächeln aufgesetzt. Sie fühlte echtes Verständnis und Liebe für die alte Frau und konnte ihrem Blick standhalten, obwohl die Frau weiter wütend auf sie einschrie.

»*Ich wußte einfach, wie sie sich fühlte.* In meinem Herzen sagte ich ihr, daß ich ihren Ärger verstünde und daß er in Ordnung sei. Sie stellte weiterhin ihre Ansprüche, aber nachdem sie bemerkte, daß ich nicht mehr reagierte, wurde ihr Ton ruhiger. Als ich ihr Zimmer verließ und den Gang hinunterging, war mein Geist friedvoll und zentriert, so, als ob ich immer noch meditierte.«

Ich fragte Marisa, was geschah, als sie den nächsten Patienten aufsuchte. »Dieser Mann war richtig lieb und nett, und ich war sofort erfreut darüber.« Sie lachte. »Da erkannte ich, daß ich meinen Gleichmut verloren hatte und wie wichtig es ist, meine Meditation in jeder Situation aufrechtzuhalten, ob sie nun schwierig oder angenehm ist.«

Die Arbeit mit Alten, Kranken oder Sterbenden ist eine anspruchsvolle Aufgabe. Es ist sehr schwierig, das Leiden anderer Menschen mitanzusehen und sie nicht von all ihrem emotionalen oder körperlichen Schmerz befreien zu können. Und mit jedem Patienten, der Ihnen ans Herz gewachsen ist und dann stirbt, wächst Ihre aufgestaute Trauer. Davon abgesehen, daß Sie das Leid Ihrer Patienten miterleben und damit umgehen müssen, haben Sie zusätzlich auch die Veränderungen, Mühen und Zwänge Ihres eigenen Lebens zu bewältigen. Vielleicht müssen Sie mit Konflikten unter den Mitarbeitern zurechtkommen oder entscheiden, wie Sie mit einer Situation umgehen sollen, die von Ihnen ein Handeln fordert, das Ihrem Gefühl nach nicht das Beste für einen Patienten ist. Selbst wenn Sie eine regelmäßige spirituelle Praxis haben, erleben Sie vielleicht immer noch das Gefühl, daß Ihr Arbeitsumfeld Sie wieder in eine ängstliche oder defensive Haltung drängt. Vielleicht müssen Sie auch Überstunden machen, und die Arbeit ist körperlich wie emotional anstrengend.

Lassen Sie den Mut nicht sinken. Wenn Sie in einem helfenden Beruf arbeiten, versuchen Sie doch, *Ihren Arbeitsplatz als Ihren Schrein anzusehen*, als Ort der Meditation und des Gebets. Vielleicht haben Sie Ihr Leben in verschiedene Schubladen aufgeteilt – hier der körperliche, dort der emotionale, der spirituelle oder der berufliche Aspekt – und jedem eine ganz bestimmte Tageszeit zugeteilt. Die in diesem Buch vorgestellte Sichtweise ist ganzheitlicher und tiefergehend. Der Lebensweg selbst ist ja bereits eine Reise in Richtung Tod, und sobald Sie die Entscheidung treffen, diese Reise zu einer spirituellen zu machen, wird jeder Aspekt Ihres Lebens, einschließlich Ihrer beruflichen Tätigkeit, Ihrem spirituellen Weg einen positiven Impuls geben.

Wenn Sie täglich in Ihrer Meditation über das Leid aller Wesen nachdenken und von ganzem Herzen beten, es lindern zu können, schulen Sie Ihren Geist im Mitgefühl. Darüber hinaus drücken Sie Ihr Mitgefühl durch Ihre berufliche oder ehrenamtliche Tätigkeit im Pflegebereich auch aktiv aus, indem Sie für die Menschen in Ihrer Obhut ja tatsächlich etwas *tun*. So trägt alles, was Sie an Ihrem Arbeitsplatz tun – selbst die persönlichen Probleme, die Sie durchmachen –, mehr Verdienst in sich, als würden Sie ausschließlich meditieren und beten. *Ihre Arbeit ist eine sehr kraftvolle Form spiritueller Praxis.*

Wie können Sie Ihre Meditationspraxis in der oft hektischen Betriebsamkeit eines Krankenhauses oder Pflegeheims aufrechterhalten, wenn nichts in der Umgebung Sie darin zu unterstützen scheint? Wenn Sie sich täglich darin üben, sich auf die Drei Edlen Prinzipien zu verlassen, nämlich die Motivation tiefen Mitgefühls wachzurufen, die Haltung des Nichtgreifens aufrechtzuerhalten und Ihre Praxis durch die Widmung zu versiegeln, werden sie beginnen, alles, was Ihnen am Arbeitsplatz widerfährt, mit anderen Augen zu sehen. Der nächste Schritt wäre, Ihre Bemühungen kontinuierlich weiterzuführen, bis Ihnen die mitfühlende Motivation und Ihre spirituelle Praxis in Fleisch und Blut übergegangen sind. Wenn Sie die Haltung Ihres Geistes und Herzens einmal verändert haben, können Sie, gleichgültig wie bedrückend Ihr Arbeitsumfeld auch sein mag, in jeder Situation glücklich sein.

**Eine Motivation tiefen Mitgefühls wachrufen**

Das Erwecken tiefen Mitgefühls gibt unserer spirituellen Praxis und unseren Gebeten mehr Kraft und hilft uns, Leidenden eine echte Hilfe sein zu können. Bevor Sie mit Ihrer täglichen Meditation beginnen, nehmen Sie sich etwas Zeit, um über das Leid in der Welt nachzudenken oder über das Leid Ihrer Freunde oder Patienten. Sobald dieses Leid Ihr Herz berührt und öffnet, lassen Sie Ihr Mitgefühl noch tiefer, Ihren Wunsch zu helfen noch stärker werden. Widmen Sie Ihre Meditation und Ihre Gebete denen, die von Leid geplagt sind. Sie können sich sogar vorstellen, daß sich alle um Sie herum versammeln und mit Ihnen praktizieren und daß Sie alle den Segen gemeinsam empfangen.

Rufen Sie sich jeden Tag Ihre gute Absicht für Ihren spirituellen Weg und Ihr gesamtes Leben wieder in den Sinn: Beten Sie, im Wissen um das vielfältige Leid, das alle Wesen überall erfahren, darum, daß alle Glück erfahren, von Leid frei werden und Befreiung erlangen mögen. Inspiriert durch diese Absicht, kommen Sie vielleicht schließlich zu dem Entschluß, daß Sie anderen am besten nutzen und sie vom Leid befreien können, wenn Sie Ihr Leben der Erleuchtung widmen.

Sie können auch beten: »Möge alles, was ich heute tue, nützlich sein. Möge ich mich den ganzen Tag an meine spirituelle Praxis erinnern und möge mein Vertrauen in die Weisheit und das Mitgefühl meiner wahren Natur dadurch weiter zunehmen. Möge durch die Erkenntnis der wahren Natur jede Begegnung mit anderen von beiderseitigem Nutzen sein; möge sie Leiden lindern, Heilung und Glück bringen und uns auf dem Pfad zur Freiheit voranbringen. Mögen Güte und Weisheit in der Welt anwachsen und möge ich durch meine heutigen Bemühungen zur Verbesserung des Lebens aller beitragen. *Segne mich, auf daß ich nützlich werde.*«

Eine derartige Motivation am Arbeitsplatz zu wecken erzeugt eine geheiligte Atmosphäre für all unsere Tätigkeiten. Wenn Schwierigkeiten auftreten, sind wir in der Lage, sie als Gedächtnisstützen willkommen zu heißen, die unseren Blickwinkel erneut verwandeln. Anstatt ständig zu versuchen, andere zu ändern oder über sie zu urteilen, lernen wir, den Schmerz und die Angst hinter ihren Handlungen zu sehen und Mitgefühl für sie zu entwickeln.

Natürlich machen wir manchmal Fehler. Wenn wir uns um andere kümmern, bekommen wir womöglich zu hören, daß wir etwas gesagt oder getan haben, das nicht hilfreich war. Oder wir empfinden vielleicht Bedauern oder sind frustriert, wenn wir gezwungen sind, etwas zu tun, das wir nicht für richtig halten. Statt uns in unseren Reaktionen zu verlieren, müssen wir uns an unsere Motivation erinnern – allen Wesen soviel wie möglich nutzen zu wollen –, denn es ist die Motivation hinter unseren Handlungen, die letztlich zählt. Sobald wir unseren Irrtum erkennen, können wir uns entschuldigen, den Fehler loslassen und uns darin üben, unser Herz und unseren Geist rein zu halten. Wir können uns jeden Tag vornehmen, es diesmal besser zu machen und bewußter, mitfühlender und geschickter zu werden.

**Die Haltung des Nichtgreifens aufrechterhalten**

Nehmen Sie sich als nächstes vor, die Sicht Ihrer wahren Natur den ganzen Tag über beizubehalten. Aus der unermeßlichen Offenheit und Klarheit Ihrer innersten Essenz strahlt bedingungslose Liebe und Mitgefühl zu allen Wesen; lassen Sie diese Empfindung nach der Meditation so lange wie möglich in sich nachklingen. Selbst wenn Sie in der Meditation nicht direkt mit der Natur des Geistes in Kontakt kommen, können Sie einfach darauf *vertrauen*, daß sie da ist, und so Ihr Greifen lösen und besser mit sich selbst klarkommen. Wenn Sie Ihre Sichtweise nur ein wenig verändern, können Sie ein Gefühl von Loslassen und Seinlassen – einen »nicht klebrigen« Geist – an Ihren Arbeitsplatz bringen.

Sie haben wahrscheinlich selbst gemerkt, wie leicht man sich bei der Arbeit an einem Problem festbeißt und dadurch angespannt, ärgerlich oder gekränkt reagiert. Sobald Sie an einem Problem festhalten und sich darin verbeißen, füllt es Ihre gesamte Realität und Sie können nicht mehr für andere dasein. Wenn Sie angespannt sind, machen Sie um so mehr Fehler, und es entstehen weitere Mißverständnisse und Verständigungsprobleme. Überdenken Sie statt dessen den folgenden Rat Chagdud Rinpoches:

> Erkenne stets die traumgleiche Qualität des Lebens und vermindere Anhaftung und Abneigung. Übe Gutherzigkeit an allen Wesen. Sei liebevoll und mitfühlend, egal, was andere dir zufügen. Was sie tun, zählt nicht mehr so sehr, wenn du es als Traum sehen kannst. Der Trick besteht darin, während des Traumes gute Absichten zu hegen. Das ist das Wesentliche. Das ist wahre Spiritualität.[1]

Wenn Sie erkennen, daß alles vergänglich ist, nehmen Sie die Dinge ein wenig leichter und mit mehr Humor. Nehmen Sie sich fest vor, daß Sie sich, sobald Sie sich dabei erwischen, daß Sie in emotionale, greifende Muster zurückfallen, wieder an Ihre grundlegende, himmelsgleiche Natur erinnern und den Veränderungen nicht mehr im Weg stehen wollen.

Dies ist auch der Weg, wie Sie die künstliche Trennung zwischen spiritueller Praxis und täglicher Arbeit langsam auflösen können. Lassen Sie sich durch Ihre Meditation zu Offenherzigkeit und Großzügigkeit inspirieren. Sie werden Ihre Wahrnehmung der Menschen, die Ihnen begegnen, verwandeln und Ihre Entscheidungen und Reaktionsweisen so beeinflussen, daß Ihr Leben zu einem ständigen, tatkräftigen Ausdruck Ihrer tiefsten Motivation wird.

**Die Praxis durch Widmung besiegeln**

Wenn Sie Ihre tägliche Praxis abschließen, denken Sie darüber nach, wie glücklich Sie sich schätzen können: Sie sind einem spirituellen Weg begegnet, der Sie vom Leiden befreien kann. Mit dem tiefen Wunsch, daß Ihre Patienten, Freunde und Familienmitglieder sowie alle anderen Wesen ebenfalls frei werden mögen, widmen Sie Ihre Praxis und alles, was Sie tun – all Ihre Arbeit und selbst Ihre Schwierigkeiten –, dem Wohlergehen aller Wesen. Die Widmung am Ende eines jeden Arbeitstages stellt sicher, daß der Wert Ihrer Aktivitäten niemals verlorengeht.

Durch die spirituelle Übung vermindern Sie Ihre Selbstsucht und Ihren Wunsch nach Abgrenzung. Es kann jedoch sein, daß Ihr Ich reagiert, wenn Sie etwas Gutes getan haben: »War das nicht eine großartige und edle Tat! Ich hoffe, jemand bemerkt es und ist mir dankbar!« Um sich von diesem subtilen Greifen zu befreien, denken Sie lieber: »Mögen alle meine freundlichen Gesten von anderen unbemerkt bleiben. Möge ich das Verdienst und die positive Kraft meiner Praxis und meiner Arbeit mit allen teilen, so daß jeder in seinem Leben gute Umstände erfährt und frei ist von Leid. Mögen all meine guten Bemühungen zur Erleuchtung aller Wesen beitragen.«

## *Die Meditation ins tägliche Leben integrieren*

Es kann nicht darum gehen, in der Meditation einen flüchtigen Blick des tiefen Friedens unserer wahren Natur zu erhaschen, nur um ihn dann wieder zu vergessen. Wir müssen immer und immer wieder zur reinen Präsenz und natürlichen Einfachheit unseres Wesens zurückkehren, bis unser Geist in diesem Zustand gefestigt ist. Deshalb ist es beim Erlernen der Meditation notwendig, gleichzeitig folgende fünf Punkte zu üben, um von Anfang an Meditation und Leben miteinander zu verbinden:

Üben Sie die Meditation jeden Tag.

Nehmen Sie die Meditation in die nächste Handlung herüber.

Nutzen Sie jede Erfahrung als Erinnerung an die Praxis.

Praktizieren Sie immer wieder, über den ganzen Tag verteilt.

Machen Sie Ihre spirituelle Entwicklung zu einer Priorität.

**Jeden Tag Meditation üben**

Es ist nicht genug zu sagen: »Mein Leben ist meine spirituelle Praxis.« Ein gutes Herz zu haben und anderen helfen zu wollen ist ein wunderbarer Anfang, ohne Meditation jedoch werden wir immer weiter dualistisch leben, verirrt in der Geschäftigkeit des Lebens, mit festverwurzelten alten Gewohnheiten.

Eine tägliche Meditationspraxis verbindet uns immer wieder mit unserer Weisheitsnatur, so daß sie uns immer vertrauter wird und wir Zuversicht entwickeln. Meditation kann unseren Geist und unser Herz mit tiefer Liebe und tiefem Mitgefühl erfüllen; und genau dies bringen wir dann in das Zimmer eines leidenden und sterbenden Menschen mit. Würden wir uns nicht genau diese Art von Beistand wünschen, wenn wir selbst sterben?

Mein Mann mußte wegen der schweren Komplikationen aufgrund seiner Leukämie in den ersten Monaten seiner Krankheit oft ins Krankenhaus. Manchmal schienen diese Krankenhausaufenthalte wie Gefängnisurteile ohne absehbares Ende. Sie zogen sich immer weiter in die Länge, und schließlich lag er jeden Monat drei von vier Wochen im Krankenhaus. Lyttle haßte das Krankenhaus. An einem Tag war er besonders deprimiert.

Der Mann im nächsten Zimmer war überschwenglich und temperamentvoll. Wir konnten seine laute Stimme beim Telefonieren hören und wie die leeren Getränkedosen bei seinen Versuchen, den Mülleimer zu treffen, gegen die Wand knallten. Obwohl er die meiste Zeit allein war, klang es immer so, als würde in seinem Zimmer eine Party gefeiert.

Als ich am Nachmittag die an beide Zimmer angrenzende Toilette benutzte, hörte ich, wie die Schwester lautstark mit dem Mann im Nebenzimmer scherzte, wie sie ihn aufzog und neckte. Lyttle und ich waren mit dieser Schwester immer sehr gut ausgekommen, doch nun dachte ich: In dieser Stimmung ist sie heute nicht die Richtige für meinen Mann.

Als die Schwester ein paar Minuten später in Lyttles Zimmer kam, war sie völlig präsent und klar. Sie war sich seiner Traurigkeit bewußt und paßte ihr Verhalten seinen Bedürfnissen an.

Die buddhistischen Lehren betonen, daß wir lernen müssen, vollständig offen zu sein, unendlich flexibel und bereit, jeden vergangenen Augenblick loszulassen, um völlig präsent und bewußt im gegenwärtigen Moment zu sein. Meditation hilft uns, zu uns selbst zu finden, unsere vorgefertigten Konzepte und Vorstellungen aufzulösen, so daß wir auf tiefgehend bedeutungsvolle Weise angemessen und präsent mit leidenden Menschen umgehen können.

**Die Meditation mit in die nächste Handlung nehmen**

Die Praxis der Meditation selbst ist nicht so wichtig wie der Geisteszustand, in den sie uns bringt. Daher ist es wesentlich, einen friedlichen Übergang aus unserer Praxis in unsere nächste Handlung zu planen. Falls irgend möglich, tun Sie als nächstes etwas, das eine Fortführung Ihrer Achtsamkeit erleichtert: Hören Sie Musik, machen Sie sauber, essen Sie in Schweigen oder machen Sie einen Spaziergang.

Manchmal kommt es Ihnen vielleicht so vor, als wären Sie in Ihrer Meditationspraxis ständig nur abgelenkt, und Sie fühlen sich vielleicht entmutigt. Ihr Geist ist überall und nirgends, die Gedanken und Emotionen überschlagen sich, und Sie können sich nicht länger als ein paar Sekunden auf das Objekt Ihrer Meditation konzentrieren. Was auch geschieht, bewerten Sie Ihre Praxis nicht und geben Sie nicht auf. Sie üben etwas Neues, und für eine Weile fallen Sie vielleicht verstärkt in alte Gewohnheiten. Mit der Zeit jedoch, mit Disziplin und kontinuierlicher Übung wird die Meditation Ihrem Geist helfen, die störenden Gedanken und Emotionen loszulassen und seine grundlegende Glückseligkeit und Klarheit wiederzuerlangen.

Sogyal Rinpoche schreibt: »In der Stille und Ruhe der Meditation erhalten wir einen Einblick in die tiefe, innere Natur, die wir vor ewigen Zeiten in der Abgelenktheit und hektischen Geschäftigkeit unseres Geistes aus den Augen verloren haben, und kehren zu ihr zurück.«[2] *Manchmal tritt der Zustand wahrer Meditation genau dann ein, wenn Sie sich von Ihrem Sitzkissen oder Stuhl erheben.* Wenn Sie jedoch nach der Praxis sofort aufspringen, »eine andere Gangart einlegen« und loshetzen, werden Sie dieses Wunder verpassen!

**Jede Erfahrung als Erinnerung an die Praxis nutzen**

Lassen Sie das klare Gewahrsein Ihrer wahren Natur in Ihre Wahrnehmung und Ihren Umgang mit anderen einfließen. Von diesem Gesichtspunkt aus ist jeder Moment Teil der Meditation, jede Handlung Gebet, jeder Mensch, dem man begegnet, ein potentieller Buddha, der Achtung verdient. Üben Sie sich darin, jedem Menschen mit reiner Wahrnehmung und Gutherzigkeit zu begegnen, immer mit der Absicht, anderen von Nutzen zu sein. Mutter Theresa beschreibt, wie sie jeden ihrer sterbenden Patienten als »Christus in seiner elendsten Verkleidung« sieht; für sie bedeutet die Pflege seines Körpers die Pflege des leidenden, sterbenden Körpers Christi.

Sie können den ganzen Tag immer wieder kreative Möglichkeiten finden, Ihre Handlungen mit Ihrer spirituellen Praxis zu verknüpfen:

> Denken Sie beim Aufwachen dankbar über das Gute nach, das Ihnen zuteil geworden ist.
>
> Statt zu lästern, sprechen Sie gut über andere.
>
> Statt jemanden zu verfluchen, schicken Sie ihm Ihren Segen.

> Wenn Sie gehen, stellen Sie sich vor, daß Sie auf die Wahrheit zugehen.
>
> Wenn Sie essen, denken Sie mit Dankbarkeit an all jene, deren Mühe und Aufopferung Sie die Nahrung verdanken; bringen Sie dann im Geiste Ihre Mahlzeit und Ihren Genuß allen erleuchteten Wesen dar.
>
> Wenn Sie saubermachen, stellen Sie sich vor, daß Sie Ihre negativen Gewohnheiten reinigen.
>
> Wenn Sie frische Kleidung anziehen oder etwas Neues bekommen, bringen Sie Ihre Freude dar.
>
> Wenn Sie sehen, daß jemand glücklich ist, freuen Sie sich mit ihm.
>
> Wenn Sie sehen, daß jemand leidet, wenden Sie sich nicht angstvoll ab; wenden Sie sich ihm liebevoll zu und geben Sie ihm, soviel Sie in diesem Moment können.

Wenn Sie unter körperlichen oder emotionalen Schmerzen leiden, lassen Sie sie nicht zu einem Hindernis werden. Lassen Sie sich statt dessen von Ihren Schwierigkeiten anspornen, Ihr Herz und Ihren Geist wieder der Praxis zuzuwenden. So können Sie alles, was Sie tun, und alle Umstände, denen Sie begegnen, mit Ihrem spirituellen Weg verbinden. Dilgo Khyentse Rinpoche schreibt:

> Die Hindernisse, die sowohl durch gute als auch schlechte Umstände entstehen können, sollten uns niemals hindern oder überwältigen. Wir sollten wie die Erde sein, die für alle Lebewesen sorgt, ohne zwischen gut und schlecht, vorteilhaft und unvorteilhaft zu unterscheiden. Die Erde ist einfach gelassen präsent.[3]

**Den Tag über häufig praktizieren**

Achten Sie auf Gelegenheiten, Ihr Herz und Ihren Geist zu Ihrer spirituellen Praxis zurückzubringen – sei es, um in der Meditation zu ruhen, über Dankbarkeit oder Hingabe zu kontemplieren oder ein kurzes Gebet oder Mantra zu rezitieren –, auch wenn es jeweils nur für einen kurzen Augenblick ist. Viele über den Tag verteilte Praxismomente haben eine größere Wirkung auf Ihren Geist und Ihre Lebensweise als eine einzelne, längere Sitzung.

Schauen Sie nach kleinen Lücken im Tagesablauf, in denen Sie Ihr Herz und Ihren Geist der Praxis zuwenden können – während Sie auf eine Telefonverbindung warten, auf dem Weg zur und von der Arbeit, wenn Sie einen langen Flur entlanggehen, in den Pausen, in denen Sie schweigend einen kleinen Spaziergang im Freien machen können. Sie werden sich manchmal auch in einem Zustand natürlicher Leichtigkeit und inspirierter Offenheit finden, ohne formell zu meditieren; nehmen Sie sich dann einige Minuten Zeit, diese spontan entstandene Klarheit und Präsenz zu schätzen und beizubehalten.

Nach und nach werden Sie merken, daß Ihre Meditationspraxis Ihr Leben inspiriert und Ihr Leben wiederum Ihre Meditationspraxis. Wenn Sie den ganzen Tag immer wieder einmal praktizieren, auf formelle und auch auf informelle Weise, dann wird sich, wie Sogyal Rinpoche sagt, die künstliche Trennung von spiritueller Praxis und täglichem Leben auflösen, und »Sie werden sich zunehmend unabgelenkt in natürlicher, reiner Präsenz finden«.[4]

**Machen Sie Ihre spirituelle Entwicklung zu einer Priorität**

Disziplin bedeutet, den Mut und die stille Entschlossenheit zu haben, sich immer daran zu erinnern, was das Wichtigste im Leben ist – und dann das Leben so zu vereinfachen, so daß wir es auch umsetzen können. Wenn wir uns wirklich spirituell entwickeln wollen, müssen wir die Praxis und das Studium der spirituellen Lehren zum Mittelpunkt unseres Lebens machen.

Wenn Sie einen Beruf erlernen wollen, müssen Sie doch auch einen entsprechenden Plan machen, oder? Sie müssen Unterricht nehmen, Zeit einplanen und Ihr Leben so gestalten, daß Sie wieder und wieder üben und lernen können. Schauen Sie sich einmal alle Termine in Ihrem Kalender an und stellen Sie sich die Frage: Welche dieser Aktivitäten wird mir wohl helfen, wenn ich sterbe? *Was ist das Wichtigste in meinem Leben, und wieviel Zeit setze ich dafür an?*

Um uns wirklich zu verändern, um wirklich das Vertrauen in unsere wahre Natur zu entwickeln und zu stärken, müssen wir beginnen, den Lehren unserer spirituellen Tradition zuzuhören. Wir müssen sie so lange hören und über sie nachdenken, bis sie zu einem Teil von uns geworden sind. Wir müssen uns regelmäßig und manchmal intensiv in der Meditationspraxis üben und das, was wir gelernt haben, auf unsere gesamte Lebensweise anwenden. Wir sollten uns über das Jahr verteilt Zeit für mehrere Retreats (intensive Übung in Zurückgezogenheit, Anm. d. Übers.) nehmen, in denen wir uns voll und ganz auf die Praxis und das Studium der spirituellen Lehren konzentrieren.

Es ist auch möglich, regelmäßig einwöchige sogenannte »Alltagsretreats« einzurichten, in denen wir zwar täglich unserer gewohnten Arbeit nachgehen, unsere gesamte Freizeit aber dem Praktizieren und Studieren widmen. Wenn wir uns wirklich zu unserem höchsten Potential entwickeln und uns so umfassend wie möglich auf den Tod vorbereiten wollen, müssen wir der Empfehlung Seiner Heiligkeit des Dalai Lama folgen, der sagt: »Machen Sie einen Plan für Ihre Erleuchtung.«

Vögel brauchen zwei Flügel, um fliegen zu können. Wenn wir spirituelles Studium und spirituelle Praxis zu einer Priorität in unserem Leben machen, entwickeln wir allmählich die beiden Flügel, die uns bei unserem Dienst an anderen am meisten helfen: angemessene Mittel und Weisheit.

## *Die essentielle Phowa-Praxis integrieren*

Die essentielle Phowa-Praxis kann für leidende Menschen aus zweierlei Gründen von unschätzbarer spiritueller Hilfe sein: erstens wegen ihrer Notlage und zweitens, weil erleuchtete Wesen die unbegrenzte Fähigkeit besitzen, den Menschen, für die wir beten, ihr Mitgefühl und ihren Segen zu senden. Diejenigen unter uns, die der Nyingma-Tradition folgen, rufen die Präsenz und den Segen Padmasambhavas an, den wir als die Verkörperung der vollendeten Weisheit, des grenzenlosen Mitgefühls und der Kraft aller erleuchteten Wesen, Buddhas und Meister der Übertragungslinie sehen. Padmasambhava gilt als ein besonders kraftvoller Buddha für die heutige Zeit, der allen, die sich großem Leid, Katastrophen oder dem Tod gegenübersehen, jederzeit seine Anwesenheit und spirituelle Unterstützung gewährt.

Obgleich die erleuchteten Wesen da sind, sobald wir sie anrufen, kann die Intensität ihrer Präsenz und ihres Segens durch die Stärke unserer aufrichtigen Hingabe gesteigert werden. Welche erleuchtete Präsenz Sie auch anrufen, wichtig ist, daß Sie eine Beziehung voller Offenheit, Dankbarkeit, Sehnsucht und Respekt herstellen und aus der Tiefe Ihres Wesens heraus darum beten, daß der reinigende und kräftigende Segen, der von dieser Präsenz ausströmt, vollständig in Sie eintritt und Ihre Weisheitsnatur erweckt.

Nachdem Sie die essentielle Phowa-Praxis abgeschlossen haben, können Sie sich vorstellen, daß die heilige Präsenz sich immer direkt vor Ihnen bzw. über dem Kopf oder im Herzen eines jeden befindet, dem Sie begegnen. Dies wird Ihnen helfen, die Klarheit und das reine Gewahrsein den ganzen Tag aufrechtzuerhalten. All Ihre Handlungen, Worte oder Gedanken werden dadurch zu einem lebendigen Gebet, einem ständigen Ausdruck von Hingabe und Weisheit.

Wenn wir in unserer täglichen spirituellen Praxis eine so tiefempfundene und aufrichtige Hingabe erzeugen, können wir, wenn wir die essentielle Phowa-Praxis für einen leidenden oder sterbenden Menschen praktizieren und die heilige Präsenz herbeirufen, den Notleidenden sogar noch kraftvoller mit ihrem mitfühlenden Segen verbinden.

Menschen, die auf Intensivstationen arbeiten, haben mir die Frage gestellt: »Wie kann ich Sterbenden spirituelle Unterstützung geben, wenn ein medizinischer Notfall vorliegt? Ich tue mein Bestes, um das Leben eines Menschen zu retten. Wenn dieser Mensch aber stirbt, muß ich mich sofort um den nächsten Patienten kümmern. Und selbst wenn es nicht soviel Arbeit gibt: wenn unser Rettungsversuch erfolglos war, lassen wir den Verstorbenen einfach allein.«

In der medizinischen Ausbildung – besonders beim Training der Notfall- und Wiederbelebungsmaßnahmen – lernt man viele lebensrettende Techniken und übt diese sehr oft, um in einer Krisensituation reflexartig handeln zu können, ohne nachdenken zu müssen. Genauso müssen wir uns in unserer spirituellen Praxis üben, damit sie uns in jeder Arbeits- und Lebenssituation spontan nutzen kann. Dann wird sogar eine Intensivstation zu einem Ort der Meditation.

Praktizieren Sie das essentielle Phowa täglich, bevor Sie zur Arbeit gehen. Erzeugen Sie dabei die kraftvolle mitfühlende Motivation, daß Ihre Praxis allen Leidenden wirklich nutzen und helfen möge. Lösen Sie Ihr ganzes Wesen zum Abschluß der Übung in Buddha, Christus oder ein anderes erleuchtetes Wesen, das Sie angerufen haben, auf und fahren Sie dann mit Ihren täglichen Aktivitäten fort. Nehmen Sie die heilige Präsenz mit ins Krankenhaus oder an Ihren Arbeitsplatz. Rufen Sie die heilige Präsenz fortwährend an und beten Sie zu ihr, während Sie Ihre Patienten oder Klienten betreuen.

Wenn ein Patient an der Schwelle des Tode steht, beten Sie inbrünstig zu der heiligen Präsenz und bitten Sie sie darum, ihm beizustehen. Visualisieren Sie, daß die heilige Präsenz oder der Buddha Ihrem Patienten kraftvolle Lichtstrahlen des Mitgefühls und Segens zusendet, die sein Herz und seinen Geist von jeder Angst oder Qual reinigen. Beten Sie, daß er, wenn irgend möglich, geheilt werden und die Krise überleben möge. Wenn er trotz Ihrer Rettungsversuche stirbt, visualisieren Sie, daß sein Bewußtsein in Form einer kleinen Lichtkugel wie eine Sternschnuppe aus seinem Körper herausschießt und sich vollständig im Herzen und im Geist der heiligen Präsenz auflöst. Nehmen Sie sich nach der Arbeit Zeit und praktizieren Sie das essentielle Phowa noch einmal ausführlich für alle Patienten, die Sie im Laufe des Tages betreut haben.

David, ein Arzt auf der Intensivstation eines großen städtischen Krankenhauses, erzählte mir, wie sehr ihn seine Arbeit belastet hatte, bevor er begann, seine spirituelle Praxis in seine Arbeit einfließen zu lassen.

»Familien geraten in Panik, wenn der Tod eintritt: Sie rufen den Notdienst und bringen uns ihre Angehörigen zum Sterben auf die Intensivstation. Wenn sie hier ankommen, sind sie nicht im geringsten auf das vorbereitet, was geschehen wird, und spüren große Angst, Verwirrung, Sorge und Hilflosigkeit. Früher habe ich auf solche Situationen mit Distanz reagiert. Ich habe mein Bestes für die Patienten getan und war der Meinung, daß ich ihnen darüber hinaus nicht helfen könne.

Einer Familie mitteilen zu müssen, daß ihr Angehöriger gestorben ist oder im Sterben liegt, war eines der Dinge, die ich an meiner Arbeit am meisten haßte. Oft reagierte die Familie mit Feindseligkeit und Wut. Diese Aufgabe machte mir angst und war unangenehm für mich.

Seit ich begonnen habe, auf der Intensivstation spirituell zu praktizieren, konnte ich beobachten, wie sich der Ausdruck der Sterbenden in den letzten Minuten ihres Lebens veränderte: Anstelle von Angst und Sorge spiegelt sich Akzeptanz; manche Menschen zeigen sogar ein leichtes Lächeln. Sie scheinen sich zu öffnen und eine Erlösung zu erfahren. Außerdem ist die Reaktion der Familie deutlich anders, wenn ich ihr mitteilen muß, daß ihr Angehöriger verstorben ist. Die Menschen danken mir oft, manche umarmen mich sogar. Diese Erfahrungen sind neu für mich. Ich mache sie, seit ich meine spirituelle Praxis im Krankenhaus anwende, und sie hat mein Leben und meine Tätigkeit als Arzt verändert.«

## *Eine andere Sicht des Burnout-Syndroms*

Wenn Menschen sich ausgebrannt fühlen, hat das im allgemeinen drei wesentliche Ursachen: Verlust der Perspektive, angestaute Trauer und unerledigte Dinge sowie Erschöpfung und Streß.

Für unseren gewöhnlichen Geist und unser Ich ist ein Gefühl von Ausgelaugtheit eine wirkliche Gefahr. Aus der Perspektive unserer wahren Natur gibt es jedoch gar keinen Grund, uns leer und ausgebrannt zu fühlen, wenn wir anderen Menschen etwas geben. Man kann die mitfühlende Essenz unserer wahren Natur mit der Sonne vergleichen: Je mehr Großzügigkeit Sie ausstrahlen, desto kraftvoller wird Ihre Verbindung mit der Quelle der Weisheit. Statt Ihre Energie zu verbrauchen, lädt der Ausdruck dieses transzendenten Mitgefühls Sie wieder auf und Sie haben sogar noch mehr zu geben. Es fragt sich nur, welche Perspektive Sie normalerweise einnehmen.

Menschen, die beruflich mit Sterbenden zu tun haben, oder Privatpersonen, die ihre sterbenden Angehörigen oder Freunde betreuen, bleibt keine andere Wahl, als die Vier Aufgaben des Lebens und Sterbens anzuwenden. Wir werden jemandem nicht helfen können, seinen Schmerz und seine unerledigten Angelegenheiten zu heilen, wenn wir uns unsere eigenen Schwierigkeiten nicht eingestanden und uns nicht von ihnen befreit haben. Eine sinnvolle Vorbereitung auf unseren eigenen Tod gibt uns unschätzbare Einsichten und verleiht uns Vertrauen. Das ist die Voraussetzung dafür, liebevoll und angemessen mit leidenden Menschen arbeiten zu können. Die künstliche Unterscheidung zwischen »Helfer« und »Hilfsbedürftigem« bricht in sich zusammen, sobald wir begreifen, daß wir alle im gleichen Boot sitzen: In jedem Augenblick stehen wir dem Tod gegenüber.

**Tonglen für Betreuer**

Die Tonglen-Praxis ist besonders für Menschen in Helferrollen hilfreich. Sie kann Ihnen dabei helfen, auf völlig neue Art mit Leid umzugehen. Normalerweise empfinden Sie bei Ihrer Arbeit mit Leidenden sowohl Angst als auch Hoffnung: Sie haben Angst vor der Krankheit oder dem Schmerz Ihres Patienten und Sie hoffen, diesen Menschen von all seiner Not befreien zu können. Diese Herangehensweise führt unweigerlich zu Frustration und Erschöpfung, denn Sie können unmöglich das Leid aller Menschen lindern. Außerdem verschließt die Angst vor den Nöten Ihres Patienten Ihr Herz. Wenn Sie gegenüber dem Leiden Ihres Patienten Abneigung empfinden, wird er Ihre Angst und Zurückweisung spüren. Dadurch machen Sie es ihm nur noch schwerer, sich selbst und seinen Zustand anzunehmen.

Bevor Sie Tonglen für andere praktizieren, sollten Sie vielleicht eine Weile täglich die Meditation der liebevollen Güte und das Selbst-Tonglen üben (siehe Kapitel 6). Das wird Ihnen helfen, Ihr Herz zu öffnen und Ihre Ängste und aufgestaute Trauer zu heilen. Sowie Sie Ihren eigenen emotionalen Schmerz umgewandelt haben, können Sie durch das Tonglen für andere lernen, diese so anzunehmen und zu lieben, wie sie sind.

Stellen Sie sich einmal vor, was ein Heiliger oder Buddha für unser Leiden empfinden würde. Was fühlt eine liebende Mutter, wenn sie sieht, daß ihr Kind große Schmerzen hat? Sie wird das Leiden ihres Kindes nicht ablehnen und sich abwenden; sie wird sich danach sehnen, es ihm abnehmen zu können. Ihr größter Wunsch wäre es, ihrem Kind zu helfen, geistigen Frieden zu finden. Das grenzenlose Mitgefühl eines erleuchteten Wesens uns gegenüber wäre sicherlich damit vergleichbar.

Die wahre Natur eines erleuchteten Wesens kann durch Leid nicht verletzt werden und sich durch das Verschenken von Liebe nicht erschöpfen. Wenn wir uns daher mit unserer Weisheitsnatur verbinden, werden wir angstfrei und voll zuversichtlicher Freude »geben und nehmen« können. Auf diese Weise wird unsere Praxis kraftvoller und von größerem Nutzen sein – sowohl für die Menschen, für die wir praktizieren, als auch für uns selbst.

Alle Mitgefühlsübungen, die in den Kapiteln 6 und 7 beschrieben werden, lassen sich hervorragend in helfende Berufe integrieren. Ich würde jedoch vorschlagen, daß Sie die Hauptpraxis des Tonglen – das »Geben und Nehmen« mit jedem Atemzug – zunächst gründlich in Ihrer täglichen Meditation zu Hause üben. Wenn Sie sich in Ihrer Praxis sicher fühlen, können Sie damit beginnen, Tonglen in Ihre Arbeit zu integrieren.

**Gehen Sie liebevoll mit sich um**

Wenn Sie darum beten, daß alle Wesen Glück erfahren und frei von Leid sein mögen, vergessen Sie nicht, sich selbst mit einzuschließen! Wenn Sie für andere dasein wollen, müssen Sie auch bereit sein, für sich selbst zu sorgen und sich zu stärken. Nur so können Sie ständig geben. Wenn Sie sich verausgaben und unter Streß geraten, weil Sie sich für unentbehrlich halten, üben Sie sich nicht in Mitgefühl. Mit dem eigenen Körper nicht in Kontakt zu sein und sich nicht um sich selbst zu kümmern ist nur ein weiterer Aspekt des selbstsüchtigen Ich. Prüfen Sie sich von Zeit zu Zeit und finden Sie heraus, ob Sie deshalb so eifrig damit beschäftigt sind, anderen zu helfen, weil Sie es vermeiden wollen, sich mit Ihren eigenen Schwierigkeiten und inneren Schmerzen auseinanderzusetzen.

Ist dies der Fall, suchen Sie nach einer kreativen Lösung. Lesen Sie beispielsweise einige Passagen einer spirituellen Belehrung oder hören Sie Kassetten, die Ihren Geist und Ihr Herz öffnen. Falls Sie sich in Ihrem eigenen emotionalen Schmerz verschlossen und die Meditation vernachlässigt haben, können Sie sich täglich etwas Zeit nehmen und sich mit der Meditation der liebevollen Güte oder der Tonglen-Praxis wieder aufbauen und kräftigen.

Gönnen Sie sich genügend Pausen. Wenn Sie sich entspannen, können Sie wieder auftanken und sich selbst und Ihren Dienst an anderen neu inspirieren. Erkennen Sie, daß es als Ausdruck Ihrer grundlegenden Liebe zu sich selbst auch wichtig sein kann, anderen Menschen Grenzen zu setzen: beispielsweise bestimmte Bitten Ihrer Patienten abzulehnen oder keine zusätzlichen Arbeitsschichten zu übernehmen.

Streß am Arbeitsplatz kann auf ein Minimum reduziert werden, wenn alle Mitarbeiter gemeinsam ihre Schwierigkeiten bearbeiten und sich über die Notwendigkeit einer unterstützenden Arbeitsatmosphäre klarwerden. Einige erfolgreiche Hospiz- und Krankenhaus-Teams haben beschrieben, welche Elemente für eine unterstützende Arbeitsatmosphäre nötig sind: die Übereinkunft aller Mitarbeiter, über auftretende Probleme so bald wie möglich zu sprechen, häufige Teamgespräche und regelmäßige Supervision durch einen Berater oder Sozialarbeiter, abwechselnder Einsatz auf Stationen, in denen nicht so viele Todesfälle auftreten, die stillschweigende Erlaubnis, während einer Schicht Pausen zu machen oder auch längere Zeit freizunehmen, um Schmerz und Streß abbauen zu können, die einen an der Arbeit hindern.

Vergessen Sie nie, daß Sie den tiefsten Schmerz und die schlimmsten Krisen Ihres Lebens nicht allein bewältigen können. Sowie Sie erkennen, daß Sie in Schwierigkeiten sind, seien Sie bereit, um Unterstützung zu bitten und sie auch anzunehmen. Suchen Sie professionelle Berater auf oder wenden Sie sich an Freunde, die gut zuhören können. Bitten Sie einige Freunde, ein gemeinsames Telefonnetz aufzubauen. Jeder, der Sorgen hat, kann einen anderen auf der Liste anrufen. Dabei ist es abgemacht, daß der Mensch, den Sie anrufen, Ihnen offen sagen wird, wenn er im Moment keine Zeit hat, Ihnen zuzuhören. In diesem Fall machen Sie mit ihm eine andere Zeit aus oder rufen einen anderen Freund auf Ihrer Liste an.

Sie sollten sich einen vernünftigen Lebensrhythmus angewöhnen – verplanen Sie nicht jede Pause am Tag oder in der Woche mit Aktivitäten. Gönnen Sie sich Zeit für sich selbst, erholen Sie sich. Wenn Sie einen besonders schwierigen Tag hinter sich haben, versuchen Sie, sich etwas Zeit und Raum zu geben und Ihre Gefühle zu beruhigen, *bevor* Sie sich Ihrer Familie zuwenden. Meditieren Sie beispielsweise eine halbe Stunde still, nehmen Sie ein heißes Bad, hören Sie Musik, machen Sie einen Spaziergang in der Natur oder schreiben Sie Tagebuch.

Pflegen Sie jede Woche kreative Interessen, die Ihr gesamtes Wesen – Körper, Emotionen, Herz und Geist – nähren und wiederherstellen helfen, damit Sie in Ihrem Leben ein Gleichgewicht zwischen Ihrem Dienst an anderen und Entspannung und Spaß beibehalten.

Falls Sie einen älteren oder behinderten Angehörigen über einen längeren Zeitraum zu Hause pflegen, wird er sich wahrscheinlich besser fühlen, wenn er sieht, daß Sie sich auch Zeit für sich selbst nehmen. Er wird sich weniger als Last empfinden, wenn er merkt, daß Sie weiterhin anderen Aktivitäten nachgehen.

Wirkliches Mitgefühl beinhaltet schließlich auch, daß Sie Intelligenz und Unterscheidungsvermögen einsetzen: Wenn Sie sich um andere Menschen und ihr Leid kümmern, sollten Sie einfach Ihr Bestes tun und dann jede Anspannung und Sorge loslassen. Erinnern Sie sich an das Gelassenheitsgebet:

Herr, gib mir die Gelassenheit, die Dinge hinzunehmen, die ich nicht ändern kann,
den Mut, die Dinge zu ändern, die ich ändern kann,
und die Weisheit, das eine vom anderen zu unterscheiden.

Der große buddhistische Heilige und Meister des Mitgefühls, Shantideva, schrieb: »Wenn du etwas zur Lösung eines Problems tun kannst, gibt es keinen Grund zur Sorge; wenn du aber nichts daran ändern kannst, welchen Sinn hat es dann, sich Sorgen zu machen?« Anstatt sich über Situationen Sorgen zu machen, in denen Ihre Hilfe fruchtlos oder unerwünscht ist, sollten Sie durch die Weisheit des unterscheidenden Gewahrseins, verbunden mit all Ihrem Geschick und Ihrer Klugheit, die Bereiche auffinden, in denen Sie voraussichtlich hilfreich sein und einen Beitrag zur Qualität des Lebens und Todes Ihrer Patienten leisten *können*.

Vergänglichkeit und Veränderung finden in jedem Moment statt; Sie können nicht mit dem nächsten sich entfaltenden Augenblick im Fluß sein, wenn Sie den vorangegangenen nicht losgelassen haben. *Es gibt einige Situationen, an denen Sie nichts ändern oder verbessern können; also entspannen Sie sich.*

## *Die Perspektive erweitern*

Was bedeutet es, Hoffnung zu finden, wenn wir mit Leid oder Tod konfrontiert sind? Wahre Hoffnung entsteht, wenn wir anfangen, das Leben in einem größeren Zusammenhang zu betrachten: eine Sichtweise, die den gesamten Kreislauf von Leben und Tod von der tieferen Dimension unserer wahren Natur aus sieht.

Wenn wir eine solche Betrachtungsweise pflegen, tun wir zwar unser möglichstes für den Leidenden, sehen seine Lage jedoch nicht als unwiderrufliche Tragödie. Und wir belasten uns nicht mit seinen Problemen. Wenn uns die Last eines anderen Menschen zu schwer wird, haben wir diese umfassendere Perspektive aus den Augen verloren und sind nicht mehr in der Lage zu helfen. Der Zen-Meister Suzuki Roshi schrieb:

> Im Bereich der Buddha-Natur zu leben bedeutet, jeden Augenblick als kleines Wesen zu sterben. Wenn wir unser Gleichgewicht verlieren, sterben wir, aber zur gleichen Zeit entwickeln wir auch unser Wesen, wachsen wir. Alles, was wir sehen, verwandelt sich, verliert sein Gleichgewicht. Der Grund, warum alles schön aussieht, ist, weil es aus dem Gleichgewicht ist, doch sein Hintergrund ist immer in vollendeter Harmonie. Auf diese Art lebt alles im Reich der Buddha-Natur, indem es sein Gleichgewicht verliert vor einem Hintergrund vollendeten Gleichgewichts. Wenn ihr deshalb Dinge seht, ohne den Hintergrund der Buddha-Natur zu erkennen, erscheint alles in der Form des Leidens zu sein. Doch wenn ihr den Hintergrund aller Existenz erkennt, begreift ihr, daß das Leiden selbst ist, wie wir leben und wie wir unser Leben ausrichten.[5]

Diese spirituelle Sicht, die Leben und Tod als Ganzes umfaßt, verwandelt auch die Art, wie wir unsere Patienten betrachten. Eine Krankenschwester, die viele Jahre lang in einem Hospiz arbeitete, hat es folgendermaßen ausgedrückt: »Ich habe gelernt, in jedem Patienten das zu sehen und zu schätzen, was er wirklich ist, den wahren Menschen, der hinter seiner körperlichen Erscheinung oder dem emotionalen Zustand immer gegenwärtig ist.«

Wenn wir lernen, mitfühlend unser eigenes Leid anzuerkennen, erwächst in unserem Herzen ein grenzenloses Mitgefühl für das Leid anderer und eine Ehrfurcht vor allem Leben. Durch anhaltende spirituelle Praxis und Studium des Weges wächst unsere Freude, unser Potential entwickeln zu können, und wir beginnen, in jedem Menschen, den wir betreuen, dasselbe heilige Potential zu achten. Lassen Sie sich von der äußeren Erscheinung oder dem Leid Ihrer Patienten nicht täuschen, und vergessen Sie nie, wer sie wirklich sind. *In der Essenz seines Wesens ist jeder Mensch, unabhängig von seiner Erscheinung, vollkommen, heil und ganz.*

## Epilog

Nach dem Tod meines Mannes Lyttle dachte ich mit Dankbarkeit über alles nach, was in unserem letzten gemeinsamen Jahr gut gelaufen war, und auch über meine Fehler. Mit dem folgenden Gedicht, das ich nach seinem Tod schrieb, konnte ich mein Bedauern ausdrücken und mit mir selbst Frieden schließen. Ich möchte Sie ermutigen, das gleiche zu tun, wenn ein Mensch stirbt, der Ihnen viel bedeutet: Verzeihen Sie sich Ihre Fehler und seien Sie sicher, daß der Verstorbene es weiß, wenn Sie ihn wirklich geliebt haben.

Du darfst an Schönheit verlieren
dein Haar fällt aus,
und du bist nicht so schön.
Deine Augen haben dunkle Schatten,
dein Körper ist aufgedunsen: die Arme bedeckt mit
Blutergüssen und Einstichstellen,
die Beine geschwollen und nutzlos.
Dein Körper und dein Geist
sind geschwächt von giftigen Chemikalien,
der Urin riecht nach Antibiotika,
selbst der Schweiß,
der deinen ganzen Körper bedeckt
in den frühen Stunden des Morgens,
hat den Geruch von chemischen Mitteln.

Dir ist ständig übel –
Ich wage es nicht, mich im Bett zu bewegen,
aus Angst, dich aufzuwecken;

du stöhnst dann,
lehnst dich über die Bettkante
und erbrichst in den Beutel.

Ich rolle mich zusammen wie ein Embryo
und ziehe mich in meine Träume zurück,
furchtsam wende ich dir meinen Rücken zu –
ich habe Angst
und ich verstecke mich;
aber ich liebe dich so sehr;
an dieser Wahrheit ändert sich nichts.

Vor Jahren,
als ich dich kennenlernte, als wir uns verliebten,
hat deine Schönheit mich angezogen:
lange, goldbraune Haare,
klare und friedvolle grüne Augen,
hohe Wangenknochen und lange, geschmeidige Muskeln;
aber, weißt du,
ich habe mich in deine Seele verliebt,
deine wahre Essenz,
und sie kann nicht an Schönheit verlieren.

Manchmal
ist selbst deine Seele getrübt,
doch ich erkenne dich trotzdem noch.

Wir mögen zwar Angst haben
und unseren Kummer verstecken;
es mag noch etwas dauern,
bis wir die Wahrheit akzeptieren,
und doch möchte ich nirgendwo anders sein:

Ich bin hier bei dir,
du darfst für die Welt an Schönheit verlieren;
du bist in Sicherheit –
Ich werde dich immer lieben.

Es war vielleicht nicht immer einfach für Sie, dieses Buch zu lesen; für mich war es mit Sicherheit eine Herausforderung, es zu schreiben. Die Arbeit hat mich sehr deutlich mit allen Aspekten meines Lebens konfrontiert, die noch immer unerledigt sind: mit verweigerter Vergebung, unerlösten Ängsten, altem Kummer und schmerzvollen Erfahrungen, die ich mir eingestehen mußte. Als ich diese Worte zu Papier brachte, erlebte ich einige neue Verluste und mir wichtige Dinge fanden ein Ende. Während ich die Lehren und spirituellen Übungen in diesem Buch niederschrieb, mußte ich sie also auf mein eigenes Leid anwenden: Ich mußte meine emotionalen und körperlichen Schmerzen mitfühlend anerkennen, Freunde und einen Berater um Unterstützung bitten, mich mit unerledigten Dingen auseinandersetzen und sie heilen und die spirituellen Lehren erneut kontemplieren. Ich mußte meditieren und beten, manchmal unter Tränen.

Am Anfang meiner spirituellen Reise hatte ich auf eine dramatische Erlösung von all meinen Leiden und Ängsten gehofft. Ich stand wie am Fuße eines Berges, blickte auf den schneebedeckten Gipfel und stellte mir vor, ich könnte schnell und schmerzlos zur Spitze gelangen. Doch der spirituelle Pfad, der soviel Hoffnung verspricht, überläßt mich meiner Verantwortung für mich selbst. Ich muß die beschwerliche Reise unternehmen und die nötige Arbeit tun, um mein Leben, meine Einstellungen und selbstsüchtigen Gewohnheiten zu heilen. Und alles, was geschieht – jeder Verlust, jede Frustration –, öffnet den Blick für neue Herausforderungen.

Vor allem aber habe ich gelernt, daß wir liebevoll mit uns selbst umgehen müssen, wenn wir dem Pfad folgen. Das Leben ist nicht einfach, und wir lassen uns gern dazu verleiten, uns unsere Mängel und Fehler *nicht* zu verzeihen. Aber so sind wir Menschen nun einmal. Wir müssen uns unsere Fehler eingestehen und uns dann verzeihen, so daß wir mit reinem Herzen und ohne jede Spur einer Verurteilung auf den nächsten Augenblick zugehen können. Jeder leidet, und so vielen Menschen fehlt der Hintergrund und das Verständnis, die ihnen einen Weg aus dem Leiden zeigen oder ein Leuchtfeuer der Hoffnung sein könnten. Wenn wir durch unser eigenes Leid in der Lage sind, ein mitfühlendes Herz zu entwickeln, das immer offener und allumfassender wird, dann haben wir etwas Echtes gefunden, an dem wir andere teilhaben lassen können.

Ich hoffe, daß dieses Buch Ihnen Türen der Hoffnung, der Vergebung und der Heilung öffnet. Ich wünsche Ihnen, daß Sie dadurch, daß Sie von meinem eigenen und dem Leid anderer erfahren, von unseren Fehlern und Einsichten – und indem Sie mit den Lehren und spirituellen Übungen arbeiten –, die Kraft finden mögen, um mutig, mitfühlend und mit einem Gefühl von Bestimmung und Sinn zu leben; mögen Sie das Risiko eingehen, anderen durch Ihr tiefes Vertrauen und Ihre Liebe Beistand anzubieten. Möge das unnötige Leid im Leben und Sterben dadurch immer mehr gelindert werden.

Wenn Sie im Laufe Ihres Lebens »Sterben geübt« haben, wenn Sie Ihre Anhaftungen würdevoll loslassen und alles »auf-« bzw. »weitergeben« können, was Sie zurücklassen, wenn Sie in Ihr Herz schauen und eine Quelle der Liebe entdecken und wenn Sie unabgelenkt in der Weite Ihrer wahren Natur verweilen können, dann kann der Tod für Sie sein, als würden Sie ein jahrhundertealtes Gefängnis verlassen, das sich hinter Ihnen auflöst wie ein Traumgebilde.

Während ich diese Worte aufschreibe, jährt sich der Todestag meines Mannes zum zwanzigsten Mal. Durch dieses Buch habe ich sein Leiden ein weiteres Mal dem Wohlergehen aller Wesen gewidmet, die im Augenblick krank sind oder sterben, sowie den Menschen, die ihnen nahestehen und die sie betreuen: Ich bete, daß jeder von uns das heilige Potential in sich erkennen und vor Weisheit und grenzenlosem Mitgefühl strahlen möge, um der Welt mehr Glück und Frieden zu bringen, bis wir alle schließlich Befreiung erlangen.

**Stille**

Im Innern dieser neuen Liebe, stirb.
Dein Weg beginnt auf der anderen Seite.
Werde der Himmel.
Richte die Axt wider die Gefängniswand.
Entkomme.
Tritt ins Freie wie jemand, der plötzlich in Farbe geboren wird.
Tue es jetzt.
Du bist von dichten Wolken eingehüllt.
Stehle dich seitlich hinaus. Stirb
und sei still. Stille ist das sicherste Zeichen,
daß du gestorben bist.
Dein altes Leben war eine fieberhafte Flucht
vor der Stille.

Der sprachlose Vollmond
kommt eben jetzt hervor.

*Rumi*[1]

# ANHANG

ANMERKUNGEN:

**1 Dem Tod begegnen**

1 Diese von Sogyal Rinpoche erzählte Geschichte findet sich vollständig in: Sogyal Rinpoche, *Das Tibetische Buch vom Leben und vom Sterben* (Bern u. a.: O. W. Barth Verlag, 1993), S. 271 ff.

**4 Hoffnung im Tod entdecken**

1 Sogyal Rinpoche, *Das Tibetische Buch vom Leben und vom Sterben* (Bern u. a.: O. W. Barth Verlag, 1993), S. 27.

2 Kenneth Ring, *Life at Death: A Scientific Investigation of the Near-Death Experience* (New York: Quill, 1982), S. 45.

3 Margot Grey, *Return from Death: An Exploration of the Near-Death-Experience* (Boston: Arkana, 1985), S. 47.

4 Michael Sabom, M.D., *Recollections of Death: A Medical Investigation of the Near-Death Experience* (New York: Harper & Row, 1982), S. 66.

5 Grey, *Return from Death*, S. 47.

6 Grey, *Return from Death*, S. 53.

7 Raymond A. Moody, Jr., M.D., *Reflections on Life After Life* (New York: Bantam, 1977), S. 35. (Dt.: *Nachgedanken über das Leben nach dem Tod*, [Reinbeck: Rowohlt, 1978])

8 P. M. H. Atwater, *Coming Back to Life* (New York: Dodd, Mead, 1988), 36.

9 Sogyal Rinpoche, *Das Tibetische Buch vom Leben und vom Sterben*, S. 29 f.

**5 Leid verstehen und mit ihm umgehen**

1 Pesach Krauss, *Why Me? Coping with Grief, Loss, and Change* (New York: Bantam, 1988), S. 66.

2 Die Vier Edlen Wahrheiten werden traditionell folgendermaßen formuliert: Die Wahrheit vom Leiden, die Wahrheit von der Ursache des Leidens, die Wahrheit vom Aufhören des Leidens und die Wahrheit vom Pfad, der zum Aufhören des Leidens führt.

3 Elisabeth Kübler-Ross, »Death Does Not Exist«, Vortrag bei der Association for Holistic Health im Jahre 1976, veröffentlicht in *The Holistic Health Handbook* (Berkeley, CA: Berkeley Holistic Health Center, And/Or Press, 1978), S. 349.

**6 Spirituelle Praxis zur Transformation von Leid**

1 Ken Wilber, *Mut und Gnade* (Bern u. a.: Scherz Verlag, 1993), S. 390f.

2 *Bodhicitta* ist ein Sanskritwort und bedeutet »Herz des erleuchteten Geistes«. Absolutes Bodhicitta bezeichnet unsere Weisheitsnatur, relatives Bodhicitta hingegen die reine Liebe und das Mitgefühl für alle Wesen, die bedingungslos aus unserer Weisheitsnatur hervorstrahlen.

3 Sogyal Rinpoche, *Das Tibetische Buch vom Leben und vom Sterben*, (Bern u. a.: O. W. Barth Verlag, 1993), S. 79.

4 Sogyal Rinpoche, *Das Tibetische Buch vom Leben und vom Sterben*, S. 241f.

5 Ken Wilber, *Mut und Gnade*, S. 279f.

6 Sogyal Rinpoche, *Das Tibetische Buch vom Leben und vom Sterben*, S. 83.

**7 Eine echte Verbindung herstellen**

1 Sogyal Rinpoche, *Das Tibetische Buch vom Leben und vom Sterben* (Bern u. a.: O. W. Barth Verlag, 1993), S. 373.

**9 Spirituelle Vorbereitung auf den Tod**

1 Mother Teresa, *Meditations from a Simple Path* (New York: Ballantine, 1996), S. 50.

2 Johannes 14, 14.

3 Ruth Hatch in »The Way to Life«, Editorial der Zeitschrift *Community Spirit*, Monterey, CA, 1983.

4 International Committee on English in the Liturgy, *Pastoral Care of the Sick – Rite of Anointing and Viaticum* (New York: Catholic Book Publishing, 1983), S. 210.

5 Dies ist eine kurze Version des *Viduy*, des Bekenntnisgebets für die Zeit des Todes in der jüdischen Tradition. Aus: Rabbi Chaim Binyamin Goldberg, *Mourning in Halachah* (Brooklyn, NY: Mesorah Publications, 1991), S. 442.

6 Patiententestamente sind nicht endgültig rechtlich bindend, und Ärzte, Angestellte der Krankenhausverwaltung und Familienange-

hörige können sich über die Wünsche des Sterbenden hinwegsetzen. Erst wenn das Patiententestament beglaubigt und eine Ausfertigung beim Notar hinterlegt ist, wird es rechtlich bindend. Man sollte jedoch sicherstellen, daß der gesetzliche Vertreter, also der dem Gesetz nach nächste Angehörige, den niedergeschriebenen Wünschen zustimmt, oder einen anderen gesetzlichen Vertreter bestimmen. Hierfür muß ein »Antrag auf Einleitung einer einstweiligen oder vorläufigen Betreuung« bei der Rechtsanwaltsstelle des Amtsgerichts des eigenen Wohnbezirks gestellt werden (Abteilung Vormundschaftswesen), bei längerem Krankenhausaufenthalt in dem Bezirk, in dem sich das Krankenhaus bzw. Pflegeheim befindet. Grundsätzlich werden die juristischen Einzelheiten in jedem Land entsprechend der jeweiligen Gesetzgebung unterschiedlich gehandhabt. Es empfiehlt sich also in jedem Fall eine fachliche Beratung.

7 *The Tibetan Book of the Dead*, Francesca Fremantle and Chögyam Trungpa, Übers. (Boston/Shambala 1975: Diederichs, 1987), S. 37.

8 Sogyal Rinpoche, *Das Tibetische Buch vom Leben und vom Sterben* (Bern u. a.: O. W. Barth Verlag, 1993), S. 283.

9 *The Tibetan Book of the Dead*, S. 36.

10 In der Nyingma-Tradition rufen wir Padmasambhava an und rezitieren sein Mantra, *Om Ah Hum Vajra Guru Padma Siddhi Hum*. Viele Menschen haben mir berichtet, daß sie mehr Vertrauen in Gottes Präsenz hatten und sich offener für Seine Vergebung fühlten, wenn sie ein kurzes inspirierendes Gebet aus ihrer eigenen Tradition sprachen, während sie die essentielle Phowa-Praxis übten.

11 Eine weitere Praxis für den Augenblick des Todes besteht darin, die Namen bestimmter Buddhas, etwa den Amitabhas, Avalokiteshvaras oder Padmasambhavas, in das Ohr des Sterbenden zu flüstern oder ihr Mantra zu rezitieren, um ihre Präsenz und ihren Segen in das Sterbezimmer und ins Herz des Sterbenden zu bringen.

12 Nyoshul Khenpo, *Natural Great Perfection* (Ithaca, NY: Snow Lion, 1995), S. 56.

13 Die Bedeutung des *Mani*-Mantras, des Mantras von Avalokiteshvara, ist ausführlich beschrieben in: Sogyal Rinpoche, *Das Tibetische Buch vom Leben und vom Sterben*, S. 463 ff.

14 Diese Praxis ist beschrieben in: *The Way of a Pilgrim and The Pilgrim Continues His Way*, R. M. French, Übers. (Harper San Francisco, 1965) sowie in *The Path of Prayer* von St. Theophan the Recluse (Newbury, MA: Praxis Institute Press, 1992).

**10 Einen Sinn im Leben finden**

1 Leo Tolstoi, *Der Tod des Iwan Iljitsch*, Universal-Bibliothek Nr. 8980, (Stuttgart: Philipp Reclam, 1992) S. 86–88, 91–92.
2 Stephen Covey, *First Things First* (New York: Simon & Schuster, 1994), S. 17.
3 Kenneth Ring, *Life at Death: A Scientific Investigation of the Near-Death Experience* (New York: Quill, 1982), S. 143.
4 Ring, *Life at Death*, S. 157.
5 Margot Grey, *Return from Death: An Exploration of the Near Death Experience* (Boston: Arkana, 1985), S. 100.
6 Sogyal Rinpoche, *Das Tibetische Buch vom Leben und vom Sterben*, S. 256.
7 Mwalimu Imara, »*Dying as the Last Stage of Growth*«, in Elisabeth Kübler-Ross, *Death: The Final Stage of Growth* (Englewood Cliffs, NJ: Prentice-Hall, 1975), S. 154.
8 Shunryu Suzuki, *Zen-Geist, Anfänger-Geist* (Zürich–München: Theseus-Verlag, 1975), S. 92–94.
9 Viktor E. Frankl, *... trotzdem Ja zum Leben sagen* (München: Kösel, 1977), S. 133–134.
10 Sandol Stoddard, *The Hospice Movement: A Better Way to Care for the Dying* (New York: Random House, 1991), S. 123. (Dt.: *Die Hospizbewegung* [Freiburg i. Br.: Lambert, 1988])
11 Pesach Krauss, *Why Me? Coping with Grief, Loss, and Change* (New York: Bantam, 1988), xiv.
12 *The Essential Rumi*, Coleman Barks, Übers. (San Francisco: Harper Collins, 1995), S. 31–32.
13 Bruder David Steindl-Rast, zitiert in the »Hanuman Foundation Newsletter«, 1981, Ausg. 2, S. 12.

**11 Das Verlustgefühl heilen**

1 Judy Tatelbaum, *The Courage to Grieve: Creative Living, Recovery and Growth Through Grief* (New York: Harper & Row, 1980), S. 107.
2 Tatelbaum, *The Courage to Grieve*, S. 9.
3 Tatelbaum, *The Courage to Grieve*, S. 160.
4 C. S. Lewis, *A Grief Observed* (New York: Bantam, 1963).

**12 Die spirituelle Dimension der Trauer**

1 Sogyal Rinpoche, *Das Tibetische Buch vom Leben und vom Sterben* (Bern u. a.: O. W. Barth Verlag, 1993), S. 311.

2 Michael Sabom, M.D., *Recollections of Death: A Medical Investigation of the Near-Death Experience* (New York: Harper & Row, 1982), S. 37.

3 Beobachtet und niedergeschrieben von den beiden Hospiz-Schwestern Maggie Callanan and Patricia Kelley in ihrem Buch: *Final Gifts: Understanding the Special Awareness, Needs and Communications of the Dying* (New York: Bantam, 1992).

4 George Ritchie, M.D., *Return from Tomorrow* (Grand Rapids: Baker Book House, 1978).

5 Padmasambhava, zitiert von Tsele Natsok Rangdröl in *The Mirror of Mindfulness: The Cycle of the Four Bardos* (Boston: Shambhala, 1987), S. 73.

6 Mary Oliver, »In Blackwater Woods«, aus: *American Primitive* (Boston: Little, Brown, 1983), S. 82.

7 Pesach Krauss, *Why Me? Coping with Grief, Loss, and Change* (New York: Bantam, 1988), S. 170.

**13 Wie Kinder den Tod verstehen**

1 Stephen Levine, »Coma Stories«, veröffentlicht in *Co-Evolution Quarterly* (Sausalito, CA, Winter 1983), S. 46.

**14 Betreuung als spirituelle Praxis**

1 Chagdud Tulku Rinpoche, *Life in Relation to Death* (Cottage Grove, OR: Padma Publishing, 1987), S. 28.

2 Sogyal Rinpoche, *Das Tibetische Buch vom Leben und vom Sterben* (Bern u. a.: O. W. Barth Verlag, 1993), S. 81 f.

3 Dilgo Khyentse, *The Wish-Fulfilling Jewel* (Boston: Shambhala, 1988), S. 75.

4 Sogyal Rinpoche, *Das Tibetische Buch vom Leben und vom Sterben*, S. 103.

5 Shunryu Suzuki, *Zen-Geist, Anfänger-Geist* (Zürich–München: Theseus-Verlag, 1975), S. 32.

**Epilog**

1 *The Essential Rumi*, Coleman Barks, Übers. (San Francisco: Harper, 1995), S. 22.

DANKSAGUNG

Mein tiefster Dank gilt allen meinen spirituellen Meistern, deren Lehren, Segen und nie versagende Ermutigung die Quelle und Inspiration meiner Arbeit sind: Meinen wichtigsten Lehrern, Sogyal Rinpoche und Nyoshul Khen Rinpoche, sowie Tulku Urgyen, Dzongsar Jamyang Khyentse Rinpoche, Dodrupchen Rinpoche. Ferner danke ich den großen tibetischen Meistern dieses Jahrhunderts, die mir im Laufe meines Lebens großzügig ihren Segen, ihre Belehrungen und ihren Schutz gewährten: Seiner Heiligkeit dem Dalai Lama, Seiner Heiligkeit dem 16. Gyalwang Karmapa, Seiner Heiligkeit Dudjom Rinpoche, Seiner Heiligkeit Dilgo Khyentse Rinpoche, Khandro Tsering Chödrön, Seiner Heiligkeit Sakya Trizin und Kyabje Penor Rinpoche. Mögen ihre unermüdlichen Aktivitäten zum Wohle aller Wesen mehr und mehr in Erfüllung gehen und möge ihr Weisheitserbe noch viele zukünftige Zeitalter erleuchten.

Mein aufrichtiger Dank geht an Frank Zechner, der mir half, dieses Buch fertigzustellen. Er gewährte mir seine unvergleichliche Unterstützung, half mir bei meinen Nachforschungen, las den Text und machte viele Verbesserungsvorschläge. Auch D. Patrick Miller und Phyllis Hatfield habe ich zu danken, die mit unschätzbarem Geschick bei der Bearbeitung, mit ihrer Kreativität, Geduld und grenzenlosen Freundlichkeit zum Entstehen des Buches beitrugen. Ich danke auch Patrick Gaffney, der mir half, wichtige Punkte in der Darstellung zu klären. Er ist mir ein Quell nie versiegender Inspiration sowohl wegen seiner schriftstellerischen Fähigkeiten als auch kraft seiner Wesensart.

Es gibt so viele andere, denen ich zu Dank verpflichtet bin, aber ich möchte vor allem denen danken, die Unterstützung, Vorschläge oder Hilfe bei Nachforschungen und beim Transkribieren gewährten, in erster Linie: Ringu Tulku, Gabriel Berdé,

Richard Bredsteen, Leslie Snider, Kieran Bahn, Anne Sadie, Ruth Yeomans, Marion Kuiper und Robin Phillips.

Ich bin auch denen dankbar, die mir ihre Ermutigung und ihre persönliche und praktische Unterstützung über all die Jahre zuteil werden ließen, die diese Arbeit brauchte, um Gestalt anzunehmen, vor allem: Diane Exeriede, Michael Pope, Sandra Scales, Joe und Becky Williams, meinen Freunden vom Seminarhaus Engl – Wolfgang, Heike und Ute –, der Familie Muckle, Carol Wadsworth, Annie Eichenholz, Erric Solomon, den Brombachs und ihren Mitarbeitern vom Elisabeth-Hospiz und nicht zuletzt meinen Eltern.

Im Laufe der Jahre haben auch viele Mitarbeiter von Rigpa und dem »Ausbildungs- und Trainingsprogramm für spirituellen Beistand« zu meiner Arbeit beigetragen. Ich danke ihnen allen aufrichtig. Ich möchte besonders denjenigen meinen tiefen Dank ausdrücken, die mich viele Jahre lang beim Aufbau des Programms für spirituellen Beistand und bei meinen Seminaren unterstützt haben: Sandra Pawula und Tim McKnight, Doris Wolter, Herbert und Helene Winkler, Christa Reichert, Mary Moore – Leiterin des »Ausbildungs- und Trainingsprogramms für spirituellen Beistand«, sowie Angela Bork-Krahmer, die viele Jahre lang mein Seminarprogramm in Europa koordiniert hat. Meinen Dank auch an meine Übersetzer – Karin Behrendt und Thomas Geist – und alle, die ihre Vorschläge und Unterstützung eingebracht haben.

Mein besonderer Dank gilt meinen Agenten Nancy Rose und Robert Levine, meinem Freund Geoffrey Menin und meiner Lektorin bei Doubleday, Betsy Lerner; ich danke für ihre Ermutigung, Anleitung und ihre außerordentlich wichtige Unterstützung bei der Entstehung dieses Buches.

Schließlich gilt meine tiefe Wertschätzung meinem Sohn Donovan, dessen bedingungslose Liebe mein Leben bereichert, sowie meinem verstorbenen Ehemann, Lyttle, dessen Leben, Leiden und Tod mich dazu inspiriert haben, einen spirituellen Weg einzuschlagen und dadurch einen größeren Sinn in meinem Leben zu finden.

All jenen, deren Geschichten und Einsichten auf diesen Seiten wiederkehren, widme ich dieses Buch als Ausdruck meiner Dankbarkeit, schließlich sind es ihre Erfahrungen, die viele Menschen jetzt dazu ermutigen und inspirieren können, ihr Leben zu heilen und Hoffnung im Tod zu finden.

# EMPFOHLENE LITERATUR

Dass, Ram/Gorman, Paul, *Wie kann ich helfen?* Berlin (Sadhana) 1994
De Hennezel, Marie, *Den Tod erleben*, Bergisch Gladbach (Bastei Lübbe)
Jury, Mark u. Dan, *Gramp. Ein Mann altert und stirbt*, Berlin (Dietz) 1982
Krauss, Pesach, *Why me? Coping with Grief, Loss, and Change*, New York (Bantam) 1988
Kübler-Ross, Elisabeth, *Verstehen, was Sterbende sagen wollen*, Stuttgart (Kreuz) 1982
Kübler-Ross, Elisabeth, *Reif werden bis zum Tode*, Gütersloh (Gütersloher Verlagshaus) 1996
Kübler-Ross, Elisabeth, *Leben bis wir Abschied nehmen*, Stuttgart (Kreuz) 1979
Levine, Stephen, *Wer stirbt? Wege durch den Tod,* Bielefeld (Context) o. J.
Pera, Heinrich, *Sterbende verstehen. Ein praktischer Leitfaden zur Sterbebegleitung*, Freiburg (Herder) 1995
Tausch-Flammer, Daniela, *Sterben, eine Zeit des Lebens,* Stuttgart (Quell) 1989
Tausch-Flammer, Daniela/Bickel, Lis, *Wenn ein Mensch gestorben ist – wie gehen wir mit dem Toten um?* Freiburg (Herder) 1996
Tausch-Flammer, Daniela, *Sterbenden nahe sein*, Freiburg (Herder) 1993
Tolstoi, Leo, *Der Tod des Iwan Iljitsch,* Stuttgart (Philipp Reclam) 1992

**Hospiz-Bewegung**

Beutel, Helmut/Tausch, Daniela , *Sterben eine Zeit des Lebens. Ein Handbuch der Hospizbewegung,* Stuttgart (Quell) 1989
Callanan, Maggie/Kelley, Patricia, *Mit Würde aus dem Leben gehen*, München (Droemer Knaur) 1993

Duda, Deborah, *Für Dich da sein, wenn Du stirbst*, Hamburg (Papyrus) 1986

Edison, Ted, Hg., *The AIDS Caregiver's Handbook*, New York (St. Martin's Press) 1993

Grollman, Earl, Hg., *Concerning Death: A practical Guide for the Living*, Boston (Beacon) 1974

Saunders, Cicely, *Hospiz und Begleitung im Schmerz*, Freiburg (Herder) 1993

Saunders, Cicely/Baines, Mary, *Leben mit dem Sterben. Betreuung und medizinische Behandlung todkranker Menschen*, Göttingen (H. Huber) 1991

Stoddard, Sandol, *Die Hospizbewegung: Ein anderer Umgang mit Sterbenden*, Freiburg (Lambertus) 1988

Student, Johann Christoph, *Das Hospiz-Buch*, Freiburg (Lambertus) 1994

**Trauer**

Froman, Paul Kent, *After You Say Goodbye: When Someone You Love Dies of AIDS*, San Francisco (Chronicle Books) 1992

Guest, Judith, *Ordinary People*, New York (Viking) 1976

Kast, Verena, *Trauern. Phasen und Chancen des psychischen Prozesses*, Stuttgart (Kreuz) 1996

Lewis, C. S., *A Grief Observed*, New York (Bantam) 1963

Lukas, Christopher/Seiden, Henry, *Silent Grief: Living in the Wake of Suicide*, New York (Bantam) 1987

Sarnoff Shiff, Harriet, *Living Through Mourning*, New York (Viking Penguin) 1986

Sarnoff Shiff, Harriet, *Verwaiste Eltern*, Stuttgart (Kreuz) 1990

Tatelbaum, Judy, *The Courage to Grief*, New York (Harper & Row) 1980

Wölfling, Marie-L., *Hilf mir, ohne mein Kind zu leben*, Düsseldorf (Patmos) 1992

**Kinder und Tod**

Brocher, Tobias, *Wenn Kinder trauern*, Reinbek (Rowohlt) 1985
Bluebond-Langer, Myra, *The Private Worlds of Dying Children*, Princeton (University Press) 1980
Corr, Charles A.u. Donna, M., *Helping Children Cope with Death and Bereavement*, New York (Springer) 1995
Grollman, Earl, *Mit Kindern über den Tod sprechen*, Neukirchen-Vluyn (Christliche Verlagsanstalt) 1991
Kübler-Ross, Elisabeth, *Kinder und Tod*, Stuttgart (Kreuz) 1984
Tausch-Flammer, Daniela/Bickel, Lis, *Wenn Kinder nach dem Sterben fragen*, Freiburg (Herder) 1997

**Nahtoderfahrungen**

Atwater, P.M.H., *Beyond the Light,* New York (Avon) 1994
Delacour, Jean-Baptiste, *Aus dem Jenseits zurück. Berichte von Totgeglaubten*, München (Droemer) 1982
Grey, Margot, *Return from Death: An Exploration of the Near-Death Experience*, Boston (Arkana) 1985
Moody, Raymond A., *Leben nach dem Tod*, Reinbek (Rowohlt) 1978
Morse, Melvin/Perry, Paul, *Zum Licht*, Frankfurt /M. (Zweitausendeins) 1992
Ritchie, George G./Sherrill, Elizabeth, *Rückkehr von morgen*, Marburg (Francke Buchhandlung) 1994
Ring, Kenneth, *Den Tod erfahren – Das Leben gewinnen*, Bergisch Gladbach (Lübbe) 1988
Sabom, Michael, M.D., *Recollections of Death: A Medical Investigation of the Near-Death Experience*, New York (Harper & Row) 1982

**Buddhistische Lehren über Tod und Sterben**

Freemantle, Francesca/Trungpa, Chögyam, *Das Totenbuch der Tibeter*, Düsseldorf/Köln (Diederichs) 1976
Kapleau, Philip, Hg., *The Wheel of Death: A Collection of Writings from Zen Buddhist and Other Sources on Death, Rebirth, Dying*, New York (Harper & Row) 1971

Mullin, Glenn H., *Die Schwelle zum Tod. Tod und Leben nach tibetischem Glauben*, Geleit wort v. E. Kübler-Ross, Düsseldorf/Köln (Diederichs) 1987

Rangdröl, Tsele Natsok, *The Mirror of Mindfulness: The Cycle of the Four Bardos*, Boston (Shambala) 1987

Rinpoche, Lati/Hopkins, Jeffrey, Hg., *Stufen zur Unsterblichkeit. Tod, Zwischenzustand und Wiedergeburt im tibetischen Buddhismus*, Düsseldorf/Köln (Diederichs) 1983

Rinpoche, Sogyal, *Das tibetische Buch vom Leben und vom Sterben*, Bern, München, Wien (Barth – Scherz) 1996

Weil, Alfred, *Im Spiegel des Todes, Beiträge zu Tod und Sterben aus buddhistischer Sicht*, München (Deutsche Buddhistische Union e. V.) 1995

**Andere spirituellen Perspektiven**

Archiati, Pietro, *Erneuertes Christentum und Wiederverkörperung*, Stuttgart (Verlag freies Geistesleben) 1996

Beck, Charlotte Joko, *Nothing Special*, San Francisco (Harper Collins) 1993

Bohm, David/Factor, Donald, Hg., *Die verborgene Ordnung des Seins*, Grafing (Aquamarin) 1988

Borysenko, Joan, *Gesundheit ist lernbar*, Bern u. a. (Scherz) 1989

Chödrön, Pema, *Beginne, wo du bist*, Braunschweig (Aurum) 1997

Dalai Lama, The Fourteenth, *Kindness, Clarity, and Insight*, Ithaca, NY, (Snow Lion) 1984

Dalai Lama, der Vierzehnte, *Weises Erbarmen. Die Rolle von Mitgefühl und Weisheit für die Erlangung von innerem und äußerem Frieden*, Bern u. a. (Barth – Scherz) 1994

Dossey, Larry, M.D., *Recovering the Soul: A Scientific and Spiritual Search*, New York (Bantam) 1989

Frankl, Viktor E., *... trotzdem Ja zum Leben sagen*, München (Kösel) 1977

French, R. M., Übers., *The Way of a Pilgrim and the Pilgrim Continues His Way*, San Francisco (Harper) 1965

Goldstein, Joseph/Kornfield, Jack, *Einsicht durch Meditation*, Bern u. a. (Barth – Scherz) 1991

Grof, Stanislav, *Jenseits des Todes. An den Toren des Bewußtseins*, München (Kösel) 1986

Grof, Stanislav/Halifax, Joan, *Die Begegnung mit dem Tod*, Stuttgart (Klett-Cotta) 1980

Jampolsky, Gerald G., *Die Kunst zu vergeben. Der Schlüssel zum Frieden mit uns*, München (Goldmann) 1995

Junclaussen, Emmanuel, *Schritte in die innere Welt*, Göttingen (Vandenhoek & Ruprecht) 1997

Kabat-Zinn, Jon, *Gesund durch Meditation*, Bern u. a. (Barth-Scherz) 1994

Khema, Ayya, *Das Geheimnis von Leben und Tod. Das Wesen der Buddha-Lehre aus weiblicher Sicht*, Bern u. a. (Barth-Scherz) 1995

Khenpo, Nyoshul, *Natural Great Perfection*, Ithaca, NY, (Snow Lion) 1995

Krishnamurti, Jiddu, *Think on These Things*, New York (Harper & Row) 1964

Kushner, Harold, *Wenn guten Menschen Böses widerfährt*, Gütersloh (Gütersl. Verlagshaus) 1990

Khyentse, Dilgo, *Das Herzjuwel der Erleuchteten*, Küsnacht (Theseus) 1994

Merton, Thomas, *Contemplative Prayer*, New York (Doubleday) 1969

Riemer, Jack, Hg., *Jewish Reflections on Death*, New York (Schocken) 1974

Shantideva, *Der Eintrittin den Pfad zur Erleuchtung*, Düsseldorf/Köln (Diederichs) 1981

Siegel, Bernie, *Liebe, Medizin und Wunder*, Düsseldorf (Econ) 1991

Steindl-Rast, David, *Die Achtsamkeit des Herzens. Ein Leben in Kontemplation*, München (Goldmann) 1992

Steindl-Rast, David, *Staunen und Dankbarkeit. Der Weg zum spirituellen Erwachen*, Freiburg (Herder) 1996

Suzuki, Shunryu, *Zen-Geist, Anfänger-Geist*, Küsnacht (Theseus) 1975

Teresa, Mutter, *Der einfache Weg*, Hamburg (Hoffman & Campe) 1995

Thich, Nhat Hanh, *Innerer Friede – Äußerer Friede*, Küsnacht (Theseus) 1992

Trungpa Chögyam, *Das Herz des Buddha. Buddhistische Lebenspraxis im modernen Alltagsleben*, Bern u. a. (Barth-Scherz) 1993

Trungpa, Chögyam, *Die Insel des Jetzt im Stom der Zeit*, Frankfurt/M. (W. Krüger) 1995

Trungpa, Chögyam, *Training the Mind and Cultivating Loving Kindness*, Boston (Shambala) 1993

Varela, Francisco/Thompson, Evan/Rosch, Eleanor, *Der mittlere Weg der Erkenntnis*, Bern u.a (Barth – Scherz) 1992
Wilber, Ken, *Mut und Gnade*, München (Goldmann) 1996

## AUSBILDUNGS- UND TRAININGSPROGRAMM FÜR SPIRITUELLEN BEISTAND

Wenn Sie das, was Sie in diesem Buch gelesen haben, gerne vertiefen möchten, sind Sie vielleicht an der Arbeit des »Ausbildungs- und Trainingsprogramms für spirituellen Beistand« interessiert. Dieses Programm soll Menschen helfen, die sich mit dem Bereich Tod und Sterben auseinandersetzen.

Das »Ausbildungs- und Trainingsprogramm für spirituellen Beistand« entstand aus der Arbeit von Rigpa (einer buddhistischen Gemeinschaft unter der Leitung von Sogyal Rinpoche und Dzogchen Rinpoche. Anm. d. Übers.) und wurde durch Sogyal Rinpoches *Tibetisches Buch vom Leben und vom Sterben* inspiriert. Ziel des Programms ist es, das Mitgefühl und die Weisheit der buddhistischen Lehren für die Menschen von heute und ihre Bedürfnisse zugänglich zu machen. Es richtet sich an Lebende, Sterbende und Trauernde gleichermaßen.

In Nordamerika, Europa und Australien bietet das Programm Seminare mit Christine Longaker und anderen an. Darüber hinaus existiert ein wachsendes Netzwerk von Studien- und Praxisgruppen, die sich besonders für Menschen eignen, die im medizinischen Bereich, im Gesundheits- und Sozialwesen oder anderweitig helfend arbeiten. Zur Zeit wird an der Entwicklung eines Dienstleistungsprogramms gearbeitet sowie dem Aufbau eines Zentrums in Irland, das einen innovativen Ansatz im Beistand für Lebende und Sterbende anbieten soll.

Weitere Informationen erhalten Sie über:
Ausbildungs- und Trainingsprogramm für spirituellen Beistand
c/o Rigpa e. V.
Skalitzer Straße 82
10997 Berlin

*Audiokassetten*
Einen aktuellen Katalog von Audiokassetten mit Belehrungen von Sogyal Rinpoche und der Autorin erhalten Sie bei:
RATNAKOSHA Publikationen und Veranstaltungen GmbH
Schlesische Straße 36
10997 Berlin
Tel. und Fax 030/6188624

# REGISTER

## ÜBER DIE AUTORIN

Christine Longaker ist seit 1980 Schülerin von Sogyal Rinpoche (Autor des *Tibetischen Buchs vom Leben und vom Sterben*). Sie war neun Jahre als Hauptkoordinatorin des Rigpa Fellowship tätig, des amerikanischen Zweigs eines Vereins, der unter Leitung Sogyal Rinpoches die Verbreitung der buddhistischen Lehren im Westen fördert. Ihre direkte Erfahrung in der Begleitung und Betreuung Sterbender, verbunden mit der Heilung ihrer Trauer nach dem Tod ihres Mannes vor zwanzig Jahren, ließen sie zu einer Pionierin der Hospiz-Bewegung werden. Sie war an der Gründung des Santa Cruz County Hospizes in Kalifornien beteiligt, dessen Direktorin sie zeitweilig war.

Seit Beendigung ihrer aktiven Hospiz-Arbeit hat Christine Longaker in den USA, Kanada und Europa Hunderte von Ausbildungsseminaren zur Betreuung Sterbender geleitet. Viele Jahre lang unterrichtete sie in Hochschulkursen über die Themen Tod und Sterben, hielt Fortbildungen für Krankenschwestern, Geistliche und Hospiz-Mitarbeiter ab und beriet Sterbende und deren Familien. Zur Zeit arbeitet sie eng mit Sogyal Rinpoche an der Entwicklung eines umfassenden »Ausbildungs- und Trainingsprogramms für spirituellen Beistand«, das sich zum Ziel gesetzt hat, das Mitgefühl und die Weisheit der buddhistischen Lehren für die Menschen von heute und ihre Bedürfnisse zugänglich zu machen, und sich dabei an Lebende, Sterbende und Trauernde gleichermaßen richtet. Neben dem Angebot von Christine Longakers Seminaren unterstützt das Programm ein wachsendes Netzwerk von Studien- und Praxisgruppen für Menschen, die im Gesundheitsbereich tätig sind und die spirituellen Lehren in ihr Leben und ihre Arbeit integrieren wollen.

## Walter Jens/Hans Küng
## *Menschenwürdig sterben*

Ein Plädoyer für Selbstverantwortung. Mit Beiträgen von Albin Eser und Dietrich Niethammer. 176 Seiten. Leinen

Der Mensch ist das einzige Lebewesen, das sich bewußt ist, daß es sterben muß. Doch die meisten Menschen verdrängen dieses Wissen, jedenfalls die meiste Zeit ihres Lebens. Dem setzt Hans Küng seine These entgegen: das Sterben und der Tod gehören zum Leben, sind seine letzte Phase. Zu einem menschenwürdigen Leben gehört auch ein menschenwürdiger Tod. Gerade für einen Theologen stellt sich hier aber die Frage nach dem »eigenen Tod«: Darf der Mensch bestimmen, wie und wann er stirbt – oder muß er unter allen Umständen »aushalten bist zum Schluß«?
Walter Jens weitet das Thema zunächst ins Literarische aus.
Er befragt große Autoren der Weltliteratur: von Homer über den Verfasser des Matthäus-Evangeliums, bis hin zu Tolstoi und Camus – darüber, was »menschenwürdig sterben« heißt. Gibt es den Tod in Würde überhaupt? Dabei zieht er auch die Texte von Betroffenen heran, etwa von Maxie Wander oder Peter Noll.
Der Band wird abgerundet durch eine Diskussion, in der der Freiburger Völkerrechtler Albin Eser und der Tübinger Mediziner Dietrich Niethammer die juristischen und medizinischen Aspekte der Sterbehilfe darlegen.

## Rolf Verres
## *Die Kunst zu leben*

Krebsrisiko und Psyche. 233 Seiten. Serie Piper 1815

Dieses Buch bietet einen ungewöhnlichen Zugang zum umstrittenen Thema Krebs und Psyche. Es ist ein Plädoyer, mit dem Risiko und der Angst aufgeklärt und beherzt umzugehen, das Leben mit dem Risiko anzunehmen. Diese Streitschrift soll dazu anregen, gerade in der Auseinandersetzung mit der Antithese des Lebens, mit Krankheit und Tod, eine »neue Kunst zu leben« zu entwickeln und zu kultivieren.

»Zur Lektüre muß man durchaus nicht krebskrank sein. Das Buch richtet sich an uns alle, die wir endlich begreifen sollten, daß es keine sinnlosen Krankheiten gibt, auch wenn uns der Sinn dafür oft viel zu lang verschlossen bleibt.«
*Die Zeit*

»Den Betroffenen möchte das Buch helfen, den Weg von einer teuflischen Angst zur rationalen Furcht zu finden und Hoffnung auf ein würdiges Lebensende zu entwickeln oder zu bewahren.«
*Psychologie heute*

## Sybil Gräfin Schönfeldt
## *Die Jahre, die uns bleiben*

Gedanken einer Alten über das Alter. 260 Seiten. Geb.

Ist man alt, so wird einem klar, wie wenig man sich in seiner Jugend vorstellen konnte, was das Alter ist und wie alte Menschen sind. Sybil Gräfin Schönfeldt, die sich selbst zu den Alten zählt, macht sich wichtige und vor allem hilfreiche Gedanken über das Alter. Ein Ausgangspunkt ist ihre eigene Erfahrung mit dem Alter: Man wird dem Körper untertan, das Zeitgefühl ändert sich, die ersten Freunde sterben, man trauert über Unwiederbringliches, man ist glücklich über die Kinder und Enkel, man genießt es, außerhalb von Pflicht und Zwang zu stehen und zu tun, was einen freut, so lange es einen freuen kann.
Ein zweiter Ausgangspunkt für das Buch ist der Ärger: der Ärger darüber, wie die Jungen über die Alten reden, daß sie so tun, als könnten Alte mit ein bißchen Kosmetik, Gymnastik und Diät wie Junge funktionieren; der Ärger über junge Ärzte mit ihren unbeabsichtigten Grausamkeiten, über Profis, die aus ihrer Besserwisserei über das Alter einen einträglichen Job machen, über Politiker und Abzocker, die die Alten als Material für die eigene Karriere betrachten, und über die Werbung mit ihrem Kult um die jungen Alten. Über ihre Erfahrung und den Ärger ist die Autorin auf viele passende Geschichten aus der Weltliteratur gestoßen, die sie hier zitiert und an die sie ihre Gedanken über das Alter anschließt.